妇科常见病中西医诊断与中医适宜技术

FUKE CHANGJIANBING ZHONGXIYI ZHENDUAN
YU ZHONGYI SHIYIJISHU

王世彪　张淑一　张继学 ◎ 主编

甘肃科学技术出版社

图书在版编目（CIP）数据

妇科常见病中西医诊断与中医适宜技术 / 王世彪，
张淑一，张继学主编. -- 兰州 ：甘肃科学技术出版社，
2020.6（2021.9重印）
　　ISBN 978-7-5424-1558-5

　　Ⅰ.①妇… Ⅱ.①王… ②张… ③张… Ⅲ.①妇科病
— 常见病 — 中西医结合 — 诊疗 Ⅳ.①R711

中国版本图书馆CIP数据核字（2020）第085869号

妇科常见病中西医诊断与中医适宜技术

王世彪　张淑一　张继学　主编

责任编辑　陈学祥
封面设计　麦朵设计

出　版　甘肃科学技术出版社
社　址　兰州市读者大道568号　730030
网　址　www.gskejipress.com
电　话　0931-8125103（编辑部）　0931-8773237（发行部）
京东官方旗舰店　https://mall.jd.com/index-655807.html

发　行　甘肃科学技术出版社　　印　刷　三河市华东印刷有限公司
开　本　787毫米×1092毫米 1/16　印　张　18.75　插　页　2　字　数　430千
版　次　2020年6月第1版
印　次　2021年9月第2次印刷
印　数　1001~1750
书　号　ISBN 978-7-5424-1558-5　定　价　68.00元

编　委　会

主　编：王世彪　张淑一　张继学

副主编：高爱梅　王映联

编　委：张志琴　李宏伟　徐全东　齐世明　徐　涛

序

母亲是国家的希望，儿童是国家的未来。妇女儿童的身心健康是医疗卫生工作重中之重。近年来，随着科学技术的快速发展，全国妇幼保健事业得到了突飞猛进的发展，其中中医药的介入更是值得一提，各地妇幼保健院积极开展中医药适宜技术，中医药在妇科儿科保健和疾病治疗中，可谓大有可为。目前全国大多数妇幼保健院妇产科门诊中医治疗率达90%以上，入院保胎孕妇全都服用中药方剂，中医辅助治疗妇科常见病、中药辨证施治妇科肿瘤疾病等治疗服务深受患者欢迎，中药贴敷治疗妊娠剧吐也帮助大量就诊孕妇缓解了痛苦，中药安胎、中药通乳、针灸治疗产后排尿困难等服务同样疗效显著，推拿治疗小儿常见病更是疗效显著。近年来，甘肃省白银市妇幼保健院更是充分发挥中医药在妇女保健、儿童保健方面具有的独特优势，加强中医药在妇幼健康领域的应用，推出中医药+妇幼健康服务，将中医药疗法渗透到临床保健各科室，为患者提供针灸、推拿、拔罐、穴位贴敷、点刺放血、耳穴压豆等特色中医疗法，有效治疗多种疾病。在此基础上，该院积极开展"治未病"，构建特色预防保健体系，推出成人督灸、中药熏蒸、中药面膜、中药药浴、推背以及儿童助生长贴、三伏贴、三九贴、中药肚兜、中药药枕等保健项目，受到了广大妇女儿童的青睐。目前，该院临床应用中草药和中成药占比达40%以上，形成涵盖医疗、预防、养生、保健、康复，"无中医不保健"的服务格局，成功创建为全国妇幼保健院中医药特色示范单位。

为了更好指导中医药适宜技术在妇幼保健的临床应用，白银市妇幼保健院发动全院技术力量，由甘肃省名中医、西北民族大学附属医院、甘肃省第二人民医院中医首席专家王世彪主任医师领衔，从2015年开始系统整理研究开发妇幼保健常见病中医适宜技术，经过4年的努力，整理研究了妇产科

40种常见病的中医适宜技术，包括中医诊断、鉴别诊断、中草药辨证论治、中成药辨证应用、针刺、艾灸、拔火罐、推拿、穴位贴敷、刮痧、放血、穴位注射、穴位埋线等方面，逐项进行系统整理研究，并进行广泛临床应用验证，形成了《妇科常见病中西医诊断与中医适宜技术》一书。近日，受到邀请希望我能给本书写个序言。通览全书，收录了常见妇科疾病的中医适宜技术。深感其临床实用及指导价值，故而欣然接受并乐意作一点推介工作。书中所述的中医适宜技术，简便验廉，操作方便，简明易懂，重在实用。因此，本书对于妇幼保健院妇科临床工作者特别是基层妇幼医务人员很有指导价值。

2016年10月，原国家卫生计生委与国家发展改革委、教育部、财政部、人力资源与社会保障部联合印发了《关于加强生育全程基本医疗保健服务的若干意见》，要求中西医并重，促进妇幼保健与中医药融合服务，进一步完善以基层医疗卫生机构为基础的妇幼健康服务体系。《意见》在加强生育全程优质服务中要求中西医并重，促进妇幼保健与中医药融合服务。在提供妇幼健康服务的医疗机构积极推广应用中医适宜技术和方法，开展中成药合理使用培训。加强妇幼保健机构中医科室建设，提升妇幼保健机构中医药服务能力。加强妇女儿童疾病诊疗中西医临床协作，提高疑难病、危急重症诊疗水平。充分发挥中医药治未病优势，扩大中医药在孕育调养、产后康复、儿童保健等方面应用，努力减少妊娠并发症以及儿童常见病、多发病的发生。相信本书的出版，对于规范和指导妇幼保健机构常见妇幼疾病的中医诊疗和中医适宜技术的应用具有非常现实的意义。故乐为之序。

刘维忠

2020年5月8日

前 言

习近平总书记号召我们要"切实把中医药这一祖先留给我们的宝贵财富继承好、发展好、应用好，在建设健康中国、实现中国梦的伟大征程中谱写新的篇章"。(2015年12月18日习近平总书记在祝贺中国中医科学院成立60周年的贺信中提到)

妇女是半边天，"如果生活没有了女性，生活会沉沦，如果世界没有了女性，世界会消失"。妇女的健康更是直接关系家庭、国家和人类健康的发展。李克强总理强调："健康是妇女全面发展的基础。要实施好落实好妇幼公共卫生服务项目，提升妇幼保健服务能力，提高妇女的健康素质和生活质量。"(李克强2016年11月18日在第六次全国妇女儿童工作会议上的讲话) 近年来，甘肃省为了妇女儿童的健康，为了解决妇产科和儿科大夫不足问题，原甘肃省卫生与计划生育委员会在妇幼保健系统大力推广中医适宜技术，针对工作实际，在每个乡镇卫生院选2个妇产科大夫、2个儿科大夫，每人至少掌握15项左右的适宜技术，通过学习和应用中医适宜技术，短时间内解决了妇产科、儿科人员能力不足问题。中医和西医比，成本比较低，现在甘肃省的综合医院、妇幼医院都建立了中医综合治疗室，鼓励病人接受中医综合治疗，既降低了医疗费用，也缓解了医患矛盾。通过中医综合治疗，缩短了住院天数，提高了床位周转率，医院实现了社会效益和经济效益双赢。事实证明，妇科中医适宜技术有非常好的效果和优势，它荟萃了中华民族数千年来妇科疾病防治的丰富经验和技术，随着中医学的发展而逐步形成了自己的理论和治疗体系，它在妇产科很多病种或某个阶段的治疗中具有西医无法比拟的优势，其优势在于个体化、整体调节、副作用小，并且历史悠久，常用不衰，更具"简""便""廉""验"之特点。从2015年开始，白银市妇幼保健院张淑一院长邀请甘肃省名中医、西北民族大学附属医院、甘肃省第二人民医院中医首席专家王世彪主任医师兼任医院的中医科外聘主任，定期到白银开展中医适宜技术的临床研究、应用和推广，逐步研究开发了很多妇科常见疾病的中医适宜技术，临床应用后效果显著，于是有把这些适宜技术进行整理成册的想法，经大家充分沟通讨论后，白银市妇幼保健院领导非常支持，2018年向甘肃省中医药管理局申报了"常见妇幼疾病中医适宜技术的整理与临床应用"课题，并且获得立项。经过反复多次收集、整理、研究、开发、应用、讨论、凝练，《妇科常见病中西医诊断与中医适宜技术》终于与读者见面了。

本书针对妇产科常见病，考虑到基层妇幼保健机构医务人员的特点，注重内容的通俗性、实用性和针对性，坚持体现西医诊断、中医辨证和中医适宜技术治疗为主线，突出中西医对疾病的诊断和中医适宜技术的推广应用，详尽地介绍了妇产科常见40种疾病的中西医诊断与中医适宜技术，其内容包括概述、西医诊断、中医诊断、中医适宜技术和健康教育等，其中中医适宜技术包括辨证施药、中成药治疗、针刺治疗、艾灸治疗、拔火罐治疗、药浴疗法、贴敷疗法、耳穴治疗、按摩推拿治疗、穴位治疗、灌肠治疗等数十种技术，每个适宜技术均详细介绍其操作流程、适应证、禁忌证、注意事项、临床应用等，特点是实用性强、简便易行、疗效肯定。

全书共40章，其中由张继学、李宏伟、徐全东负责各种疾病的西医诊断内容的撰写，张淑一、齐世明负责中医诊断内容的撰写，王世彪、徐涛、张志琴负责中医适宜技术内容的撰写，王映联负责中成药治疗内容的撰写，高爱梅负责健康教育内容的撰写，最后由王世彪进行了统筹编辑。

由于编者的水平有限，临床实践尚且不足，时间仓促，遗漏、错误和不足之处在所难免，希望读者批评斧正。

编　者

2020年3月

目　录

第一章　月经先期病 …………………………………………………… *001*

第二章　月经后期病 …………………………………………………… *006*

第三章　月经先后无定期病 …………………………………………… *012*

第四章　经期延长病 …………………………………………………… *016*

第五章　经间期出血 …………………………………………………… *022*

第六章　月经过多病 …………………………………………………… *026*

第七章　月经过少病 …………………………………………………… *031*

第八章　闭经 …………………………………………………………… *038*

第九章　崩漏 …………………………………………………………… *051*

第十章　痛经 …………………………………………………………… *057*

第十一章　带下病 ……………………………………………………… *072*

第十二章　盆腔炎症性疾病 …………………………………………… *079*

第十三章　盆腔瘀血综合征 …………………………………………… *089*

第十四章　妊娠恶阻 …………………………………………………… *094*

第十五章　早期先兆流产 ……………………………………………… *099*

第十六章　习惯性流产 ………………………………………………… *105*

第十七章　宫外孕 ……………………………………………………… *112*

第十八章　胎儿宫内生长迟缓 ………………………………………… *121*

第十九章　产后恶露不绝 ……………………………………………… *126*

第二十章　产后尿潴留 ………………………………………………… *131*

第二十一章　产后缺乳 ………………………………………………… *137*

第二十二章　产后风湿病 ……………………………………………… *147*

第二十三章　急性乳腺炎 ……………………………………………… *153*

第二十四章　浆细胞性乳腺炎 ………………………………………… *161*

第二十五章　乳腺增生病 ……………………………………………… *166*

第二十六章　乳腺癌 …………………………………………………… *175*

第二十七章　滴虫性阴道炎 …………………………………………… *186*

第二十八章　萎缩性阴道炎 …………………………………………… *197*

第二十九章　子宫脱垂、阴道壁膨出 ………………………………………… 202

第三十章　外阴白色病变 ……………………………………………………… 207

第三十一章　卵巢巧克力样囊肿 ……………………………………………… 216

第三十二章　多囊卵巢综合征不孕症 ………………………………………… 222

第三十三章　输卵管炎性不孕症 ……………………………………………… 233

第三十四章　卵巢早衰 ………………………………………………………… 239

第三十五章　女性更年期综合征 ……………………………………………… 245

第三十六章　解体转换障碍 …………………………………………………… 252

第三十七章　梅核气 …………………………………………………………… 259

第三十八章　黄褐斑 …………………………………………………………… 265

第三十九章　宫颈癌 …………………………………………………………… 273

第四十章　卵巢癌 ……………………………………………………………… 283

主要参考文献 …………………………………………………………………… 290

第一章　月经先期病

月经先期病是指月经周期提前7d以上，甚至10余天一行，连续3个周期以上者。也称经期超前、经行先期、经早、经水不及期等。病因病机主要为气虚和血热。气虚则统摄无权，冲任不固；血热则热扰冲任，伤及胞宫，血海不宁，均可使月经先期而至。治疗以益气固冲，清热调经为基本原则。本病相当于西医学的月经频发。

一、西医诊断

1.诊断依据

西医学中，月经频发、黄体功能不足、排卵性月经失调，一般表现为月经周期缩短，归属中医月经先期论治。有盆腔炎症体征者，应属于盆腔炎所引起的月经先期。

2.鉴别诊断

月经提前10d以上的人应注意与月经间期出血相鉴别。月经间期出血常发生在月经周期的第12~16d，出血量较少，或表现为透明黏稠的白带中夹有血丝，出血常持续数小时至2~7d，自行停止，西医称为排卵期出血。月经间期出血量较月经期出血量少，临床表现为出血量一次多一次少的现象，结合基础体温(BBT)的测定，即可确诊。月经先期则每次出血量大致相同。且出血时间不一定在排卵期内，持续时间一般与正常月经基本相同。

3.相关检查

(1)妇科检查：一般无明显盆腔器质性病变。

(2)辅助检查：BBT监测呈双相型，但黄体期少于11d，或排卵后体温上升缓慢，上升幅度<0.3℃；月经来潮12h内诊断性刮宫，子宫内膜呈分泌反应不良。

二、中医诊断

1. 诊断要点

(1)月经周期提前7d以上,连续2个周期以上。

(2)月经量多、色鲜、质稠或量多、色淡、质稀。

(3)妇科检查排除器质性病变。

2.类证鉴别

需与经间期出血鉴别，经间期出血其特点为在两次正常月经周期之间出血，量少，持续时间不超过2~3d。

3.证候诊断

(1)脾气虚证：经期提前，量多，色淡质稀，神疲体倦，心悸气短，或小腹空坠，纳少便溏。舌淡苔薄，脉细弱。

(2)肾气虚证：经期提前，量少，色淡黯，质清稀，腰酸腿软，头晕耳鸣，小便频数，面色晦黯或有黯斑。舌淡黯，苔薄白，脉沉细。

(3)阳盛血热证：经期提前，量多，色深红或紫，质稠黏，伴心烦胸闷，面红口干，小便短赤，大便燥结。舌红苔黄，脉数有力。

(4)肝郁血热证：经期提前，量或多或少，色紫红有块。或心烦易怒，口苦咽干，或胸胁胀闷，乳房胀痛，或少腹胀痛。舌红苔薄黄，脉弦数。

(5)阴虚血热证：经期提前，量少，色红质稠，伴两颧潮红，手足心热。舌红少苔，脉细数。

三、中医适宜技术

1.辨证施药

(1)脾气虚证。治法：补气摄血调经。主方：补中益气汤(《脾胃论》)加减。处方：

人参15g^(另煎)	黄芪15g	当归6g	陈皮6g
升麻6g	柴胡6g	白术9g	甘草15g

每日1剂，水煎服。

加减：若月经过多者，去当归，加黄芪至30g，加党参12g以益气摄血；经行期间去当归，酌加艾叶10g、阿胶10g、乌贼骨9g以止血固摄；便溏者，酌加山药24g、砂仁5g、薏苡仁15g以扶脾止泻。

若心脾两虚者，症见月经提前，心悸怔忡，失眠多梦，四肢倦怠，舌淡苔薄，脉细弱，治宜养心健脾，固冲调经，方用归脾汤(《校注妇人良方》)加减。处方：

白术12g	茯神9g	黄芪15g	龙眼肉9g
酸枣仁9g	人参9g^(另煎)	木香6g	当归10g
远志10g	甘草6g	生姜6片	大枣12枚

每日1剂，水煎服。

(2)肾虚证。治法：补肾益气，固冲调经。主方：固阴煎(《景岳全书》)加减。处方：

人参9g^(另煎)	熟地5g	山药15g	山茱萸12g
远志9g	炙甘草6g	五味子6g	菟丝子12g

每日1剂，水煎服。

加减：若腰痛甚者，酌加续断10g、杜仲10g补肾而止腰痛；夜尿频数者，酌加益智仁9g、金樱子12g固肾缩小便。

（3）阳盛血热证。治法：清热凉血调经。主方：清经散（《傅青主女科》）加减。处方：

丹皮9g	地骨皮15g	白芍9g	熟地黄6g
青蒿6g	黄柏1.5g	茯苓3g	炙甘草6g

每日1剂，水煎服。

加减：若月经过多者，去茯苓，酌加地榆10g、茜草根9g以凉血止血；若经行腹痛，经血夹瘀块者，酌加炒蒲黄10g、三七9g（冲服）以化瘀止痛。

（4）肝郁血热证。治法：清肝解郁调经。主方：丹栀逍遥散（《古今图书集成医部全录》引《医统》方）加减。处方：

丹皮1.5g	炒栀子1.5g	当归3g	白芍3g
柴胡1.5g	白术3g	茯苓3g	炙甘草3g

每日1剂，研细末，加煨姜、薄荷各少许，水煎服。

加减：若月经过多者，经时去当归，酌加牡蛎12g、茜草10g、炒地榆12g以固冲止血；经行不畅、夹有血块者，酌加泽兰9g、益母草15g以活血化瘀；经行乳房胀痛甚者，酌加瓜蒌10g、王不留行10g、郁金10g以解郁行滞止痛。

（5）阴虚血热证。治法：养阴清热调经。主方：两地汤（《傅青主女科》）加减。处方：

生地黄37g	玄参37g	地骨皮9g	麦门冬9g
白芍9g	阿胶9g（烊化）	炙甘草9g	

每日1剂，水煎服。

加减：若月经量少者，酌加山药15g、枸杞子15g、何首乌9g滋肾以生精血；手足心热甚者，酌加白薇15g、生龟板10g育阴潜阳以清虚热。

2.中成药治疗

（1）归脾丸成方（党参、蜜炙黄芪、炒白术、茯苓、龙眼肉、制远志、炒酸枣仁、当归、木香、蜜炙甘草、大枣）：益气健脾，养血安神。用于本病气虚型月经先期。大蜜丸：口服。一次1丸，一日3次。用温开水或生姜汤送服。小蜜丸：口服。一次9g，一日3次。用温开水或生姜汤送服。水蜜丸：口服。一次6g，一日3次。用温开水或生姜汤送服。浓缩丸：口服。一次8~10丸，一日3次。颗粒：冲服。一次1袋，一日3次。胶囊：口服。一次4粒，一日3次，28d为1疗程。膏剂：口服。一次9~15g，一日2次。口服液：口服。一次10ml，一日2~3次。过敏体质者，高血压、心脏病、肝病、糖尿病、肾病等慢性病严重者，有口渴、尿黄、便秘等内热表现者，感冒发热患者，儿童、妊娠期妇女、哺乳期妇女慎用。本药宜餐前服用。用药期间忌辛辣、生冷、油腻、不易消化食物。

（2）加味逍遥丸成方（柴胡、当归、白芍、麸炒白术、茯苓、甘草、牡丹皮、姜炙栀子、薄荷）：疏肝清热，健脾养血。用于本病肝郁血热型月经先期。胶囊：口服。一次3

粒，一日2次。颗粒：口服。一次1袋，一日2次。口服液：口服。一次1支，一日2次。片剂：口服。一次3片，一日2次。丸剂：口服。水丸一次6g，一日2次；小蜜丸一次9g，一日2次；大蜜丸一次1丸，一日2次。本药用于肝郁血虚有热之证，脾胃虚寒、脘腹冷痛、大便溏薄者禁用。过敏体质者慎用。经期延长，月经量过多，且合并贫血者慎用。高血压、心脏病、肝病、肾病等慢性病严重者慎用。儿童、年老体弱者、青春期少女、更年期妇女、孕妇、哺乳期妇女慎用。糖尿病患者慎用本药颗粒剂。服药期间忌食生冷、油腻、辛辣食物。

(3)八珍益母丸(益母草、党参、熟地黄、当归、白芍、茯苓、麸炒白术、川芎、甘草)：益气养血，活血调经。用于本病气血两虚型月经先期。丸剂：口服。一次8丸，一日2次。大蜜丸：口服。一次1丸，一日2次。小蜜丸：口服。一次9g，一日2次。水蜜丸：口服。一次6g，一日2次。膏剂：口服。一次10g，一日2次。片剂：口服。一次2~3片，一日2次。胶囊：口服。一次3粒，一日3次。本品有出现超敏反应，四肢、口唇、颈部出现大小不等的紫红色的斑疹及水疱，局部轻度瘙痒，稍有全身不适的报道。本品禁用于对本药过敏者、月经过多者和孕妇。高血压、心脏病、肝病、糖尿病、肾病等慢性病严重者、感冒发热患者、青春期少女及更年期妇女慎用。肝肾不足，阴虚亏损所致月经不调者不宜单用。治疗气血不足导致的妇科疾病，有时需要长期服用。服药过程中出现不良反应停药，长期用药需谨慎。用药期间忌辛辣、生冷食物。

(4)知柏地黄丸(知母、黄柏、熟地黄、制山茱萸、牡丹皮、山药、茯苓、泽泻)：滋阴清热。用于本病虚热型月经先期。气虚发热及实热者禁用。过敏体质者，高血压、心脏病、肝病、糖尿病、肾病等慢性病严重者，脾虚便溏、气滞中满者，虚寒性病证(表现为怕冷，手足凉，喜热饮)患者，儿童、孕妇、哺乳期妇女慎用。本药宜空腹或餐前用开水或淡盐水送服。本药不宜和感冒类药同时服用。用药期间忌辛辣、生冷、油腻、不易消化食物。

3.针灸疗法

主穴：关元、气海、三阴交。

配穴：血虚加膈俞、脾俞；气虚加脾俞、足三里；血热加行间、地极；肾虚加太溪、肾俞；气郁加太冲、期门；血寒加灸命门、归来。

操作：诸穴以常规操作为主。脾俞、膈俞穴向下或朝脊柱方向斜刺，不宜直刺、深刺；气虚或血寒者，可在腹部穴位加灸。于月经来潮前5~7d开始治疗，行经期间停针。若经行时间不能掌握，可于月经干净之日起针灸，隔日1次，直到月经来潮为止。连续3~5个月经周期。

4.耳针疗法

取穴：内生殖器、内分泌、肝、肾、脾。

操作：毫针刺，每次取2~4穴，捻转法中等刺激，每日1次，每次留针15~20min。也可以用王不留行籽贴压，每3~5d更换1次。

5.皮肤针疗法

取穴：取脊柱两侧、下腹部、带脉、小腿内侧、关元及阳性物反应处。

操作：中等刺激强度扣刺，每日1次，7d为1疗程，每疗程间隔3~5d，经期暂停。

6.微波辐射疗法

取穴：神阙穴。

操作：患者平卧或坐位，暴露肚脐部，患者自己手持理疗辐射器垂直距离神阙穴1~2cm，按启动键，根据患者对热的耐受程度，调节治疗功率，直到病人感觉最舒适为止。每次治疗15min，每日1次，连续10次1疗程，共治疗2疗程。

7.药膳疗法

花旗参15g、大枣15g、粳米100g，上三味温火同熬1~2h，每日1剂，连服5d，用于气虚型月经先期。

四、健康教育

(1)注意随气候改变及时增减衣被，勿使过热。

(2)饮食应清淡，不过食辛辣香燥食物。

(3)要保持情志舒畅，避免七情过极，化火生热。

(4)经行期间要劳逸结合，不宜剧烈运动和过度劳累，避免经期或产后房事，注意节欲。

第二章 月经后期病

月经后期病是指月经周期延后7d以上，甚或40~50d一至的，连续2个周期以上，称月经后期。亦称"经行后期""经期错后"或"经迟"。多以血虚、血寒、气滞或痰邪为主要病因，以气血虚弱、气滞寒凝、冲任受阻为主要病机。青春期月经初潮后一年内，或围绝经期，经期有时延后，周期时有延后，而无其他证候者，不做病论。若每次延后三五天，或偶然延后一次，下次仍如期来潮，均不做月经后期论。相当于西医学功能失调性出血，分为排卵性和非排卵性。排卵性月经后期是因为卵泡期尿促卵泡素分泌不足而卵泡发育迟缓，不能按时成熟致排卵延后，月经后期而至。无排卵性月经失调则是在月经周期中不能形成黄体生成激素/尿促卵泡素高峰，卵巢不能排卵而致月经紊乱，可表现为月经周期延后。

一、西医诊断

1.诊断依据

本病相当于西医学月经失调之月经稀少、卵巢储备功能下降等。参照《实用妇科内分泌学》(第2版)(丁传鑫主编，复旦大学出版社，2004年)、《妇产科学》(第7版)(乐杰主编，人民卫生出版社，2008年)。对卵巢储备功能下降的诊断目前尚无统一的标准，临床诊断主要依据临床表现，结合生殖内分泌激素测定。

(1)多发于青春期及更年期妇女。

(2)月经周期延后7d以上，连续2个月经周期以上。

(3)临床表现：出现月经周期推后，伴或不伴月经量少、不孕等。

2.鉴别诊断

(1)与早孕的鉴别：育龄妇女月经过期未来者，首先应排除妊娠。

(2)与妊娠期出血病证的鉴别：若以往月经周期正常，本次月经延后又伴有阴道留血，量、色、质均异于平时，或伴小腹疼痛者，应注意与早期先兆流产、宫外孕等相鉴别。

3.相关检查

(1)妇科检查：子宫大小正常或略小。

(2)辅助检查：通过测定阴道细胞学、宫颈黏液结晶等检查及内分泌激素测定，以了解性腺功能。血清基础FSH(月经周期2~4d)：10IU/L<FSH<40IU/L，或FSH/LH比值＞3.6。FSH值至少检测2次，间隔时间1月以上。B超检查以了解子宫、卵巢的发育和病变，排除子宫及卵巢器质性疾病。先天不足者，多有发育不良的体征。

二、中医诊断

1.诊断要点

参照全国高等中医药院校规划教材《中医妇科学》(张玉珍主编,中国中医药出版社,2007年)、《中药新药临床研究指导原则》(原卫生部发布，2002年版)。月经周期延后7d以上，甚或40~50d一至的，连续两个周期以上。

2.类证鉴别

若以往月经周期正常，本次月经延后又伴有阴道流血，量、色、质均异于平时，或伴小腹疼痛者，应注意与胎漏、胎动不安等相鉴别。

3.证候诊断

(1)肾虚血亏证：月经周期推后，或伴有月经量少，经色淡黯，质清稀，阴户干涩，或腰膝酸软，头晕耳鸣，面色无华，失眠健忘，大便干燥。舌淡，苔薄白，脉细弱或沉细。

(2)肾虚肝郁证：月经周期推后，或伴有月经量少，经色黯，夹有血块，经前乳房胀痛，经行少腹胀痛，或伴腰膝酸软，情志抑郁或烦躁，头晕耳鸣，夜尿频多。舌质暗，苔薄黄，脉弦细或沉弦。

(3)脾肾阳虚证：月经周期推后，或伴有月经量少，经色淡黯，质清稀，带下清稀，腰膝或小腹冷痛，或伴面浮肢肿，形寒肢冷，夜尿频多，大便稀溏。舌淡胖，边有齿痕，苔白滑，脉沉迟无力或沉弱。

(4)阴虚血燥证：月经周期推后，或伴有月经量少，经色红，质稠，或伴五心烦热，潮热汗出，口干咽燥，肌肤干燥，大便干燥。舌红，苔少，脉细数。

三、中医适宜技术

1.辨证施药

(1)肾虚血亏证。治法：补肾益精，养血活血。主方：左归丸(《景岳全书》)加减。处方：

熟地黄300g	枸杞子150g	山茱萸150g	山药150g
川牛膝110g	菟丝子150g	鸡血藤150g	泽兰110g
茺蔚子110g	龟板胶150g^(烊化)	丹参150g	当归150g

每次1剂，研细末，用蜂蜜制作成蜜丸，每次9g，用淡盐水送服。

加减：若月经量少者，酌加紫河车12g、肉苁蓉10g、丹参15g养精血以行经；带下量多者，酌加鹿角霜9g、金樱子12g、芡实15g固涩止带；若月经错后过久者，酌加肉桂3g、牛膝15g以温经活血，引血下行。

(2)肾虚肝郁证。治法：补肾活血，疏肝理气。主方：定经汤(《傅青主女科》)合四逆散(《伤寒论》)加减。处方：

菟丝子30g	白芍30g	当归30g	熟地15g
覆盆子15g	山药15g	茯苓9g	茺蔚子9g
川芎9g	柴胡6g	枳实6g	荆芥穗6g
炙甘草6g			

每日1剂，水煎服。

加减：若小腹胀痛甚者，酌加莪术、延胡索各9g；乳房胀痛明显者，酌加柴胡10g、川楝子12g、王不留行5g；月经过少者，酌加鸡血藤15g、川芎10g、丹参12g。

(3)脾肾阳虚证。治法：温肾健脾，益气养血。主方：毓麟珠(《景岳全书》)加减。处方：

人参60g(另煎)	川芎30g	酒炒白芍60g	炒白术60g
茯苓60g	当归120g	炒杜仲60g	菟丝子120g
鹿角霜60g	酒炒白芍60g	川椒60g	炙甘草30g

每次1剂，研细末，加炼蜂蜜制作成蜜丸，每粒9g，每次1~2丸，空腹开水送服。

加减：若经行小腹痛者，酌加巴戟天10g、小茴香12g、香附9g以温经止痛；月经过少者，酌加丹参12g、益母草15g、鸡血藤15g养血活血调经。

(4)阴虚血燥证。治法：滋阴润燥，养血活血。主方：一阴煎(《景岳全书》)加减。处方：

生地黄6g	熟地黄15g	白芍6g	知母6g
麦冬6g	地骨皮9g	黄精9g	石斛9g
鸡血藤12g	丹参6g	牛膝5g	炙甘草3g

每日1剂，水煎服。

加减：若脾虚食少，神倦乏力者，酌加人参9g、白术12g；脘闷呕恶者，酌加砂仁6g、枳壳9g；白带量多者，酌加苍术12g、车前子10g。

2.中成药治疗

(1)归肾丸(当归、熟地、山药、山萸肉、茯苓、泽泻、丹皮)：滋阴养血，填精益髓。用于肾水不足，腰酸脚软，血虚，头晕耳鸣。口服。一次9g，一日2~3次。

(2)调经丸(醋制香附、益母草、熟地黄、阿胶、当归、酒炒白芍、川芎、炒白术、茯苓、陈皮、醋制延胡索、制半夏等21味)：理气和血，调经止痛。用于气郁血滞，月经不调，经来腹痛，崩漏白带。每100粒重10g。口服。一次6g，一日2次。

(3)定坤丹(红参、鹿茸、西红花、鸡血藤膏、三七、白芍、熟地黄、当归、白术、枸杞子、黄芩、香附、茺蔚子、川芎、鹿角霜、阿胶、延胡索、红花、益母草、五灵脂、茯苓、柴胡、乌药、砂仁、杜仲、干姜、细辛、川牛膝、肉桂、炙甘草):滋补气血,调经舒郁。用于气血两虚,气滞血瘀所致的月经不调,行经腹痛。每丸重10.8g。口服。一次半丸至1丸,一日2次。

(4)逍遥丸(颗粒)(柴胡、当归、白芍、炒白术、茯苓、薄荷、生姜、炙甘草):疏肝健脾,养血调经。用于肝郁脾虚,肝气不舒所致月经不调,胸胁胀痛,头晕目眩,食欲减退。丸剂、大蜜丸、小蜜丸:口服。一次9g,一日2次。浓缩丸:口服。一次8丸,一日3次。微丸:口服。一次1袋,一日3次。水丸:口服。一次6~9g,一日1~2次。胶囊:口服。一次4粒,一日2次。软胶囊:口服。一次4粒,一日3次。片剂:口服。一次4片,一日2次。颗粒:开水冲服。一次1袋,一日2次。口服液:口服。一次10ml,一日2次。合剂:口服。一次10~15ml,一日2次。用时摇匀。有连续服用逍遥丸后出现头昏、身倦、嗜睡、恶心、呕吐、心慌、大汗淋漓、血压升高等的报道,其中还有引起药物性肝损害的个案。另有常规服用逍遥丸后引起白带过多的个案报道。

(5)调经促孕丸(鹿茸、炙淫羊藿、仙茅、续断、桑寄生、菟丝子、枸杞子、覆盆子、山药、莲子、茯苓、黄芪、白芍、炒酸枣仁、钩藤、丹参、赤芍、鸡血藤):温肾健脾,活血调经。用于脾肾阳虚,瘀血阻滞所致的月经不调、闭经、痛经、不孕,症见月经后错,经水量少,有血块,行经小腹冷痛,经水日久不行,久不受孕,腰膝冷痛。每100丸重10g。口服。一次5g(50丸),一日2次。自月经周期第5d起连服20d;无周期者每月连服20d,连服3个月或遵医嘱。阴虚火旺、月经量过多者不宜服用。

(6)艾附暖宫丸(艾叶炭、醋制香附、制吴茱萸、肉桂、当归、川芎、酒炒白芍、地黄、炙黄芪、续断):理气养血,暖宫调经。用于血虚气滞,下焦虚寒所致的月经不调、痛经,症见行经后错,经量少,有血块,小腹疼痛,经行小腹冷痛喜热,腰膝酸痛。大蜜丸:每丸重9g。口服。一次1丸,一日2~3次。水蜜丸:每100丸重4g。口服。一次6g,一日2次。

(7)右归丸(熟地黄、炮附片、肉桂、山药、酒炙山茱萸、菟丝子、鹿角胶、枸杞子、当归、盐炒杜仲):温补肾阳,填精止遗。用于肾阳不足,命门火衰,腰膝酸冷,精神不振,怯寒畏冷,阳痿遗精,大便溏薄,尿频而清。大蜜丸:每丸重9g。口服。一次1丸,一日3次。水蜜丸:每100粒重10g。口服。一次6g,一日3次。

(8)归芍地黄丸(当归、酒炒白芍、熟地黄、制山茱萸、牡丹皮、山药、茯苓、泽泻):滋肝肾,补阴血,清虚热。用于肝肾两亏,阴虚血少,头晕目眩,耳鸣咽干,午后潮热,腰腿酸痛,脚跟疼痛。水蜜丸:每100丸重20g。口服。一次6g,一日2~3次。大蜜丸:每丸重9g。口服。一次1丸,一日3次。

(9)六味地黄丸(熟地黄、制山茱萸、山药、牡丹皮、茯苓、泽泻):滋阴补肾。用于本病肾气虚弱证，头晕耳鸣，腰膝酸软，盗汗。浓缩丸：口服。一次8丸，一日3次。水丸：口服。一次5g，一日2次。水蜜丸：口服。一次6g，一日2次。小蜜丸：口服。一次9g，一日2次。大蜜丸：口服。一次1丸，一日2次。滴丸：口服。一次30丸，一日2次。

(10)大补阴丸(熟地黄、盐炒知母、盐炒黄柏、制龟甲、猪脊髓)：滋阴降火。用于阴虚火旺，潮热盗汗，咳嗽咯血，耳鸣遗精。水蜜丸：每袋装6g。口服。一次6g，一日2~3次。大蜜丸：每丸重9g。口服。一次1丸，一日2次。

(11)活血调经丸(酒制当归、熟地黄、川芎、赤芍、醋制延胡索、醋制青皮、麸炒枳壳、蛤粉烫阿胶、醋制香附、红花、牡丹皮等19味)：活血理气，行瘀调经。用于血瘀气滞，月经不调。每袋装9g。黄酒或温开水送服。一次9g，一日2次。

3.针刺疗法

主穴：气海、三阴交、归来、血海、关元。

配穴：肾虚血亏证配肾俞、太溪、足三里；肾虚肝郁证配肾俞、肝俞、太冲；脾肾阳虚证配命门、脾俞、腰阳关；阴虚血燥证配太溪、足三里、曲池。

手法：平补平泻，每日1次，每次20min。10次1疗程。

4.艾灸疗法

(1)艾条灸：选双侧足三里、肾俞、脾俞、气海、中极、关元。

(2)温盒灸：应用灸盒置于下腹部(中极、关元、气海)，每次施灸20min。

上述月经后期各证型除阴虚血燥外，均可使用灸法。

5.耳穴疗法

取肾、肝、脾、内分泌、子宫、卵巢、皮质下、内分泌、交感等穴。每次根据辨证选用3~5穴，适用于月经后期者各证型。

6.中药外敷法

药用：当归、川芎、桂枝、鸡血藤、苍术、厚朴、透骨草、白芷、川续断、羌活、泽兰、巴戟天等。适用于月经后期者各证型。也可使用熥络宝(中药封包加热治疗仪)治疗。

7.中医食疗法

(1)肾虚血亏证。当归枸杞豆枣汤：当归、枸杞子、黑豆、大枣、猪脊骨或乌鸡适量，炖汤服用。

(2)肾虚肝郁证。归芎枸杞佛手汤：当归、川芎、枸杞子、佛手、猪脊骨适量，少许陈皮、葱、姜炖汤服用。

(3)脾肾阳虚证。肉桂苁蓉羊肉汤：肉桂、肉苁蓉、黄芪、党参、羊肉适量，加少许盐、生姜、胡椒，炖汤服用；或当归30g、生姜15g、羊肉200g，前两味洗净，与羊肉共炖至肉烂熟，食肉饮汤。

(4)阴虚血燥证。石斛黄精山参汤：石斛、黄精、山药、北沙参、猪脊骨适量，炖汤服用。

(5)血寒证。干姜30g、大枣30g(去核)、红糖30g，先煎姜、枣，与红糖共服。

四、健康教育

1.生活起居

调适寒温，经前及经期避免受寒、冒雨涉水。摄生节欲，避免房劳多产。注意经期、产后卫生，避免感染。

2.饮食调理

健康饮食，避免过食生冷、油腻、辛辣之品。

3.情志调摄

调畅情志，避免情绪紧张及过度精神刺激。

第三章　月经先后无定期病

　　月经不按正常周期来潮，时或提前，时或延后在7d以上，且连续3个月经周期者，称为"月经先后无定期"。亦称"经水先后无定期""经乱"等。如仅提前或错后3~5d，不作"月经先后无定期"论。中医多以肝气郁滞或肾气虚衰为主要病因，以气血失调为主要病机。本病相当于西医学排卵型功能失调性子宫出血病的月经不规则。青春期初潮后一年内及更年期月经先后无定期者，如无其他证候，可不予治疗。月经先后无定期若伴有经量增多及经期紊乱，常可发展为崩漏。功能失调性子宫出血可致月经先后不定期，其发生或因卵泡早期尿促卵泡素(FSH)分泌相对不足，卵泡发育缓慢，不能按时发育成熟，排卵延后而致经期后期而至；或虽有排卵，但黄体生成激素(LH)分泌值不高，致使排卵后黄体发育不全，过早衰退，月经提前而至；或者是月经周期中不能形成LH/FSH高峰，不排卵月经紊乱，可表现为月经先后不定。

一、西医诊断

1.诊断依据

相当于西医学月经失调之月经周期不规则。

(1)多发于青春期及更年期妇女。

(2)月经周期时而提前，时而推后，均逾期7d以上。

(3)提前或延后连续3个月经周期以上。

2.鉴别诊断

应该与下面的症状相鉴别：

(1)阴道流血过多：非月经期阴道大量流血。

(2)阴道不规则出血：月经不正常，即内外生殖器无明显器质性病变的不规则阴道出血。

(3)阴道持续少量流血：非月经期阴道少量持续出血。

(4)阴道持续中量流血：非月经期阴道持续流血，出血量中等。

3.相关检查

经妇科检查、B超检查无子宫、卵巢器质性疾病和全身性疾病。

二、中医诊断

1.诊断要点

(1)月经周期不固定，时或提前时或延后8~9d以上，并连续出现3个月经周期以上。

(2)一般经量不多，经期不长，如出现经量过多或经期延长者，可发展成为崩漏。

2.类证鉴别

(1)本病应与崩漏相鉴别：月经先后无定期以月经紊乱为特征，一般经期正常，经量不多。崩漏则以月经周期、经期、经量均发生严重紊乱为特征的病证，除见周期紊乱，并见同时出现阴道出血量多如注，或淋漓不断。

(2)与绝经前后诸症鉴别：绝经前后诸症发病年龄多在45~52岁，月经先后不定而渐至闭止，常有忧虑、面色潮红、易激动等症。

3.证候诊断

(1)肝郁证：月经周期不定，经量或多或少，色紫红有块，经行不畅，或胸胁、乳房、少腹胀痛，脘闷不舒，时叹息，嗳气食少。苔薄白或薄黄，脉弦。

(2)肾虚证：经来先后无定期，量少色暗质清，或腰骶酸痛，或头晕耳鸣。舌淡苔少，脉细尺弱。

(3)脾虚证：经行或先或后，量多，色淡质稀，神倦乏力，脘腹胀满，纳呆食少。舌淡，苔薄，脉缓。

三、中医适宜技术

1.辨证施药

(1)肝郁证。治法：疏肝理气调经。主方：逍遥散(《太平惠民和剂局方》)加减。处方：

柴胡37g	白术37g	茯苓37g	当归37g
白芍37g	甘草37g		

每次1剂，研细末装瓶备用。每次取药末6g，加薄荷3g，煨姜1块，水煎10min温服，每日2次。

加减：若肝郁气滞较甚，加香附10g、郁金9g、陈皮6g以疏肝解郁；若血虚者，加熟地15g以养血；若肝郁化火者，心烦口苦、经量增多，加丹皮10g、栀子10g以清热凉血；若经行少腹胀痛，经血有块，加丹参10g、益母草30g、香附9g、元胡10g理气化瘀。

(2)肾虚证。治法：补虚固肾调经。主方：固阴煎(《景岳全书》)加减。处方：

党参15g	熟地黄15g	山茱萸5g	山药6g
菟丝子9g	五味子6g	远志3g	炙甘草6g

每日1剂，水煎服，每日2次。

加减：若阴虚微热，而经血不固者，加川续断12g；若下焦阳气不足，而兼腹痛溏泄者，加补骨脂10g、吴茱萸9g；若肝肾血虚，小腹疼痛而血不归经者，加当归9g；若脾虚多湿，或兼呕恶者，加白术9g；若气陷不固者，加炒升麻6g；若兼心虚不眠，或多汗者，加炒枣仁12g、浮小麦30g。

（3）脾虚证。治法：补脾益气，养血调经。主方：归脾汤（《正体类要》）加减。处方：

白术 9g	茯神 9g	黄芪12g	龙眼肉12g
酸枣仁12g	人参6g^(另煎)	木香6g	炙甘草6g
当归9g	远志6g		

每日1剂。上药加生姜5片、大枣3枚，水煎服，每日3次。

加减：若食少腹胀者，酌加麦芽10g、砂仁3g、陈皮9g；月经量多者，去生姜、当归，酌加乌贼骨10g、陈棕炭12g。

2.中成药治疗

（1）逍遥丸成方（柴胡、当归、白芍、炒白术、茯苓、薄荷、生姜、炙甘草）：疏肝健脾，养血调经。用于本病肝郁证。丸剂、大蜜丸、小蜜丸：口服。一次9g，一日2次。浓缩丸：口服。一次8丸，一日3次。微丸：口服。一次1袋，一日3次。水丸：口服。一次6~9g，一日1~2次。胶囊：口服。一次4粒，一日2次。软胶囊：口服。一次4粒，一日3次。片剂：口服。一次4片，一日2次。颗粒：开水冲服。一次1袋，一日2次。口服液：口服。一次10ml，一日2次。合剂：口服。一次10~15ml，一日2次。用时摇匀。本品有连续服用后出现头昏、身倦、嗜睡、恶心、呕吐、心慌、大汗淋漓、血压升高等的报道，其中还有引起药物性肝损害的个案。另有常规服用逍遥丸后引起白带过多的个案报道。过敏体质者，感冒患者，高血压、心脏病、肝病、糖尿病、肾病等慢性病严重者，肝肾阴虚所致胁肋胀痛、咽干口燥、舌红少津者，儿童、年老体弱者、孕妇、哺乳期妇女、月经过多者慎用。服药期间忌食寒凉、生冷、辛辣、油腻难消化食物。服药3d症状无改善，应谨慎。

（2）左归丸（熟地黄、菟丝子、牛膝、龟板胶、鹿角胶、山药、山茱萸、枸杞子）：滋肾补阴。用于本病肾阴虚证。水蜜丸：口服。一次9g，一日2次。过敏体质者、感冒患者慎用。用药期间忌油腻食物。用药2周或用药期间症状无改善，或症状加重，或出现新的严重症状，应立即停药。

（3）右归丸（熟地黄、炮附片、肉桂、山药、酒山茱萸、菟丝子、鹿角胶、枸杞子、当归、盐杜仲）：温补肾阳，填精止遗。用于本病肾阳虚证。水蜜丸：口服。一次6g，一日3次。胶囊：口服。一次4粒，一日3次。用药期间忌房事。用药期间忌生冷饮食。本药不宜过服，以免伤阴。

3.针灸疗法

主穴：关元、气海、三阴交。

配穴：肝郁加肝俞、太冲；肾虚加肾俞、太溪。

手法：实证用泻法，虚证用补法。每日1次，每次20min，10次1疗程。

4.按摩疗法

(1)预备姿势：平卧床上，双目微闭，呼吸调匀，左手掌重叠放于右手背上，将右手掌心轻轻放在下腹部，静卧1~5min，以皮肤发热为佳。

(2)团摩下腹：左手掌心叠放在右手背上，将右手掌心放在下腹部，适当用力按顺时针、逆时针作环形摩动1~5min，以皮肤发热为佳。

(3)团揉脐周：左手叠放在右手背上，将右手掌心放在肚脐下，适当用力按顺时针绕肚脐团摩腹部1~5min，至腹部发热为佳。

(4)按揉关元穴：右手握拳，拇指伸直，将拇指腹放在关元穴，适当用力按揉1min。

四、健康教育

(1)经期及前后当避免风寒、水湿。

(2)保持心情舒畅，避免七情过度。

第四章　经期延长病

经期延长病是指月经周期及经量基本正常，行经时间超过7d以上但少于15d，连续出现2个月经周期以上的病证。中医认为多由于气虚、阴虚、湿热、血瘀等导致。本病相当于西医学排卵型功能失调性子宫出血病的黄体萎缩不全者、盆腔炎症、子宫内膜炎等引起的经期延长。宫内节育器和输卵管结扎后引起的经期延长也按本病治疗。本病一般预后良好。

一、西医诊断

1.诊断依据

参照《中药新药临床研究指导原则》(原卫生部发布,2002年)、《临床诊疗指南·妇产科学分册》(中华医学会编著,人民卫生出版社,2011年)、《妇产科学》(乐杰主编,人民卫生出版社,2008年)。有排卵型功能失调性子宫出血–子宫内膜不规则脱落：月经周期有排卵，黄体发育良好，但萎缩过程延长，导致子宫内膜不规则脱落。临床表现为经期延长，基础体温呈双相型，但下降缓慢。

2.鉴别诊断

(1)血液病如血小板减少性紫癜、再生障碍性贫血等，常伴月经来潮，若出现严重子宫出血，经期延长。其他如慢性贫血、慢性肝炎、肝硬化、肾炎等，可使血管壁脆弱、通透性增加造成出血。

(2)排卵性子宫出血病的黄体萎缩不全、盆腔炎、子宫内膜息肉、子宫内膜炎均可引起经期延长，一般伴有经量增多、下腹痛、腰骶坠痛或白带增多或赤带、黄带等症。

(3)慢性子宫肥大症(子宫肌炎)因盆腔瘀血，卵巢雌激素持续增高，使子宫肌层肥厚，引起月经过多和经期过长。

(4)宫内节育器放置不当或时间过长也有可能引起月经延长。

3.相关检查

经妇科检查、B超检查无子宫、卵巢器质性疾病和全身性疾病。

二、中医诊断

1.诊断要点

参照《中药新药临床研究指导原则》(原卫生部发布,2002年)、中华医学会中医妇科专业委员会编著《中医妇科诊疗指南》。

(1)主要症状：月经周期及经量基本正常，行经时间超过7d以上但少于15d，连续出现2个月经周期以上。

(2)次要症状：①经色紫黯有块，经行涩滞不畅，小腹疼痛不适，身重无力。②或色鲜红或紫红，质稠。形体消瘦，颧红潮热，咽干口燥，五心烦热，大便干，小便黄。③或经色深红，混杂黏液，阴中灼热，或伴有阴痒，平素带下量多，色黄臭秽。腰腹胀痛，四肢沉重，全身乏力。④或经色淡红，质清稀。面色无华，神疲乏力，气短懒言，动则头晕眼花，心悸失眠，食少纳呆。

(3)舌质淡红或红，或舌紫黯有瘀点，苔薄白或黄或少苔或黄腻，脉沉弦涩，或细数，或脉滑数，或沉细弱。

具备疾病诊断中(1)，和/或兼见次要症状中的1~2项以上，结合舌脉即可诊断。

2.类证鉴别

崩漏：崩漏是月经周期、经期、经量发生严重失常的病证，除阴道流血淋漓不断，甚则延续数十日或数月不等之外，还有周期紊乱；但月经延长行经时间虽然在7d以上，但往往在2周内自然停止，且月经周期正常。

3.证候诊断

(1)血瘀证：经行时间延长，经色紫黯有块，经行涩滞不畅，小腹疼痛不适，身重无力。舌紫黯，有瘀斑，脉沉弦涩。

(2)阴虚血热证：行经时间延长，量少，色鲜红或紫红，质稠；形体消瘦，颧红潮热，咽干口燥，五心烦热，大便干，小便黄。舌质红，苔薄黄，脉细数。

(3)湿热蕴结证：行经时间延长，量多，色深红，混杂黏液，阴中灼热，或伴有阴痒，平素带下量多，色黄臭秽；腰腹胀痛，四肢沉重，全身乏力。舌质偏红，苔黄腻，脉滑数。

(4)气虚证：经行时间延长，经量多，色淡红，质清稀。面色无华，神疲乏力，气短懒言，动则头晕眼花，心悸失眠，食少纳呆。舌淡红，苔薄白，脉沉细弱。

三、中医适宜技术

1.辨证施药

(1)血瘀证。治法：活血化瘀，固冲调经。方药：桃红四物汤(《医宗金鉴》)合失笑散(《太平惠民和剂局方》)加减。处方：

桃仁10g	红花6g	当归10g	川芎10g
熟地黄15g	白芍12g	蒲黄9g	五灵脂9g

每日1剂，水煎服。

加减：经血多者，加生蒲黄12g(包煎)、仙鹤草15g；腹痛较甚者，加延胡索15g、木香9g。

（2）阴虚血热证。治法：养阴清热，凉血调经。方药：两地汤（《傅青主女科》）合二至丸（《医方集解》）加减。处方：

  生地30g   地骨皮9g   玄参30g   麦冬15g

  阿胶9g^(烊化) 白芍15g   女贞子10g 旱莲草10g

每日1剂，水煎服。

加减：若月经量少者，酌加熟地12g、丹参10g；潮热不退者，酌加白薇15g、地骨皮15g。

（3）湿热蕴结证。治法：清热利湿，止血调经。方药：固经丸（《医学入门》）加减。处方：

  龟甲30g^(先煎) 黄芩30g   白芍30g   椿根皮21g

  黄柏9g   香附7g

每日1剂，水煎服。

加减：带多色黄者，加知母9g；苔厚腻纳呆者，加苍术10g、六神曲9g；腹痛拒按者，加延胡索15g、没药6g、香附9g。

（4）气虚证。治法：补气健脾，固冲调经。方药：举元煎（《景岳全书》）加减。处方：

  人参9g^(另炖) 黄芪30g   升麻6g   白术12g

  炙甘草10g

每日1剂，水煎服。

加减：若经量多者，酌加生牡蛎12g、五味子9g、棕榈炭15g；伴有经行腹痛，经血有块者，酌加三七9g（冲服）、茜草根10g、血余炭15g；兼血虚者，症见头晕心悸，失眠多梦，酌加制首乌9g、龙眼肉10g、熟地12g。

2.中成药治疗

（1）益母草颗粒（益母草）：活血调经。用于本病血瘀证。每袋装15g。开水冲服。一次1袋，一日2次。忌食生冷食物。气血两虚引起的月经量少，色淡质稀，伴有头晕心悸、疲乏无力等不宜选用本药。有高血压、心脏病、肾病、糖尿病或正在接受其他治疗的患者均应在医师指导下服用。平素月经正常，突然出现经量少，须去医院就诊。青春期少女及更年期妇女应在医师指导下服药。各种流产后腹痛伴有阴道出血，服药1周无效者应去医院就诊。按照用法用量服用，服药过程中出现不良反应应停药，并向医师咨询。对本品过敏者禁用，过敏体质者慎用。本品性状发生改变时禁止使用。请将本品放在儿童不能接触的地方。如正在服用其他药品，使用本品前请咨询医师或药师。

（2）龙血竭胶囊（龙血竭）：活血散瘀、定痛止血、敛疮生肌。用于本病瘀血作痛。每粒装0.3g。口服。一次4~6粒，一日3次。外用，取内容物适量，敷患处或用酒调敷患处。忌食生冷、油腻食物。经期及哺乳期妇女慎用，儿童、年老体弱者应在医师指导下服用。高血压、心脏病、肝病、糖尿病、肾病等慢性病严重者应在医师指导下服用。用药3d症状无缓解，或出现局部红肿、疼痛、活动受限等不适症状时应去医院就诊。该产品用于浅表感染，深度创伤禁用。对本品过敏者禁用，过敏体质者慎用。本品性状发生改变时禁止使用。请将本品放在儿童不能接触的地方。如正在使用其他药品，使用本品前请咨询医师或药师。

(3)云南白药胶囊(国家保密方，本品含制草乌，其余成分略)：化瘀止血，活血止痛，解毒消肿。用于跌打损伤，瘀血肿痛，吐血、咯血、便血、痔血、崩漏下血、手术出血，疮疡肿毒及软组织挫伤，闭合性骨折，支气管扩张及肺结核咯血，溃疡病出血，以及皮肤感染性疾病。用于本病血瘀证。每粒装0.25g。用法用量：刀、枪、跌打诸伤，无论轻重，出血者用温开水送服；瘀血肿痛与未流血者用酒送服；妇科各症，用酒送服；但月经过多、红崩，用温水送服。毒疮初起，服1粒，另取药粉，用酒调匀，敷患处，如已化脓，只需内服。其他内出血各症均可内服。口服。一次1~2粒，一日4次(2~5岁按1/4剂量服用；6~12岁按1/2剂量服用)。凡遇较重的跌打损伤可先服保险子1粒，轻伤及其他病症不必服。不良反应：极少数患者服药后导致过敏性药疹，出现胸闷、心慌、腹痛、恶心呕吐、全身奇痒、躯干及四肢等部位出现荨麻疹。禁忌：孕妇忌用；过敏体质及有用药过敏史的患者应慎用。注意事项：服药一日内，忌食蚕豆、鱼类及酸冷食物。外用前务必清洁创面。临床上确需使用大剂量给药，一定要在医师的安全监控下应用。用药后若出现过敏反应，应立即停用，视症状轻重给予抗过敏治疗，若外用可先清除药物。运动员慎用。本品所含草乌(制)为炮制后的乌头属类药材，通过独特的炮制、生产工艺，其毒性成分可基本消除，在安全范围内。

(4)裸花紫珠片(裸花紫珠)：消炎，解毒，收敛，止血。用于细菌感染引起的炎症，急性传染性肝炎，呼吸道及消化道出血。用于本病阴虚血热证。每片含干浸膏0.5g。口服。一次2片，一日3次。

(5)葆宫止血颗粒(煅牡蛎、白芍、炒炭侧柏叶、地黄、金樱子、醋炙柴胡、三七等)：固经止血，滋阴清热。用于功能性子宫出血及上环后子宫出血，阴虚湿热证。每袋装15g。开水冲服。一次1袋，一日2次。月经来后开始服药，14d为1个疗程，连续服用2个月经周期。

(6)宫血宁胶囊(重楼)：凉血止血，清热除湿，化瘀止痛。用于崩漏下血，月经过多，产后或流产后宫缩不良出血及子宫功能性出血属血热妄行证者，以及慢性盆腔炎之湿热瘀结所致的少腹痛、腰骶痛、带下增多。每粒装0.13g。月经过多或子宫出血期：口服。一次1~2粒，一日3次，血止停服。慢性盆腔炎：口服。一次2粒，一日3次，4周为1疗程。禁忌：孕妇忌服。胃肠道疾病患者慎用或减量服用。

(7)妇科千金胶囊(千斤拔、金樱根、穿心莲、功劳木、单面针、当归、鸡血藤、党参。辅料为：糊精、倍他环糊精、二氧化硅）：清热除湿，益气化瘀。用于湿热瘀阻所致的带下病，腹痛，出血，症见带下量多或出血，色黄质稠，臭秽，小腹疼痛，腰骶酸痛，神疲乏力；慢性盆腔炎、子宫内膜炎、慢性宫颈炎见上述证候者。每粒装0.4g。口服。一次2粒，一日3次，14d为1疗程。温开水送服。忌辛辣、生冷、油腻食物。有高血压、心脏病、肝病、糖尿病、肾病等慢性病严重者应在医师指导下服用。少女、绝经后患者应在医师指导下服用。伴有赤带者，应去医院就诊。腹痛较重者，应及时去医院就诊。服药2周症状无缓解，应去医院就诊。对本品过敏者禁用，过敏体质者慎用。本品性状发生改变时禁止使用。请将本品放在儿童不能接触的地方。如正在使用其他药品，使用本品前请咨询医师或药师。

(8)归脾丸(党参、炒白术、炙黄芪、炙甘草、茯苓、制远志、炒酸枣仁、龙眼肉、当归、木香、大枣）：益气健脾、养血安神。用于心脾两虚，气短心悸，失眠多梦，头昏头晕，肢倦乏力，食欲不振。用于本病气虚证。大蜜丸：每丸重9g。用温开水或生姜汤送服。一次1丸，一日3次。忌不易消化食物。感冒发热病人不宜服用。有高血压、心脏病、肝病、糖尿病、肾病等慢性病严重者应在医师指导下服用。儿童、孕妇、哺乳期妇女应在医师指导下服用。服药4周症状无缓解，应去医院就诊。对本品过敏者禁用，过敏体质者慎用。本品性状发生改变时禁止使用。儿童必须在成人监护下使用。请将本品放在儿童不能接触的地方。如正在使用其他药品，使用本品前请咨询医师或药师。

(9)补中益气丸(炙黄芪、党参、炙甘草、炒白术、当归、升麻、柴胡、陈皮，辅料为生姜、大枣）：补中益气，升阳举陷。用于脾胃虚弱，中气下陷所致的体倦乏力，食少腹胀，便溏久泻，肛门下坠。用于本病气虚证。每袋装6g。口服。一次6g，一日2~3次。忌不易消化食物。感冒发热病人不宜服用。有高血压、心脏病、肝病、糖尿病、肾病等慢性病严重者应在医师指导下服用。儿童、孕妇、哺乳期妇女应在医师指导下服用。服药4周症状无缓解，应去医院就诊。对本品过敏者禁用，过敏体质者慎用。本品性状发生改变时禁止使用。儿童必须在成人监护下使用。请将本品放在儿童不能接触的地方。如正在使用其他药品，使用本品前请咨询医师或药师。

3.针刺疗法

(1)针刺断红穴。断红穴是经外奇穴，在手背第二、三掌骨间，即八穴之上都穴取穴。常规消毒后，用毫针快速刺入断红穴，进针沿掌骨水平方向刺入1.5~2寸，留针20~25min，每日1次。针刺断红能减少阴道出血，适用于各种证型经期延长。

(2)体针疗法。

取穴：虚证则补虚扶正。取关元、三阴交、肾俞。气虚加气海、脾俞、膏肓俞、足三里；阴虚加然谷、阴谷。针刺用补法，酌情用灸。

实证则泻其实邪。取气海、三阴交、隐白。血热加血海、水泉；湿热加中极、阴陵泉；血瘀加地机、气冲、冲门。针刺用泻法。

4.艾灸疗法

取穴：艾灸隐白(双)、大敦(双)、三阴交(双)。可同时取3个穴位或隐白、大敦可交替灸治，每日3次。适用于经期延长月经期气虚型。

5.中医脐疗法

龙血竭2g，研细末，用低度白酒少许调成药膏，外敷肚脐处，外用伤湿止痛膏固定好，每日1次。活血散瘀，定痛止血。用于本病血瘀证，瘀血腹痛。

四、健康教育

(1)注意调节情绪。不要过度紧张，不能情绪波动过大。

(2)经期应避免重体力劳动和剧烈运动，因为过劳可以使盆腔过度充血，容易导致经期延长、腹痛、腰痛等。

(3)注意保暖。尤其在经期要注意腹部、足部的保暖，切忌贪凉。

(4)饮食上要合理，经期忌吃生冷制品及辛辣燥热的食物，多吃些补血的食品，如动物血液、龙眼肉、大枣等等。

第五章　经间期出血

经间期出血是中医学的一个术语，相当于西医学排卵期出血。它是指在月经中期，即排卵期，由于雌激素水平短暂下降，使子宫内膜失去激素的支持而出现部分子宫内膜脱落引起有规律性的阴道出血，也就是指以氤氲期（即排卵期）周期性出现子宫少量出血为主要表现的疾病。若出血期长，血量增多，不及时治疗，进一步发展可致崩漏。多发于育龄妇女。尤多见于产后或流产后。西医学认为由于卵泡成熟排卵后，雌激素水平会出现明显下降，个别的女性因此时较低的雌激素水平不能维持子宫内膜生长，引起子宫内膜局部脱落，从而发生少量突破性出血，但一般情况下，排卵后随着黄体的形成，黄体分泌雌、孕激素会很快修复子宫内膜并使子宫内膜朝增生期变化，内膜得以增厚修复而出血停止。古代医籍中对本病无专篇记载，明代王肯堂在《证治准绳·女科·胎前门》引袁了凡云："天地万生物，必有氤氲之时……"可见古人在明代之前就已经认识到月经周期中有一日是受孕"的候"，即现今所称之"排卵期"。关于此期出血，古人虽无专论，但可参考月经先期、经漏、赤白带下等有关文献。本病是冲任阴精充实，阴气渐长，由阴盛向阳盛转化的生理阶段。若肾阴不足，脾气虚弱，湿热扰动或瘀血阻遏，使阴阳转化不协调，遂发生本病。常见的病因有肾阴虚、脾气虚、湿热和血瘀。肾阴虚：禀赋不足，天癸未充，或房劳多产伤肾，或思虑过度，欲火偏旺，以致肾阴偏虚，虚火耗阴，精亏血损，于氤氲之时，阳气内动，虚火与阳气相搏，损伤阴络，冲任不固，因而阴道出血。若阴虚日久损耗阳气，阳气不足，统摄无权，血海不固，以致出血反复发作。湿热：常因情怀不畅，肝气郁结，克伐脾胃，不能化水谷之精微以生精血，反聚而生湿，下趋任带二脉，蕴而生热。复加经间阳气内动，引动内蕴之湿热，热扰冲任子宫，以致出血。血瘀：体质素弱，复因经产留瘀，瘀阻胞络，或因七情内伤，气滞冲任，久而成瘀，值氤氲之时，阳气内动，血瘀与之相搏，瘀伤血络，血不循经，以致出血。

一、西医诊断

1.诊断依据

（1）多见于育龄妇女。尤多见于产后或流产后。

（2）周期性经间期出血，血量甚少，或表现为白带夹血，伴轻微腰腹痛。

（3）月经周期正常，妇科检查无特殊异常。

(4)基础体温测定显示，低高温相交替时出现少量阴道出血。

(5)根据病史、排卵的相关检查及必要的辅助检查可确诊。

2.鉴别诊断

(1)子宫颈病变：子宫颈病变也可出现少量阴道出血，但这种出血多发生在同房或者妇科检查后，没有伴随月经周期发作的规律，宫颈TCT检查可以鉴别。

(2)子宫内膜息肉、黏膜下肌瘤：患者阴道出血常发生在月经期，导致经期的延长，淋漓不净，可伴腹痛，盆腔B超示子宫内膜有息肉样变化或有黏膜下肌瘤，确诊可通过宫腔镜。

(3)月经频发：月经周期短，与排卵期出血不同的是无出血一次多一次少的情况，排卵检测月经周期缩短会出现排卵提前。

3.相关检查

(1)妇科专科检查。排卵期出血注意子宫颈有无糜烂出血等，必要时辅以宫颈TCT检查，子宫与双侧附件有无压痛、有无增厚及包块。（必要时检查，操作应轻柔。）

(2)辅助检查。

①排卵的征象：基础体温双相，B超检测有正常排卵，排卵试纸检测也可见排卵变化，出血发生在体温由低向高转化期间和试纸从阳性转变为阴性时，即排卵期。

②B超检查：排除引起异常出血的其他疾病，如子宫内膜息肉、子宫黏膜下肌瘤等。

③宫腔镜检查：必要时可行宫腔镜检查，以便排除宫颈内膜息肉、子宫内膜癌等器质性病变。

二、中医诊断

1.诊断要点

排卵期出血一般发生在规律月经周期的第12~16d，一般历时数小时或2~3d，不超过7d，量明显少于正常月经出血量，出血可自行停止。可伴有轻度的下腹部不适或者腰部酸痛，也可无伴随不适，有时会偶尔在此次至下次月经周期中发生，也有个别人会持续较长一段时间，在4~5个月经周期都出现排卵期出血。

2.类证鉴别

(1)月经过少：一般周期正常，仅行经期月经量少。

(2)崩漏病：经期紊乱，出血量多或淋漓不尽。

(3)月经先期：月经周期提前且非两次月经之间，经量正常或较多。

(4)赤带：赤带排出无周期性，持续时间较长，或反复发作，可有接触性出血史，妇科检查常见宫颈糜烂、赘生物或子宫、附件区压痛明显；经间期出血有明显的周期性，一般2~3d可自行停止。

3.证候诊断

(1)肾阴虚证：两次月经中间，阴道少量出血或稍多，色鲜红，质稍稠，头晕腰酸，夜寐不宁，五心烦热，小便困难，尿色黄。舌体偏小质红，脉细数。

(2)湿热证：两次月经中间，阴道出血量稍多，色深红，质黏腻，无血块，平时带下量多色黄，小腹时痛，神疲乏力，骨节酸楚，胸闷烦躁，口苦咽干，纳呆腹胀，小便短赤。舌质红，苔黄腻，脉细弦或滑数。

(3)血瘀证：经间期出血量少或多少不一，色紫黑或有血块，少腹两侧或一侧胀痛或刺痛，情志抑郁，胸闷烦躁。舌质紫或有紫斑，脉细弦。

三、中医适宜技术

1.辨证施药

本病以发生在排卵期有周期性的少量子宫出血为辨证要点，进行分析则更为准确。治疗原则以调摄冲任阴阳平衡为大法，选用滋肾阴、补脾气、利湿热或消瘀血之方药随证治之。

(1)肾阴虚证。治法：滋肾养阴，固冲止血。主方：两地汤(《傅青主女科》)合二至丸(《证治准绳》)。处方：

生地30g	地骨皮9g	玄参30g	麦冬15g
白芍15g	阿胶9g^(烊化)	女贞子25g	旱莲草25g

每日1剂，水煎服，每日3次。

加减：若头晕耳鸣者，酌加珍珠母15g、生牡蛎15g；夜寐不宁者，酌加远志10g、夜交藤15g；出血期，酌加旱莲草15g、炒地榆12g、三七9g(冲服)。

(2)湿热证。治法：清热利湿，固冲止血。主方：清肝止淋汤(《傅青主女科》)加减。处方：

白芍30g	当归30g	生地15g	丹皮9g
黄柏6g	牛膝6g	制香附3g	阿胶9g^(烊化)
红枣10枚	黑豆30g	小蓟9g	茯苓12g

每日1剂，水煎服，每日3次。

加减：出血多时，宜去牛膝10g、当归9g，加侧柏叶10g、荆芥炭10g；带下多则加马齿苋15g、椿根皮12g；湿盛加薏仁15g、苍术10g。

(3)血瘀证。治法：行血祛瘀，活血止血。主方：逐瘀止血汤(《傅青主女科》)。处方：

生地黄30g	大黄9g	赤芍9g	丹皮3g
归尾15g	枳壳15g	桃仁6g	龟板9g^(先煎)

每日1剂，水煎服，每日3次。

加减：若出血偏多时，宜去赤芍、当归，加失笑散；少腹痛甚则加延胡索9g、香附9g；夹湿热者，加薏苡仁24g、红藤12g、败酱草24g、延胡索10g；兼脾虚去生地、桃仁、大黄，加木香6g、陈皮9g、砂仁6g；兼肾虚加川断12g、寄生15g、山药15g、菟丝子15g。

2.耳针疗法

取穴：子宫、盆腔、屏间、肝、脾、肾、附件、脑。

治法：每次取2~3穴，用王不留行籽胶布贴穴位，每次按压3min，每日3次。

3.针刺疗法

取穴：关元、气海、子宫、中极、大赫、三阴交、足三里、太溪。

手法：每日1次，平补平泻，10次为1疗程。

四、健康教育

1.转归预后

经间期出血，由于阴精的不足，难以达到充盛，氤氲之时，重阴转阳，转化不顺利，影响子宫、冲任固藏，故出现经间期出血，阳气不能恢复则出血可延续到经前期；反复出血，病情缠绵者，治疗不及时可引起月经周期紊乱，月经淋漓不尽，甚或崩漏、不孕症等。

2.预防调护

出血期间应适当休息，避免过度劳累。保持外阴局部清洁，严禁性生活，防止感染。饮食宜清淡且富有营养，忌食油腻、辛辣、燥热的食物。注意调节情绪，保持心情舒畅，加强体质锻炼。

第六章　月经过多病

　　凡经量较以往明显增多，周期基本正常者，称为月经过多。多以气虚、血热、瘀血为主要病因，以气虚不能摄血、热邪迫血妄行、血不归经为主要病机。西医学是指连续数个月经周期中月经期出血量多，但月经间隔时间及出血时间皆规则，无经间出血、性交后出血，或经血的突然增加。临床上以出血时间与基础体温(BBT)曲线对照，将有排卵型功能失调子宫出血分为月经量多与经间出血两类。主要与以下原因有关。一是神经内分泌功能失调引起，主要是下丘脑-垂体-卵巢轴的功能不稳定或是有缺陷。二是卵巢问题引起，育龄期女性月经不调一般多是因为卵巢黄体功能欠佳，常表现月经出血比较多。三是器质病变或药物等引起，包括生殖器官局部的炎症、肿瘤及发育异常、营养不良；颅内疾患；其他内分泌功能失调，如甲状腺、肾上腺皮质功能异常，糖尿病、席汉病等；肝脏疾患；血液疾患等。使用治疗精神病的药物、内分泌制剂或采取宫内节育器避孕者均可能发生月经过多。

一、西医诊断

1.诊断依据

　　相当于神经性内分泌功能失调性月经病，无排卵性功能性子宫出血等。参照《妇产科学》(第7版)(乐杰主编，人民卫生出版社，2008年)。无排卵性功血患者可有各种不同的临床表现。其中月经过多主要表现为：周期规则，经期延长(>7d)或经量过多(>80ml)。每位患者主观判断出血量的标准有很大差异。有报道在主诉月经量多的患者中，仅40%经客观测量失血量多于80ml。根据临床表现及以下相关检查、经前5~9d测定血孕酮浓度有助于确定为有排卵型功能失调性子宫出血。

2.鉴别诊断

　　(1)与无排卵型功能失调性子宫出血相鉴别：如有不规则出血，经间出血，性交后出血，或经血的突然增加，或盆腔痛，经前腹痛，则提示可能有器质性疾病，全血象及凝血功能检查亦十分重要，血小板的黏附功能、聚集功能检查以发现是否为血小板无力症，罕见的还有子宫动静脉瘘，须经子宫动脉造影诊断。

　　(2)月经过多应与崩漏病鉴别：月经过多者其月经的周期和经期都正常；崩漏者，有时表现月经量多如崩状，但必伴有月经周期和经期异常，临床上应予以区别。如月经过多未能控制，病情发展为周期、经期紊乱，淋漓漏下不止，即为崩漏。故积极治疗月经过多可防止其发展成崩漏。

3.相关检查

（1）血常规检查、激素水平检测、凝血功能、血小板的黏附功能与聚集功能检查、测BBT，择时做内膜或血孕酮测定。卵巢功能测定及子宫内膜病理检查，有助于功能失调性子宫出血的诊断。

（2）妇科检查和全身检查排除生殖器官及全身器质性病变。腹腔镜、B型超声、子宫动脉造影检查未发现盆腔生殖器官器质性病变；宫腔镜检查有助于进一步鉴别诊断。

二、中医诊断

1.诊断要点

参照《中医妇科常见病诊疗指南》（中华中医药学会，中国中医药出版社，2011年）。

（1）主要症状：月经周期规则，经量多，>80ml。

（2）次要症状：①月经色鲜红或深红，质黏稠，伴口渴心烦，尿黄便结；②月经色紫黯，有血块，经行腹痛，或胀痛拒按。③月经色淡红，质清稀，神疲肢倦，气短懒言，小腹空坠，面色不华。

2.类证鉴别

（1）崩漏：崩漏是月经周期、经期、经量发生严重失常的病证，除阴道流血淋漓不断，甚则延续数十日或数月不等之外，还有周期紊乱；但月经过多仅仅是经量较以往明显增多，周期基本正常。

（2）经期延长：行经时间超过7d，经量不一定多。

（3）石瘕：月经量多，且有月经周期提前，经期延长，B超检查可发现宫体有回声增强或衰减结节。

（4）暗产：孕后不久而自然流产，下血量较以往增多，且有腹痛，经检查有胚胎组织流出，尿妊免试验可为阳性。

3.证候诊断

（1）血热证：经行量多，色鲜红或深红，质黏稠，或有小血块；伴口渴心烦，尿黄便结。舌红，苔黄，脉滑数。

（2）血瘀证：经行量多，色紫黯，有血块；经行腹痛，或平时小腹胀痛拒按。舌紫黯或有瘀点，脉涩。

（3）气虚证：经行量多，色淡红，质清稀；神疲肢倦，气短懒言，小腹空坠，面色不华。舌淡，苔薄，脉细弱。

三、中医适宜技术

1.辨证施药

(1)血热证。治法：清热凉血，固冲止血。主方：保阴煎(《景岳全书》)加减。处方：

生地黄6g　　熟地黄6g　　白芍6g　　山药4.5g

川断4.5g　　黄芩4.5g　　黄柏4.5g　　甘草3g

每日1剂，水煎服。

加减：若经血黏稠有腐臭味，或平时黄带淋漓，下腹坠痛者，加黄芩至9g、黄柏至9g，酌加马齿苋30g、败酱草30g、薏苡仁24g；热甚伤津，口干而渴者，酌加天花粉15g、玄参10g、麦冬9g以生津止渴。

(2)血瘀证。治法：活血化瘀，固冲止血。主方：四物汤(《太平惠民和剂局方》)合失笑散(《太平惠民和剂局方》)加减。处方：

当归15g　　熟地15g　　川芎15g　　白芍15g

蒲黄10g　　五灵脂10g

每日1剂，研细末，每次9g，加适量醋和水煎服。

加减：若经行腹痛甚者，酌加延胡索10g、香附9g；血瘀夹热，兼口渴心烦者，酌加黄芩6g、黄柏6g、炒地榆15g。

(3)气虚证。治法：补气固冲，摄血止血。主方：举元煎(《景岳全书》)加减。处方：

人参15g^(另煎)　　黄芪15g　　白术6g　　升麻3g

炙甘草6g

每日1剂，水煎服。

加减：若经行有瘀块或伴有腹痛者，酌加泽兰10g、三七9g(冲服)、益母草30g；兼腰骶酸痛者，酌加鹿角霜10g、补骨脂15g、桑寄生15g；兼头晕心悸者，加熟地15g、制首乌9g、五味子6g。

2.中成药治疗

(1)葆宫止血颗粒(煅牡蛎、白芍、侧柏炭、地黄、金樱子、醋柴胡、三七、仙鹤草、椿皮、大青叶)：固经止血，滋阴清热。用于冲任不固、阴虚血热所致月经过多、经期延长，症见月经量多或经期延长、经色深红、质稠，或有小血块，腰膝酸软，咽干口燥，潮热心烦，舌红少津，苔少或无苔，脉细数；功能性子宫出血及上环后子宫出血见上述证候者。每袋装15g。开水冲服。一次1袋，一日2次。月经来后开始服药，14d为1个疗程，连续服用2个月经周期。

(2)裸花紫珠片(裸花紫珠)：消炎，解毒，收敛，止血。用于细菌感染引起的炎症，急性传染性肝炎，呼吸道及消化道出血。用于本病血热证。每片含干浸膏0.5g。口服。一次2片，一日3次。

(3)龙血竭胶囊(龙血竭)：活血散瘀、定痛止血、敛疮生肌。用于跌打损伤，瘀血作痛。用于本病血瘀证。每粒装0.3g。口服。一次4~6粒，一日3次。

(4)益母草冲剂(益母草)：活血调经。用于本病血瘀证。每袋装15g。开水冲服。一次1袋，一日2次。

(5)补中益气丸(蜜炙黄芪、党参、蜜炙甘草、炒白术、当归、升麻、柴胡、陈皮、生姜、大枣)：补中益气，升阳举陷。一般用于脾胃虚弱、中气下陷所致的泄泻，症见体倦乏力、食少腹胀、便溏久泻、肛门下坠。用于本病气虚证。浓缩丸：每8丸相当于原生药3g。口服。一次8~10丸，一日3次。大蜜丸：每丸重9g。口服。一次1丸，一日2~3次。水丸：每袋6g。口服。一次6g(1袋)，一日2~3次。

(6)人参归脾丸(人参、麸炒白术、茯苓、炙黄芪、当归、龙眼肉、炒酸枣仁、炙远志、木香、炙甘草)：益气补血，健脾养心。用于气血不足，心悸，失眠，食少乏力，面色萎黄，月经量少，色淡。用于本病气虚证。大蜜丸：每丸重9g。口服。一次1丸，一日2次。水蜜丸：每100丸重20g。口服。一次6g，一日2次。

3.针灸疗法

取穴：通里、隐白、三阴交，或取十七椎(第五腰椎棘突下)。

操作：先针刺2~5min，然后灸30~40min。气虚证加脾俞、百会、足三里穴，用补法；阴虚证加脾俞、足三里、太溪穴，用补法；血热证加脾俞、足三里、血海穴，用泻法；血瘀证加脾俞、百会、足三里、子宫穴，用泻法。

4.艾灸疗法

取穴：百会、关元、三阴交、隐白。

操作：将点燃的艾条距离穴位皮肤的2cm高处进行施灸，灸至局部皮肤温热红晕有灼热感为度，自月经来潮后第2d开始灸，每穴10min，连灸3d。血脱者可针刺人中，灸百会、气海穴；或遵医嘱急服人参粉，或注射参附注射液以回阳固脱，观察生命体征的变化。每日2次。用于气虚证。

5.耳穴疗法

取穴：肝、脾、肾、脑、屏间、子宫、卵巢、盆腔。

操作：每次选3~5穴，留针30min；或耳穴贴压。肾阴亏虚型，夜寐不宁，可耳穴压王不留行籽于心和神门穴。

6.中医脐贴疗法

香附子3g、仙鹤草30g，捣烂调饼，敷脐下。适用于气滞血瘀证。

7.单方验方

(1)荠菜15g，月经期水煎服，早、晚各1次。

(2)莲蓬壳炭15g、棉花子炭10g，共研细末，一日1剂，分2次用黄酒冲服。

四、健康教育

1.生活起居

保持外阴清洁，忌盆浴，勤换内裤，使用消毒的卫生巾、卫生纸；出血多时应卧床休养，避免劳累；中药宜温服。

2.饮食调护

饮食宜清淡而富有营养，多食鱼、瘦肉、鸡、蛋类等血肉有情之品和新鲜水果蔬菜，多饮水，忌辛辣、煎炸、酒类等生火动血之品。

3.情志调摄

加强情志护理，消除忧郁、焦虑、恐惧心理，怡情悦志，配合治疗。

第七章 月经过少病

月经过少病是指月经周期正常，经量明显减少，甚或点滴即净，或经期缩短不足2d，经量亦少者，称为月经过少。多以血虚、肾虚、瘀血、痰湿为常见病因，以血海不充、血不畅行为基本病机。西医学主要认为有以下原因：一是情绪异常引起月经失调。情绪异常，如长期的精神压抑、精神紧张或遭受重大精神刺激和心理创伤，都可导致月经失调或痛经、闭经。这是因为月经是卵巢分泌的激素作用于子宫内膜后形成的，卵巢分泌激素又受垂体和下丘脑释放激素的控制，所以无论是卵巢、垂体，还是下丘脑的功能发生异常，都会影响到月经。二是寒冷刺激引起月经过少甚至闭经。妇女经期受寒冷刺激，会使盆腔内的血管过分收缩，可引起月经过少甚至闭经。因此，妇女日常生活应注意经期防寒避湿。三是节食引起月经不调。少女的脂肪至少占体重的17%，方可发生月经初潮，体内脂肪至少达到体重22%，才能维持正常的月经周期。过度节食，由于机体能量摄入不足，造成体内大量脂肪和蛋白质被消耗，致使雌激素合成障碍而明显缺乏，影响月经来潮，甚至经量稀少或闭经，因此，追求身材苗条的女性，切不可盲目节食。四是嗜烟酒引起月经失调。香烟中的某些成分和酒精可以干扰与月经有关的生理过程，引起月经失调。在吸烟和过量饮酒的女性中，有25%~32%的人因月经失调而到医院诊治。每天吸烟1包以上或饮高度白酒100ml以上的女性中，月经失调者是不吸烟喝酒妇女的3倍。故妇女应不吸烟，少饮酒。

一、西医诊断

1.诊断依据

月经过少指月经量少于5ml。参照《妇科疾病诊断与鉴别诊断》(第2版)(丁曼琳主编，人民卫生出版社，1989年)。月经周期正常，月经量减少或经期缩短或二者合并存在。

2.鉴别诊断

(1)不规则子宫出血：这是一个临床症状，具体包括月经过多或持续时间过长或淋漓出血。常见于子宫肌瘤、子宫内膜息肉、子宫内膜异位症等疾病情况或功能失调性子宫出血。

(2)功能失调性子宫出血：指内外生殖器无明显器质性病变，而由内分泌调节系统失调所引起的子宫异常出血。是月经失调中最常见的一种，常见于青春期及更年期。分为排卵性和无排卵性两类，约85%病例属无排卵性功血。

（3）闭经：是妇科疾病中常见的症状，可以由各种不同的原因引起。通常将闭经分为原发性和继发性两种。凡年过18岁仍未行经者称为原发性闭经；在月经初潮以后，正常绝经以前的任何时间内（妊娠或哺乳期除外），月经闭止超过6个月者称为继发性闭经。

（4）绝经：绝经意味着月经终止，指月经停止12个月以上。但围绝经期常有月经周期和月经量的改变。表现为月经周期缩短，以滤泡期缩短为主，无排卵和月经量增多。

3.相关检查

（1）经妇科检查、妇科超声检查、子宫内膜病理检查及MRI（垂体）等检查无异常。

（2）性激素检查显示正常或异常。

二、中医诊断

1.诊断要点

参照全国高等中医药院校规划教材《中医妇科学》（张玉珍主编,中国中医药出版社,2007年）、《中药新药临床研究指导原则》（原卫生部发布,2002年版）。月经过少是指月经周期基本正常,月经量明显减少,或行经时间不足2d,甚或点滴即净者。

2.类证鉴别

应与激经鉴别。激经也称盛胎，多见于妊娠初期（孕3个月之前）阴道少量出血，是孕后按月行经而致阴道有规律的下血现象，多无其他不适,胎儿发育不受影响，一般不需治疗，常随胎儿增大而出血自止。

3.证候诊断

（1）肝肾不足证：经量少，色淡，质稀，腰膝酸软，头晕耳鸣，两目干涩，口干咽燥，五心烦热，性欲减退。舌质红，苔薄白或少苔，脉弦细。

（2）肾虚血瘀证：经量少，色紫黯，质稠，有血块，小腹痛，块下痛减，腰膝酸软，足跟痛，头晕耳鸣。舌黯或有瘀斑瘀点，苔薄白，脉沉弦或涩。

（3）肾虚痰湿证：经量少，色淡红或淡黯，质黏腻如痰，带多黏腻，胸闷呕恶，形体肥胖，腰膝酸软，头晕耳鸣。舌淡，苔白腻，脉沉或滑。

（4）肾虚肝郁证：经量少，色黯红，有血块，乳房胀痛，胸胁胀痛，时叹息，少腹胀痛，腰膝酸软，头晕耳鸣。舌淡，苔薄白，脉弦或沉弦。

（5）气血不足证：经量少，色淡红，质稀，神疲乏力，心悸气短，少气懒言，面色萎黄，或伴小腹空坠，头晕眼花，食少、纳差。舌淡，苔白，脉细弱。

（6）胃热津亏证：经量少，色鲜红，质黏稠，口干舌燥，知饥不欲食，手足心热，大便干燥。舌红有裂纹，少苔或剥苔，脉细数。

三、中医适宜技术

1.辨证施药

(1)肝肾不足证。治法：滋补肝肾，养血调经。主方:左归丸(《景岳全书》)合一贯煎(《柳州医话》)加减。处方：

山药6g	熟地9g	山茱萸6g	北沙参9g
枸杞子24g	牛膝9g	当归9g	石斛9g
龟板胶9g^(烊化)	鹿角胶9g^(烊化)	菟丝子9g	川楝子5g
麦冬9g	炙甘草6g		

每日1剂，水煎服。

加减：若形寒肢冷者，酌加肉桂9g、淫羊藿12g、人参9g；夜尿频数者，酌加益智仁12g、桑螵蛸6g。

(2)肾虚血瘀证。治法：补肾化瘀，活血调经。主方:归肾丸(《景岳全书》)合桃红四物汤(《医宗金鉴》)加减。处方：

熟地9g	山药9g	山萸肉9g	茯苓6g
菟丝子9g	杜仲9g	枸杞子9g	当归6g
桃仁9g	红花9g	白芍9g	川芎6g

每日1剂，水煎服。

加减：若兼少腹冷痛，脉沉迟者，酌加肉桂9g、吴茱萸10g；若平时少腹疼痛，或伴低热不退，舌紫黯，苔黄而干，脉数者，酌加丹皮9g、栀子9g、泽兰10g。

(3)肾虚痰湿证。治法：补肾化痰，除湿调经。主方：寿胎丸(《医学衷中参西录》)合二陈汤(《太平惠民和剂局方》)加减。处方：

菟丝子12g	桑寄生6g	续断6g	巴戟天9g
陈皮9g	法半夏9g	茯苓9g	阿胶9g^(烊化)
苍术6g	薏苡仁15g	生山楂9g	枳壳6g
茺蔚子9g			

每日1剂，水煎服。

(4)肾虚肝郁证。治法：补肾疏肝，养血调经。主方:补肾调冲方(国医大师许润三经验方)加减。处方：

仙茅9g	仙灵脾10g	菟丝子10g	川断10g
柴胡10g	白芍12g	当归10g	熟地15g
鸡血藤15g	羌活10g	穿山甲6g^(冲服)	炙甘草6g

每日1剂，水煎服。

(5)气血不足证。治法：健脾益气，养血调经。主方:八珍汤(《正体类要》)加减。

处方：

党参12g	茯苓15g	白术10g	熟地12g
山药15g	菟丝子15g	杜仲15g	枸杞子12g
川断12g	鹿角霜10g	山茱萸12g	当归10g
何首乌10g	炙甘草6g		

每日1剂，水煎服。

加减：若心悸失眠者，酌加炒枣仁12g、五味子9g；脾虚食少者，加鸡内金9g、砂仁5g。

(6)胃热津亏证。治法：泻火滋阴，养血调经。主方：玉女煎(《景岳全书》)加减。处方：

石膏15g^(先煎)	石斛10g	熟地15g	知母5g
麦冬6g	牛膝9g	益母草30g	泽兰叶6g
瓜蒌10g	玄参9g	瞿麦6g	车前子9g^(包煎)
马尾连9g	炙甘草6g		

每日1剂，水煎服。

2.中成药治疗

(1)六味地黄丸(熟地黄、制山茱萸、山药、牡丹皮、茯苓、泽泻)：滋阴补肾。用于本病肾气虚弱证，头晕耳鸣，腰膝酸软，盗汗。浓缩丸：口服。一次8丸，一日3次。水丸：口服。一次5g，一日2次。水蜜丸：口服。一次6g，一日2次。小蜜丸：口服。一次9g，一日2次。大蜜丸：口服。一次1丸，一日2次。滴丸：口服。一次30丸，一日2次。

(2)安坤赞育丸(鹿茸、鹿尾、鹿角胶、阿胶、紫河车、龟甲、醋制鳖甲、酒制山茱萸、菟丝子、酒制肉苁蓉、锁阳、牛膝、枸杞子、续断、盐制杜仲、桑寄生、盐制补骨脂、熟地黄、当归、白芍、川芎、人参、麸炒白术、茯苓、甘草、黄芪、泽泻、炒酸枣仁、龙眼肉、制远志、琥珀、红花、西红花、鸡血藤、丹参、川牛膝、醋制乳香、醋制没药、醋制香附、醋制延胡索、柴胡、木香、沉香、陈皮、乌药、藁本、紫苏叶、煨肉豆蔻、砂仁、橘红、地黄、北沙参、天冬、黄芩、黄柏、青蒿、白薇、秦艽、鸡冠花、煅赤石脂、丝棉炭、血余炭、艾叶炭)：补气养血，调经止带。用于气血两亏，肝肾不足，形瘦虚羸，神倦体疲，面黄水肿，心悸失眠，腰酸腿软，午后低烧，骨蒸潮热，月经不调，崩漏带下，产后虚弱，瘀血腹痛，大便溏泻。口服。一次6g，一日2次。血热或单纯的阴虚内热导致的月经失调、崩漏者慎用。湿热带下者慎用。孕妇慎用。服药期间禁食寒凉食物。

(3)得生丸(益母草、柴胡、当归、川芎、白芍、木香)：调经养血，理气化瘀。用于月经不调，经期腹痛，血瘀气滞，癥瘕痞块。口服。一次1丸，一日2次。

(4)调经促孕丸(去毛鹿茸、炙淫羊藿、仙茅、续断、桑寄生、菟丝子、枸杞子、覆盆子、山药、去芯莲子、茯苓、黄芪、白芍、炒酸枣仁、钩藤、丹参、赤芍、鸡血藤）：温肾健脾，活血调经。用于脾肾阳虚、瘀血阻滞所致的月经不调、闭经、痛经、不孕，症见月经后错、经水量少、有血块、行经小腹冷痛、经水日久不行、久不受孕、腰膝冷痛。每100丸重10g。口服。一次5g(50丸)，一日2次。自月经周期第5d起连服20d；无周期者每月连服20d，连服3个月或遵医嘱。阴虚火旺、月经量过多者不宜服用。

（5）五子衍宗丸（枸杞子、炒菟丝子、覆盆子、醋蒸五味子、盐炒车前子）：补肾益精。用于肾虚精亏所致月经过少，不育，腰痛，尿后余沥。小蜜丸：口服。一次9g，一日2次。大蜜丸：口服。一次1丸，一日2次。水蜜丸：口服。一次6g，一日2次。浓缩水丸：口服。一次5~10丸，一日2次。

（6）七制香附丸（醋制香附、鲜牛乳、地黄、茯苓、当归、熟地黄、川芎、麸炒白术、白芍、益母草、艾叶炭、黄芩、酒制山茱萸、天冬、阿胶、炒酸枣仁、砂仁、醋制延胡索、艾叶、稻米、盐制小茴香、人参、甘草、食盐）：开郁顺气，调经养血。用于本病肾虚肝郁证，月经错后，胸胁胀痛，小腹冷痛。每袋装6g。口服。一次1袋，一日2次。服药期间不宜同时服用藜芦、五灵脂、皂荚及其制剂。服药期间忌食生冷食物。服药期间不宜饮茶和进食萝卜，以免影响药效。服药1个月月经周期症状不减轻，或合并有其他妇科疾病，应谨慎。

（7）逍遥丸（颗粒）（柴胡、当归、白芍、炒白术、茯苓、薄荷、生姜、炙甘草）：疏肝健脾，养血调经。用于肝郁脾虚、肝气不舒所致月经不调，胸胁胀痛，头晕目眩，食欲减退。丸剂、大蜜丸、小蜜丸：口服。一次9g，一日2次。浓缩丸：口服。一次8丸，一日3次。微丸：口服。一次1袋，一日3次。水丸：口服。一次6~9g，一日1~2次。胶囊：口服。一次4粒，一日2次。软胶囊：口服。一次4粒，一日3次。片剂：口服。一次4片，一日2次。颗粒：开水冲服。一次1袋，一日2次。口服液：口服。一次10ml，一日2次。合剂：口服。一次10~15ml，一日2次。用时摇匀。有连续服用逍遥丸后出现头昏、身倦、嗜睡、恶心、呕吐、心慌、大汗淋漓、血压升高等的报道，其中还有引起药物性肝损害的个案。另有常规服用逍遥丸后引起白带过多的个案报道。

（8）八宝坤顺丸（益母草、当归、生地黄、香附、橘红、沉香、乌药、川芎、熟地、茯苓、黄芩、牛膝、白芍、人参、白术、紫苏叶、木香、阿胶、甘草、琥珀、砂仁）：益气养血调经。用于气血两虚所致的月经不调、痛经，症见经期后错、经血量少、行经腹痛。每丸重9g。口服。一次1丸，一日2次。

（9）八珍益母丸（胶囊）（益母草、党参、熟地黄、当归、白芍、茯苓、麸炒白术、川芎、甘草）：益气养血，活血调经。用于气血两虚兼有血瘀所致的月经不调，症见月经周期错后、行经量少、色淡、头晕心慌、精神不振、肢体乏力。丸剂：口服。一次8丸，一日2次。大蜜丸：口服。一次1丸，一日2次。小蜜丸：口服。一次9g，一日2次。水蜜丸：口服。一次6g，一日2次。膏剂：口服。一次10g，一日2次。片剂：口服。一次2~3片，一日2次。胶囊：口服。一次3粒，一日3次。肝肾不足，阴虚亏损所致月经不调者不宜单用。治疗气血不足导致的妇科疾病，有时需要长期服用。服药过程中出现不良反应应停药，长期用药需谨慎。用药期间忌辛辣、生冷食物。有出现超敏反应，四肢、口唇、颈部出现大小不等的紫红色的斑疹及水疱，局部轻度瘙痒，稍有全身不适的报道。

3.针灸疗法

取穴：主穴取三阴交、关元。配穴，肝肾不足证配肾俞、太溪、肝俞、太冲；肾虚血瘀证配肾俞、太溪、中极、地机；肾虚痰湿证配肾俞、命门、中脘、阴陵泉；肾虚肝郁证配肾俞、太溪、期门、太冲；气血不足证配脾俞、气海、足三里、膻中。兼头晕耳鸣者，配风池、百会；兼腰膝酸软者，配大肠俞、阳陵泉。

操作：以上穴位选用针灸治疗仪治疗。除肝肾不足外，可酌情加用灸法。一般每周治疗2~3次，3个月为1个疗程。视病情需要，再进行下一个疗程。

4.耳穴疗疗法

取穴：内分泌、内生殖器、肾、肝、脾、神门、皮质下。

操作：每次选用3~5穴，采用毫针刺法或压籽法。1周更换2次，3周为1疗程，连续治疗1~2个疗程。适用于各个证型月经过少者。

5.中药外敷疗法

处方：当归15g、川芎15g、桂枝10g、鸡血藤15g、泽兰10g、薏苡仁24g、苍术10g、透骨草20g、羌活10g、巴戟天10g，随证加减。

操作：以上药研细末，将其放入大小适中的布袋，温水浸湿后，隔水蒸30~40min。选用微电脑仿生治疗仪，敷于下腹部，亦可热敷于腰骶部。一日1次，每次30min，以14d为1个疗程，经期停用。若有妊娠要求者经前1周停用。适用于各个证型月经过少者。

6.药膳食疗法

(1)肝肾不足证。两地膏：由生地30g、地骨皮30g、玄参15g、麦冬15g、白芍15g、阿胶30g、白蜜50ml。前5味煎取浓汁300ml，另用白开水将阿胶烊化，兑入药汁内，加白蜜，置文火上调，候凉，装瓶。每服20ml，每日3次。

(2)肾虚血瘀证。当归乌鸡汤：乌鸡肉、当归、熟地黄、枸杞子、益母草。将当归、熟地黄、枸杞子、益母草纱布包好后，与乌鸡肉共炖熟后，加调味品后食肉喝汤。

(3)肾虚痰湿证。杞断薏豆汤：枸杞子、川续断、薏苡仁、赤小豆。以上4味煎煮20min后入槐花蜂蜜兑服。

（4)肾虚肝郁证。归芎佛手杞子汤：当归、川芎、佛手、益母草、枸杞子、山药。以上4味加鸡肉或猪肉，炖汤。

(5)气虚不足证。杞归芪桂汤：枸杞子、当归、黄芪、桂圆肉。以上4味加鸡肉或猪肉，炖汤。

(6)胃热津亏证。参山石荷汤：北沙参、山药、石斛、荷叶，以上4味加银耳、冰糖，炖汤。

四、健康教育

(1)注意衣居温暖，经前避免冒雨涉水，饮食宜温热，忌食生冷刺激性食物。

(2)保持心情愉快，避免精神刺激，消除紧张和恐惧心理。

(3)经期避免涉水淋雨，感寒饮冷，或久居阴湿之地。

(4)经期不宜过度劳累和剧烈运动。

第八章 闭 经

闭经分为原发性闭经和继发性闭经两类。前者指年龄>14岁，第二性征未发育；或者年龄>16岁，第二性征已发育，月经还未来潮。后者则指正常月经周期建立后，月经停止6个月以上，或按自身原有月经周期停止3个周期以上。青春期前、妊娠期、哺乳期以及绝经后期出现的无月经均属生理性闭经，不在讨论的范畴。中医学早在《黄帝内经·素问》对闭经就有所论述，称其为"女子不月""月事不来""血枯"。闭经原因有虚实两端。虚者，多因肾气不足，冲任虚弱；或肝肾亏损，精血不足；或脾胃虚弱，气血乏源；或阴虚血燥等导致精亏血少，冲任血海空虚，源断其流，无血可下，而致闭经。实者，多为气血阻滞，或痰湿流注下焦，使血流不通，冲任受阻，血海阻隔，经血不得下行而成闭经。临床可见单纯的虚证或实证，亦可见虚实错杂为病。本病属难治之症，病程较长，疗效较差，因此，必要时应采用多种方法综合治疗以提高疗效。因先天性生殖器官缺如，或后天器质性损伤致无月经者，因药物治疗难以奏效，不属诊疗范围。

西医学认为闭经是多种疾病导致的女性体内病理生理变化的外在表现，是一种临床症状而并非某一疾病。按生殖轴病变和功能失调的部位分为下丘脑性闭经、垂体性闭经、卵巢性闭经、子宫性闭经以及下生殖道发育异常性闭经。WHO将闭经归纳为3种类型。I型：无内源性雌激素产生，尿促卵泡素(FSH)水平正常或低下，催乳素(PRL)水平正常，无下丘脑、垂体器质性病变的证据；Ⅱ型：有内源性雌激素产生、FSH及PRL水平正常；Ⅲ型：为FSH水平升高，提示卵巢功能衰竭。闭经还可分为原发性和继发性、生理性和病理性。原发性闭经指年龄>14岁，第二性征未发育；或者年龄>16岁，第二性征已发育，月经还未来潮。继发性闭经指正常月经周期建立后，月经停止6个月以上，或按自身原有月经周期停止3个周期以上。生理性闭经是指妊娠期、哺乳期和绝经期后的无月经。病理性闭经是直接或间接由中枢神经–下丘脑–垂体–卵巢轴以及靶器官子宫的各个环节的功能性或器质性病变引起的闭经。

一、西医诊断

1.诊断依据

参照中华医学会妇产科学分会内分泌学组《闭经诊断与治疗指南(试行)》(发布时间：2011.9)闭经的诊断。

（1）病史。包括月经史、婚育史、服药史、子宫手术史、家族史以及发病的可能起因和伴随症状，如环境变化、精神心理创伤、情感应激、运动性职业或过强运动、营养状况及有无头痛、溢乳等；对原发性闭经者应了解青春期生长和发育进程。

（2）临床表现。

①下丘脑性闭经。下丘脑性闭经是由下丘脑各种功能和器质性疾病引起的闭经。此类闭经的特点是下丘脑合成和分泌促性腺激素释放激素（GnRH）缺陷或不足导致垂体促性腺激素（Gn），即尿促卵泡素（FSH）和黄体生成素（LH）特别是LH的分泌功能低下，故属于低促性腺激素、低雌激素性闭经。临床上按病因可分为功能性、基因缺陷或器质性、药物性3大类。

功能性闭经：此类闭经是因各种应激因素抑制下丘脑GnRH分泌引起的闭经，治疗及时可逆转。一是应激性闭经。精神打击、环境改变等可引起内源性阿片类物质、多巴胺和促肾上腺皮质激素（ACTH）释放激素水平应激性升高，从而抑制下丘脑GnRH的分泌。二是运动性闭经。运动员在持续剧烈运动后可出现闭经。与闭经者的心理、应激反应程度及体脂下降有关。若体重减轻10%~15%，或体脂丢失30%时将出现闭经。三是神经性厌食所致闭经。因过度节食，导致体质量急剧下降，最终导致下丘脑多种神经内分泌激素分泌水平的降低，引起垂体前叶多种促激素包括LH、FSH、ACTH等分泌水平下降。临床表现为厌食、极度消瘦、低Gn性闭经、皮肤干燥、低体温、低血压、各种血细胞计数及血浆蛋白水平低下，重症可危及生命。四是营养相关性闭经。慢性消耗性疾病、肠道疾病、营养不良等导致体质量过度降低及消瘦，均可引起闭经。

基因缺陷或器质性闭经：一是基因缺陷性闭经。因基因缺陷引起的先天性GnRH分泌缺陷。主要为伴有嗅觉障碍的Kallmann综合征与不伴有嗅觉障碍的特发性低Gn性闭经。Kallmann综合征是由于染色体Xp22.3的KAL-1基因缺陷所致，特发性低Gn性闭经是由于GnRH受体1基因突变所致。二是器质性闭经。包括下丘脑肿瘤，最常见的为颅咽管瘤；尚有炎症、创伤、化疗等原因。

药物性闭经：长期使用抑制中枢或下丘脑的药物，如抗精神病药物、抗抑郁药物、避孕药、甲氧氯普胺（灭吐灵）、鸦片等可抑制GnRH的分泌而致闭经，但一般停药后均可恢复月经。

②垂体性闭经。垂体性闭经是由于垂体病变致使Gn分泌降低而引起的闭经。

一是垂体肿瘤：位于蝶鞍内的腺垂体中各种腺细胞均可发生肿瘤，最常见的是分泌PRL的腺瘤，闭经程度与PRL对下丘脑GnRH分泌的抑制程度有关。若发生在青春期前，则可引起原发性闭经。根据肿瘤的性质不同，临床上可有溢乳、巨人症、皮质醇增多症等肿瘤所特有的症状，还可出现头痛、视力障碍、视野缺损等神经受压的症状。

二是空蝶鞍综合征：由于蝶鞍隔先天性发育不全，或肿瘤及手术破坏蝶鞍隔，使充满脑脊液的蛛网膜下腔向垂体窝（蝶鞍）延伸。压迫腺垂体，使下丘脑分泌的GnRH和多巴胺经垂体门脉循环向垂体的转运受阻，从而导致闭经，可伴PRL水平升高和溢乳。

三是先天性垂体病变：先天性垂体病变包括单一Gn分泌功能低下的疾病和垂体生长激素缺乏症；前者可能是LH或FSH的α、β亚单位分子结构异常或其受体异常所致；后者则是由于脑垂体前叶生长激素分泌不足所致。

四是Sheehan(席汉)综合征：Sheehan综合征是由于产后出血和休克导致的腺垂体急性梗死和坏死，可引起腺垂体功能低下，从而出现低血压、畏寒、嗜睡、食欲减退、贫血、消瘦、产后无泌乳、脱发及低Gn性闭经。

③卵巢性闭经。卵巢性闭经是由于卵巢本身原因引起的闭经。卵巢性闭经时Gn水平升高，分为先天性性腺发育不全、酶缺陷、卵巢抵抗综合征及后天各种原因引起的卵巢功能减退。

先天性性腺发育不全：患者性腺呈条索状，分为染色体异常和染色体正常两种类型。一是染色体异常型45、XO综合征。染色体核型为45、XO及其嵌合体，如45、XO/46、XX或45、XO/47、XXX，也有45、XO/46、XY的嵌合型。45、XO女性除性征幼稚外，常伴面部多痣、身材矮小、蹼颈、盾胸、后发际低、腭高耳低、肘外翻等临床特征，称为Turner(特纳)综合征。二是染色体正常型。染色体核型为46、XX或46、XY，称XX型或XY型单纯性腺发育不全，可能与基因缺陷有关，患者为女性表型，性征幼稚。

酶缺陷：包括17α-羟化酶或芳香酶缺乏。患者卵巢内有许多始基卵泡及窦前卵泡和极少数小窦腔卵泡，但由于上述酶缺陷，雌激素合成障碍，导致低雌激素血症及FSH反馈性升高；临床多表现为原发性闭经、性征幼稚。

卵巢抵抗综合征：患者卵巢对Gn不敏感，又称卵巢不敏感综合征。Gn受体突变可能是发病原因之一。卵巢内多数为始基卵泡及初级卵泡，无卵泡发育和排卵。内源性Gn特别是FSH水平升高，可有女性第二性征发育。

卵巢早衰：卵巢早衰(POF)指女性40岁以前由于卵巢功能减退引发的闭经，伴有雌激素缺乏症状。激素特征为高Gn水平，特别是FSH水平升高，FSH>40U/L，伴雌激素水平下降。与遗传因素、病毒感染、自身免疫性疾病、医源性损伤或特发性原因有关。

④子宫性及下生殖道发育异常性闭经。

一是子宫性闭经：子宫性闭经分为先天性和获得性两种。先天性子宫性闭经的病因包括苗勒管发育异常的Mayer-Rokitansky-Kuster-Hauser(MRKH)综合征和雄激素不敏感综合征；获得性子宫性闭经的病因包括感染、创伤导致宫腔粘连引起的闭经。

MRKH综合征：该类患者卵巢发育、女性生殖激素水平及第二性征完全正常，但由于胎儿期双侧副中肾管形成的子宫段未融合而导致先天性无子宫。或双侧副中肾管融合后不久即停止发育。子宫极小，无子宫内膜，并常伴有泌尿道畸形。

雄激素不敏感综合征：患者染色体核型为46、XY，性腺是发育不良的睾丸。血中睾酮低于正常男性水平，但由于雄激素受体缺陷，使男性内外生殖器分化异常。雄激素不敏感综合征分为完全性和不完全性两种。完全性雄激素不敏感综合征临床表现为外生殖器女性型，且发育幼稚、无阴毛；不完全性雄激素不敏感综合征可存在腋毛、阴毛，但外生殖器性别不清。

宫腔粘连：一般发生在反复人工流产术后或刮宫、宫腔感染或放疗后。子宫内膜结核时也可使宫腔粘连变形、缩小，最后形成瘢痕组织而引起闭经。宫腔粘连时可因子宫内膜无反应及子宫内膜破坏双重原因引起闭经。

二是下生殖道发育异常性闭经：下生殖道发育异常性闭经包括宫颈闭锁、阴道横隔、阴道闭锁及处女膜闭锁等。宫颈闭锁可因先天性发育异常和后天宫颈损伤后粘连所致，常引起宫腔和输卵管积血。阴道横隔是由于两侧副中肾管融合后其尾端与泌尿生殖窦相接处未贯通或部分贯通所致，可分为完全性阴道横隔及不全性阴道横隔。阴道闭锁常位于阴道下段，其上2/3段为正常阴道，是由于泌尿生殖窦未形成阴道下段所致，经血积聚在阴道上段。处女膜闭锁系泌尿生殖窦上皮未能贯穿前庭部所致，由于经血无法排出而导致闭经。

⑤其他。

一是雄激素水平升高的疾病：包括多囊卵巢综合征（PCOS）、先天性肾上腺皮质增生症（CAH）、分泌雄激素的肿瘤及卵泡膜细胞增殖症等。

PCOS：PCOS的基本特征是排卵障碍及高雄激素血症，常伴有卵巢多囊样改变和胰岛素抵抗，PCOS病因尚未完全明确。目前认为，这是一种遗传与环境因素相互作用的疾病。临床常表现为月经稀发、闭经及雄激素过多等症状。育龄期妇女常伴不孕。

分泌雄激素的卵巢肿瘤：主要有卵巢性索间质肿瘤，包括卵巢支持-间质细胞瘤、卵巢卵泡膜细胞瘤等。临床表现为明显的高雄激素血症体征，并呈进行性加重。

卵泡膜细胞增殖症：卵泡膜细胞增殖症是卵巢间质细胞-卵泡膜细胞增殖产生雄激素，可出现男性化体征。

CAH：CAH属常染色体隐性遗传病，常见的有21-羟化酶和11β-羟化酶缺陷，由于上述酶缺乏，皮质醇的合成减少，使ACTH反应性增加，刺激肾上腺皮质增生和肾上腺合成雄激素增加。故严重的先天性CAH患者可导致女性出生时外生殖器男性化畸形。轻者青春期发病，可表现为与PCOS患者相似的高雄激素血症体征及闭经。

二是甲状腺疾病：常见的甲状腺疾病为桥本病及毒性弥漫性甲状腺肿（Graves病）。常因自身免疫抗体引起甲状腺功能减退或亢进，并抑制GnRH的分泌从而引起闭经；也可因抗体的交叉免疫破坏卵巢组织而引起闭经。

2.相关检查

(1)体格检查：包括智力、身高、体质量、第二性征发育情况、有无发育畸形、有无甲状腺肿大、有无乳房溢乳、皮肤色泽及毛发分布。对原发性闭经、性征幼稚者还应检查嗅觉有无缺失。

（2）妇科检查：内、外生殖器发育情况及有无畸形；已婚妇女可通过检查阴道及宫颈黏液了解体内雌激素的水平。

（3）实验室辅助性检查：有性生活史的妇女出现闭经，必须首先排除妊娠。

一是评估雌激素水平以确定闭经程度：①孕激素试验：孕激素撤退后有出血者，说明体内有一定水平的内源性雌激素影响；停药后无撤退性出血者，则可能存在两种情况：内源性雌激素水平低下；子宫病变所致闭经。孕激素试验方法见表1。②雌、孕激素试验：服用雌激素如戊酸雌二醇或17β–雌二醇2~4mg/d或结合雌激素0.625~1.25mg/d，20~30d后再加用孕激素，加用方法亦见表1；停药后如有撤退性出血者可排除子宫性闭经；停药后无撤退性出血者可确定子宫性闭经。但如病史及妇科检查已明确为子宫性闭经及下生殖道发育异常性闭经，此步骤可省略。

表1 孕激素试验方法

药物	剂量及用法	用药时间(d)
黄体酮	20mg/d，肌内注射	3~5
醋酸甲羟孕酮	10mg/d，口服	8~10
地屈孕酮	10~20mg/d，口服	10
微粒化黄体酮	100mg/次，每天2次，口服	10

二是激素水平测定：建议停用雌、孕激素类药物至少2周后行FSH、LH、PRL、促甲状腺激素(TSH)等激素水平测定，以协助诊断。①PRL及TSH的测定：血PRL>1.1nmol/L(25mg/L)诊断为高PRL血症；PRL、TSH水平同时升高提示甲状腺功能减退引起的闭经。②FSH、LH的测定：FSH>40U/L(相隔1个月，2次以上测定)，提示卵巢功能衰竭；FSH>20U/L，提示卵巢功能减退；LH<5U/L或者正常范围提示病变环节在下丘脑或者垂体。③其他激素的测定：肥胖或临床上存在多毛、痤疮等高雄激素血症体征时尚需测定胰岛素、雄激素(睾酮、硫酸脱氢表雄酮)、孕酮和17–羟孕酮，以确定是否存在胰岛素抵抗、高雄激素血症或先天性21–羟化酶缺陷等疾病。

三是染色体检查：高Gn性闭经及性分化异常者应进行染色体检查。

（4）其他辅助检查。

①超声检查：盆腔内有无占位性病变、子宫大小、子宫内膜厚度、卵巢大小、卵泡数目及有无卵巢肿瘤。

②基础体温测定：了解卵巢排卵功能。

③宫腔镜检查：排除宫腔粘连等。

④影像学检查：头痛、溢乳或高PRL血症患者应进行头颅和(或)蝶鞍的MRI或CT检查，以确定是否存在颅内肿瘤及空蝶鞍综合征等；有明显男性化体征者，还应进行卵巢和肾上腺超声或MRI检查，以排除肿瘤。

3.鉴别诊断

(1)闭经应与早孕鉴别，尿妊娠试验、妇科检查和B超检查可协助诊断。

(2)与先天性无子宫、无阴道；先天性肾上腺皮质增生；哺乳期闭经；雄激素不敏感综合征；子宫内膜严重感染、破坏或宫腔粘连(结核、放射或手术损伤等)；卵巢性闭经；垂体性闭经；丘脑性闭经等疾病鉴别。

二、中医诊断

1.诊断要点

参照全国高等中医药院校规划教材《中医妇科学》(张玉珍主编,中国中医药出版社,2007年)、《中药新药临床研究指导原则》(原卫生部发布,2002年版)。凡女子年逾18周岁月经尚未初潮，或已行经而又中断达3个月以上者，称为闭经。以多产、房劳、久病、劳倦、忧思过度、气滞血瘀、痰湿为主要病因，以精血不足、无血以下，或邪阻冲任、经水阻隔为基本病机。

2.类证鉴别

(1)早孕：除闭经外，有妊娠反应，尿妊娠试验阳性，妇科、超声检查等有助于诊断。

(2)倒经：月经期，在子宫以外的部位如鼻黏膜、胃肠等部位发生出血，反而无月经，常伴有全身不适、精神不振、烦躁不安、下腹部胀痛等症状。

3.证候诊断

(1)肾气亏损证：年逾16岁尚未行经，或月经初潮偏迟，时有月经停闭，或月经周期建立后，由月经延后、经量减少渐至月经停闭；或体质虚弱，发育欠佳，第二性征发育不良，或腰膝酸软，头晕耳鸣，夜尿频多。舌淡黯，苔薄白，脉沉弱。

(2)气血虚弱证：月经推后，经量渐少，色淡红，质薄，渐至经闭不行；神疲肢倦，头晕眼花，心悸气短，失眠多梦，面色萎黄。舌淡，苔薄，脉沉缓或细弱。

(3)阴虚血燥证：月经后期，经量少，色红质稠，渐至停闭不行；五心烦热，颧赤唇红，咽干舌燥，盗汗甚至骨蒸劳热，形体消瘦，干咳或咳嗽唾血。舌红，苔少，脉细数。

(4)气滞血瘀证：既往月经正常，突然停闭不行，胸胁、乳房胀痛，精神抑郁，少腹胀痛拒按，烦躁易怒。舌紫黯，有瘀点，脉沉弦而涩。

(5)痰湿阻滞证：月经延后，经量少，色淡，质黏腻，渐至停闭；或带下量多，色白；或形体肥胖，胸闷泛恶，神疲倦怠，纳少痰多。苔腻，脉滑。

三、中医适宜技术

1. 辨证施药

(1)肾气亏损证。治法：补肾益气，调理冲任。主方：苁蓉菟丝子丸(《医宗金鉴》)加减。处方：

肉苁蓉9g	菟丝子12g	人参9g^(另炖)	熟地12g
杜仲10g	当归9g	山茱萸10g	枸杞9g
丹参9g	牛膝9g	蛇床子9g	艾叶9g

每日1剂，水煎服。

加减：若闭经日久，畏寒肢冷甚者，酌加菟丝子至30g，加肉桂9g、紫河车9g；夜尿频数者，酌加金樱子10g、覆盆子10g；若潮热盗汗者，酌加青蒿9g、鳖甲9g、地骨皮12g；心烦不寐者，酌加柏子仁10g、丹参12g、珍珠母15g；阴虚肺燥，咳嗽咯血者，酌加白及9g、仙鹤草30g。

(2)气血虚弱证。治法：益气养血调经。主方：人参养荣汤(《太平惠民和剂局方》)加减。处方：

白芍110g	人参37g	白术37g	茯苓22g
当归37g	橘皮37g	山药37g	黄芪37g
肉桂37g	熟地22g	五味子22g	远志15g
鸡血藤37g	白扁豆37g	炙甘草37g	

每次1剂，研细末，每次取药末12g，加生姜3片、大枣2枚，水煎服。

若血虚日久，渐至阴虚血枯经闭者，症见月经停闭，形体羸瘦，骨蒸潮热，或咳嗽唾血，两颧潮红，舌绛苔少，甚或无苔，脉细数。治宜滋肾养血，壮水制火，方用补肾地黄汤(《陈素庵妇科补解》)。处方：

熟地3g	当归身3g	杜仲3g	独活3g
桂心3g	续断3g	生姜3片	大枣2枚

每日1剂，水煎，空腹服。

(3)阴虚血燥证。治法：养阴清热调经。主方：一阴煎(《景岳全书》)加减。处方：

生地12g	熟地12g	白芍9g	麦冬9g
当归9g	枸杞子12g	川楝子12g	石斛9g
牛膝12g	丹参9g	甘草6g	

每日1剂，水煎服。

(4)气滞血瘀证。治法：理气活血，祛瘀通经。主方：血府逐瘀汤(《医林改错》)加减。处方：

当归9g	川芎5g	桃仁12g	红花9g

牛膝9g	生地9g	枳壳6g	柴胡3g
赤芍6g	桔梗5g	茯苓12g	白术10g
甘草3g			

每日1剂，水煎服。

加减：若瘀血较重者加益母草30g、鸡血藤24g、延胡索10g、五灵脂9g、丹皮9g、乌药6g、香附9g；若烦躁、胁痛者，酌加柴胡至10g、郁金10g、栀子9g；夹热而口干，便结，脉数者，酌加黄柏9g、知母9g、大黄9g。

(5)痰湿阻滞证。治法：健脾燥湿化痰，活血调经。主方：四君子汤(《太平惠民和剂局方》)合苍附导痰丸(《叶氏女科》)加减。处方：

党参12g	茯苓24g	白术12g	苍术12g
半夏10g	川芎15g	神曲10g	陈皮10g
香附9g	桃仁9g	车前子10g^(包煎)	王不留行10g
鸡内金10g	仙灵脾12g	川续断10g	当归10g
牛膝15g	肉桂5g	炙甘草9g	

每日1剂，水煎服。

加减：若小腹冷痛较剧者，酌加艾叶10g、小茴香10g、姜黄10g；四肢不温者，酌加制附子10g(先煎)、仙灵脾15g。若胸脘满闷者，酌加瓜蒌9g、枳壳9g；肢体浮肿明显者，酌加益母草30g、泽泻10g、泽兰9g。

2.中成药治疗

(1)六味地黄丸(熟地黄、制山茱萸、山药、牡丹皮、茯苓、泽泻)：滋阴补肾。用于本病肾气虚弱证，头晕耳鸣，腰膝酸软，盗汗。浓缩丸：口服。一次8丸，一日3次。水丸：口服。一次5g，一日2次。水蜜丸：口服。一次6g，一日2次。小蜜丸：口服。一次9g，一日2次。大蜜丸：口服。一次1丸，一日2次。滴丸：口服。一次30丸，一日2次。

(2)五子衍宗丸(枸杞子、炒菟丝子、覆盆子、醋蒸五味子、盐炒车前子)：补肾益精。用于肾虚精亏所致月经过少、不育、腰痛、尿后余沥。小蜜丸：口服。一次9g，一日2次。大蜜丸：口服。一次1丸，一日2次。水蜜丸：口服。一次6g，一日2次。浓缩水丸：口服。一次5~10丸，一日2次。

(3)调经促孕丸(去毛鹿茸、炙淫羊藿、仙茅、续断、桑寄生、菟丝子、枸杞子、覆盆子、山药、去芯莲子、茯苓、黄芪、白芍、炒酸枣仁、钩藤、丹参、赤芍、鸡血藤)：温肾健脾，活血调经。用于脾肾阳虚、瘀血阻滞所致的闭经。每100丸重10g。口服。一次5g(50丸)，一日2次。自月经周期第5d起连服20d；无周期者每月连服20d，连服3个月或遵医嘱。阴虚火旺、月经量过多者不宜服用。

(4)得生丸(益母草、柴胡、当归、川芎、白芍、木香)：调经养血，理气化瘀。用于月经不调，经期腹痛，血瘀气滞，癥瘕痞块。口服。一次1丸，一日2次。

(5)逍遥丸(颗粒)(柴胡、当归、白芍、炒白术、茯苓、薄荷、生姜、炙甘草)：疏肝健脾，养血调经。用于肝郁脾虚、肝气不舒所致闭经。丸剂、大蜜丸、小蜜丸：口服。一次9g，一日2次。浓缩丸：口服。一次8丸，一日3次。微丸：口服。一次1袋，一日3次。水丸：口服。一次6~9g，一日1~2次。胶囊：口服。一次4粒，一日2次。软胶囊：口服。一次4粒，一日3次。片剂：口服。一次4片，一日2次。颗粒：开水冲服。一次1袋，一日2次。口服液：口服。一次10ml，一日2次。合剂：口服。一次10~15ml，一日2次。用时摇匀。有连续服用逍遥丸后出现头昏、身倦、嗜睡、恶心、呕吐、心慌、大汗淋漓、血压升高等的报道，其中还有引起药物性肝损害的个案。另有常规服用逍遥丸后引起白带过多的个案报道。

(6)八珍益母丸(胶囊)(益母草、党参、熟地黄、当归、白芍、茯苓、麸炒白术、川芎、甘草)：益气养血，活血调经。用于气血两虚兼有血瘀所致的闭经。丸剂：口服。一次8丸，一日2次。大蜜丸：口服。一次1丸，一日2次。小蜜丸：口服。一次9g，一日2次。水蜜丸：口服。一次6g，一日2次。膏剂：口服。一次10g，一日2次。片剂：口服。一次2~3片，一日2次。胶囊：口服。一次3粒，一日3次。

(7)金匮肾气丸(地黄、山药、酒炙山茱萸、茯苓、牡丹皮、泽泻、桂枝、炙附子、牛膝、车前子)：温补肾阳，化气行水。用于肾虚水肿，腰膝酸软，小便不利，畏寒肢冷。用于本病肾气虚闭经。每袋装5g。口服，一次4~5g(20~25粒)，一日2次。

(8)血府逐瘀口服液(桃仁、红花、当归、川芎、地黄、赤芍、牛膝、柴胡、枳壳、桔梗、甘草)：活血化瘀，行气止痛。用于本病气滞血瘀证。每支10ml。口服，一次1支，一日3次。

(9)人参养荣丸(人参、土白术、茯苓、炙甘草、当归、熟地黄、麸炒白芍、炙黄芪、陈皮、制远志、肉桂、五味子)：温补气血。用于心脾不足，气血两亏闭经。口服。水蜜丸一次6g(1袋)，一日1~2次。

3.针刺疗法

(1)方一：辨证体针。

①肾气不足证。

取穴：肾俞、气海、三阴交、太溪。

操作：肾俞直刺1.5~2寸，提插捻转运针，局部酸胀感；三阴交直刺0.5~1寸，补法，局部酸胀感；太溪直刺0.5~1寸，捻转补法，局部胀感；气海直刺0.5寸，轻提插或徐徐捻转，小腹部胀重感。留针20min，隔日治疗1次。

②肝肾不足证。

取穴：关元、肾俞、肝俞、三阴交、太溪、太冲。

操作：关元直刺0.5~1寸，提插捻转补法，小腹胀重感；肾俞直刺1.5~2寸，提插捻转运针，局部酸胀感；肝俞斜刺1寸，捻转补法，局部胀感；三阴交直刺0.5~1寸，提插或捻转补法，局部酸胀感或针感向足部放散；太溪直刺0.5~1寸，捻转补法，局部胀感；太冲直刺0.5寸，提插或捻转补法，局部麻胀感。留针20min，隔日治疗1次。

③气血虚弱证。

取穴：足三里、三阴交、气海、归来、脾俞、胃俞。

操作：手法宜轻柔。足三里直刺0.5~1寸，提插或捻转补法，局部酸胀感；三阴交直刺0.5~1寸，补法，局部酸胀感；气海、归来直刺0.5寸，轻轻提插或徐徐捻转，小腹部胀重感；脾俞、胃俞均斜刺0.5~1寸，捻转补法，局部酸胀感。留针20min，隔日治疗1次。

④气滞血瘀证。

取穴：合谷、三阴交、地机、血海、气冲。

操作：合谷直刺0.5~1寸，提插补法，局部胀重感或向指端放散；三阴交向上斜刺1~1.5寸，提插泻法，使针感沿小腿内侧向上放散；地机直刺0.5~1寸，提插泻法，使针感向上放散；血海直刺1寸，提插或捻转泻法，气冲直刺1寸，提插平补平泻法，小腹部胀麻感。留针20min，间歇行针。

⑤痰湿阻滞证。

取穴：脾俞、三焦俞、中极、中脘、阴交、丰隆。

操作：脾俞、三焦俞斜刺1~1.5寸，捻转之平补平泻法，局部胀感；中极直刺1寸，提插泻法，以小腹部有胀感为宜；中脘直刺1~1.5寸，提插之平补平泻法，上腹部胀麻感；丰隆直刺1~1.5寸，提插泻法，使针感向足部放散；三阴交直刺1寸，提插平补平泻法，局部酸胀感或向上下放散。留针20min，间歇行针。

⑥寒凝胞宫证。

取穴：关元、天枢、归来、三阴交、腰阳关、关元俞。

操作：关元、天枢直刺1~1.5寸，捻转补法，使腹部有胀感，或用烧山火手法使腹部有温热感；归来直刺0.5~1寸，关元俞直刺1.5~2寸，补法，局部胀重感；三阴交直刺1~1.5寸，提插之平补平泻法，局部酸胀感或针感向上下放散。留针20min，间歇行针。

(2)方二：调理冲任法。

基本取穴：关元、气海、归来、足三里、三阴交。

辨证加减：肾气不足、气血亏虚者加肝俞、脾俞、肾俞、命门、膈俞；气滞血瘀者加合谷、血海太冲；痰湿阻滞者加中脘、丰隆、阴陵泉。

针法：采用夹持进针法，即用左手拇、食二指捏消毒干棉球，夹住针身下端，将指尖固定在所刺入腧穴皮肤表面位置，右手捻动针柄，将针刺入腧穴。

进针角度：关元、气海及背俞穴采用斜刺，即针身与皮肤表面呈45°角左右刺入。其余穴位基本上采用直刺，即针身与皮肤表面呈90°角左右垂直刺入。

进针深度：一般根据患者体质、年龄、病情及针刺部位而定。

行针基本手法：①提插法。当针刺入腧穴一定深度后，将针身提到浅层，再由浅层插到深层，以加大刺激量，使局部产生酸、麻、胀、重等感觉，肢体的穴位以看到患者肌肉收缩或肢体抽动或有放电感为佳。②捻转法。当针刺入腧穴一定深度后，将针身大幅度捻转，幅度愈大，频率愈快，刺激量也就愈大。使局部产生酸、麻、胀、重等感觉。

补泻手法：基本穴位采用平补平泻法行针调气，进针深浅适中，刺激强度适宜，提插和捻转的幅度中等，进针和出针用力均匀；肾气不足、气血亏虚者加穴采用提插捻转补法，气滞血瘀、痰湿阻滞者加穴采用提插捻转泻法。

操作程序：备齐用物，携至床旁，做好解释，再次核对医嘱。协助患者松开衣着，令患者仰卧，充分暴露施针部位。对针刺穴位进行常规消毒。针刺操作各穴位以1.5寸30号针刺入皮肤肌肉，针刺深度依据患者肥瘦及穴位可刺深度而定，肢体的穴位以看到患者肌肉收缩或肢体抽动或有放电感为佳，出现针感后停止幅度较大的提插捻转，防止损伤神经。根据证型采用提插捻转补法或泻法，平补平泻手法，行针调气。留针30min。

注意事项：患者过于饥饿、疲劳、精神过度紧张时，不宜立即进行针刺。对身体瘦弱、气虚血亏的患者，进行针刺时手法不宜过强。皮肤有感染、溃疡、瘢痕或肿瘤的部位，不宜针刺。医者在进行针刺过程中精神必须高度集中，令患者选择适当的体位，严格掌握进针的深度、角度，以防止事故的发生。

4.电针疗法

取穴：天枢、血海、归来、三阴交、气冲、地机。

操作：选腹部和下肢穴位组合成对，每次选用一对，接上电针仪，可选用密波，中等频率，通电10~15min。

5.耳穴疗法

取穴：内分泌、卵巢、皮质下、肝、肾、神门。

操作：每次选3~4穴，毫针刺用中等刺激，隔日1次，留针20min，或在耳穴埋豆，每周2~3次。

6.推拿疗法

推拿治疗能理气活血，养精调经，对经络穴位的刺激可补肾益精，健脾养血，行气活血，从而使冲任流通，血海满盈，月事应时而下。适用于治疗闭经。

(1)指推任脉：患者仰卧位，施一指禅推法于腹部任脉，阴交至中极往返数次，侧重于阴交、中极、归来穴，约3min。

(2)指振诸穴：用中指指端依次吸定于上述诸穴，施以指振法，每穴约1min。

(3)掌摩小腹：患者仰卧位，医者坐于右侧，逆时针方向摩小腹部，手法要求深沉缓慢，时间约10min，使小腹部有微热感，以调补任脉。

(4)按揉经穴：用拇指指端循经按揉气海、关元、血海、足三里、三阴交，每穴1min。

(5)指推膀胱经：患者俯卧位，医者施一指禅推法于腰部两侧膀胱经，重点在膈俞、肝俞、脾俞、胃俞、肾俞，每穴1min。

(6)掌擦腰骶：腰骶部涂以冬青油，用一手小鱼际上下往返推擦背部督脉，用手掌横擦肾俞、命门及腰骶部，透热为度。

(7)纳少便溏者可逆时针方向摩脘腹部，手法要求深沉缓慢，直至腹中有温热感；同时配合拇指按揉中脘、下脘、天枢穴，每穴1min，再施振法于上述穴位。

(8)烦躁易怒者加按揉太冲、行间，每穴1min，以酸胀为度，可理气活血。

(9)胸胁胀满者加用双手拇指点按章门、期门穴各1min；用手掌掌面斜擦两胁，以疏肝理气、活血化瘀。

(10)痰多胸闷者加拇指按揉膻中、中府、云门、丰隆，每穴1min，以健脾化湿、宣肺化痰。

(11)带下量多色白者加拇指按揉带脉、次髎、太溪，每穴1min。

注意事项：患者过于饥饿、疲劳、精神过度紧张时，不宜立即进行治疗。有自发性出血或损伤后出血不止的患者，不宜治疗。局部皮肤有感染、溃疡、瘢痕或肿瘤的不宜治疗。病程不长的功能失调性闭经，经按摩治疗3个月常能见效。若闭经时间较长，症状日渐加重，可转化为肾气虚惫的闭经，恢复月经则较困难。闭经是妇科疾病中的常见症状，注意对患者做必要的全身检查，及时治疗引起闭经的原发病症。注意饮食起居，节制房事，防止受寒，忌食生冷。适当进行身体锻炼，避免精神紧张，保持情绪稳定。

7.皮肤针疗法

取穴：腰骶部膀胱经第一侧线、脐下冲任脉循行路线、归来、血海、足三里。

操作：循各经反复叩打3遍，然后重点叩刺肝俞、肾俞，其后再叩刺其他各穴。中等刺激，隔日1次，5次为1个疗程，疗程间休息3~5d。

8.梅花针疗法

(1)方一。

取穴：关元、肾俞、三阴交、合谷、归来、八髎、腰眼。

操作：常规消毒。用梅花针采取中等刺激均匀的叩刺以上各穴，叩至皮肤微红为度，每穴20~30下为宜。每日1次，10次为1个疗程。适用于血滞经闭。症见月经闭阻，少腹胀痛伴有烦热、胸闷等。

(2)方二。

取穴：脊柱两侧、腹股沟、带脉区、三阴交、足三里、太冲、太溪、期门、气海。

操作：常规消毒。用梅花针采取均匀地沿着脊柱两侧叩刺，叩至皮肤微红为度。再用中等刺激逐个叩刺以上各穴，每穴20~30下为宜。每日1次，10次为1个疗程。适用于血枯闭经。症见经量逐渐减少，终至闭止，伴随纳少、便溏、精神疲惫。

9.刮痧疗法

取穴：主穴取大椎、大杼、膏肓俞、神堂。配穴取关元、三阴交、足三里、气海、血海、章门、阴陵泉、肝俞、脾俞。

操作：先刮拭主穴，再配合刮拭配穴。

10.艾灸疗法

取穴：中脘、关元、气海、归来、命门、肾俞、三阴交。

操作：每次选用3~4穴，隔姜灸隔日1次。

11.单方疗法

(1)取急性子15~30g水煎，每日1剂，分2~3次口服；一般用药1~2剂。适用于气血两虚、肝郁气滞、脾虚血虚、心肾亏虚、气滞血瘀等各种原发性和继发性的闭经；也可用于因哺乳时间太长而不来月经者。

(2)鲜土牛膝30g，水煎，调酒服，用于血瘀经闭。

四、健康教育

(1)行经期间及前后应注意调节情志，防止忧郁或强烈的情志刺激，保持心情舒畅。

(2)避免冒雨涉水，感受风寒之邪。

(3)注意饮食调养，既不暴饮暴食，又要保证营养。

第九章 崩 漏

崩漏是月经的周期、经期、经量发生严重失常的病证，其发病急骤，暴下如注，大量出血者为"崩"；病势缓，出血量少，淋漓不绝者为"漏"。可发生在月经初潮后至绝经的任何年龄，足以影响生育，危害健康。属妇科常见病，也是疑难急重病证。相当于西医病名无排卵性功能性子宫出血。多以血热、肾虚、脾虚、血瘀为主要病因，以冲任受损、不能固摄、经血非时妄行为基本病机。可突然发作，也可由月经不调发展而来。崩与漏出血情况虽不同，但二者常易互相转化，其病因病机相同，故概称崩漏。崩漏是妇女月经病中较为严重复杂的一个症状。西医中需排除生殖器肿瘤、炎症或全身性疾病(如再生障碍性贫血等)引起的阴道出血。

一、西医诊断

1.诊断依据

崩漏病特指月经周期紊乱，阴道出血如崩似漏的疾病，包括崩中和漏下。多见于青春期、更年期妇女，检查未发现肿瘤等病变。

2.鉴别诊断

崩漏以外的其他疾病出现阴道非正常性出血者，常有：

(1)阴道出血量多，小腹部扪及肿块者，多为石瘕。

(2)确诊妊娠，阴道出血，可见于胎漏或异位妊娠。

(3)产后阴道出血，量多者分为新产出血、血崩、晚期产后出血；量少淋漓不尽者，为产后恶露不绝。

(4)崩漏，伴全身皮下出血、身热者，应考虑疫斑病、紫癜病、蓄血病等。

(5)周期性于两次月经中间(即氤氲期)出现少量阴道出血，且白带增多者，为经间期出血。

(6)因损伤所致阴道出血，有损伤原因可查，称女阴损伤。

(7)伴全身多处出血而出血难止，不发热者，可能为血液病。

(8)中老年妇女阴道时有出血，带下臭秽或夹血丝者，应疑及胞宫癌等之可能。

3.相关检查

(1)常规妇科、产科检查，应作为必备诊断。

(2)血常规、血液生化检查，必要时可作脊髓液、细胞培养等检查。

(3)腹部X线摄片、B超、CT扫描等，能帮助确定病位和明确诊断。

二、中医诊断

1.诊断要点

(1)不在经期而发生阴道出血。

(2)来势急，出血量多如注；或来势缓，经血淋漓不断。

2.类证诊断

(1)月经先期、月经过多、月经延长：月经先期是周期缩短，月经过多是经量过多，经期延长是行经时间长。这种周期、经期、经量的各自改变与崩漏的周期、经期、经量的同时严重失调易混淆，但上述之病各自有一定的周期、经期和经量可作鉴别。

(2)月经先后无定期：主要是周期或先后，即提前或退后7d以上2周以内，经期、经量基本正常。

(3)经间期出血：崩漏与经间期出血都是非时而下，但经间期出血发生在两次月经的中间，颇有规律，且出血时间为2~3d，不超过7d左右自然停止。而崩漏是周期、经期、经量的严重失调，出血不止。

(4)生殖器肿瘤出血、生殖系炎症(宫颈息肉、宫内膜息肉、子宫内膜炎、盆腔炎等)：临床可表现为如崩似漏的阴道出血，必须通过妇科检查或B超、MRI检查，诊断性刮宫，可以明确诊断以鉴别。

(5)外阴阴道伤出血：如跌倒仆伤、暴力性交等，可通过询问病史和妇科检查鉴别。

(6)内科血液病：内科出血性疾病如再生障碍性贫血、血小板减少，在来经时可由原发内科血液病导致阴道出血过多，甚则暴下如注，或淋漓不尽。通过血液分析、凝血因子的检查或骨髓细胞的分析不难鉴别。

3.证候诊断

(1)阴虚血热证：经血非时突至，量多势急或量少淋漓，色鲜红而质稠，伴心烦潮热，小便黄少，大便干结。苔薄黄，脉细数。

(2)阳盛血热证：经血非时下，量多势急，或淋漓日久不尽，色深红质稠，伴口渴烦热，或有发热，小便黄，大便干。苔黄或黄腻，脉洪数。

(3)肾阳虚证：经来无期，出血量多或淋漓不净，色淡质清，伴畏寒肢冷，面色晦暗，腰腿酸软，小便清长。舌淡苔薄白，脉沉细。

(4)肾阴虚证：经乱无期，淋漓不尽或量多，色鲜红，质稍稠，头晕耳鸣，腰膝酸软，或心烦。舌质偏红，苔少，脉细数。

(5)脾虚证：经血非时而下，崩中继而淋漓，色淡质薄，气短神疲，面色㿠白，面浮肢肿，手足不温。舌质淡，苔薄白，脉弱或沉弱。

(6)血瘀证：经血非时而至，时来时止，或淋漓不净，或停闭日久又突然崩中下血，继而淋漓不断，色紫黑有块，小腹疼痛或胀痛。舌质紫暗，苔薄白，脉涩。

三、中医适宜技术

1.辨证施药

崩漏以无周期性的阴道出血为辨证要点，临证时结合出血的量、色、质变化和全身证候辨明寒、热、虚、实。治疗应根据病情的缓急轻重、出血的久暂，采用"急则治其标，缓则治其本"的原则，灵活运用塞流、澄源、复旧三法。塞流即是止血。澄源即是求因治本。复旧即是调理善后。崩漏在血止之后，应理脾益肾以善其后。总之，塞流、澄源、复旧有分别，又有内在联系，必须结合具体病情灵活运用。

(1)阴虚血热证。治法：滋阴清热，止血调经。主方：保阴煎(《景岳全书》)加味。处方：

生地黄20g	熟地黄20g	续断20g	山药20g
白芍10g	黄芩10g	黄柏10g	五味子9g
北沙参10g	麦门冬10g	甘草10g	

每日1剂，水煎服。

(2)阳盛血热证。治法：清热凉血，止血调经。主方：清热固经汤(《简明中医妇科学》)加味。处方：

生地黄10g	地骨皮10g	炙龟板15g$^{(先煎)}$	牡蛎粉15g$^{(先煎)}$
阿胶15g$^{(烊化)}$	焦栀子10g	生地榆10g	黄芩10g
生藕节15g	棕榈炭10g	生甘草6g	

每日1剂，水煎服。

加减：若肝郁化火者，兼见胸胁乳房胀痛，心烦易怒，时欲叹息，脉弦数等症，宜平肝清热止血，方用丹栀逍遥散(《方剂学》)加醋炒香附9g、蒲黄炭10g、血余炭10g以调气理血止血。

(3)肾阳虚证。治法：温肾固冲，止血调经。主方：大补元煎(《景岳全书》)加味。处方：

人参10g$^{(另炖)}$	熟地黄9g	炒山药6g	杜仲6g
当归9g	山茱萸3g	枸杞子9g	鹿角胶10g$^{(烊化)}$
补骨脂10g	艾叶炭10g	甘草6g	

每日1剂，水煎服。

(4)肾阴虚证。治法：滋水益阴，止血调经。主方：左归丸(《景岳全书》)加减。处方：

熟地黄24g	炒山药12g	枸杞子12g	山茱萸12g

| 川牛膝9g | 菟丝子12g | 鹿角胶12g^(烊化) | 旱莲草10g |
| 地榆炭12g | 龟板胶12g^(烊化) | | |

每日1剂，水煎服。

(5)脾虚证。治法：补气摄血，养血调经。主方：固冲汤(《医学衷中参西录》)加减。处方：

炒白术30g	生黄芪18g	煅龙骨24g^(先煎)	山茱萸24g
海螵蛸12g	白芍12g	牡蛎24g^(先煎)	五味子10g
棕榈炭6g	茜草9g	五倍子1.5g^(冲服)	

每日1剂，水煎服。

加减：若出血量多者，酌加人参9g、升麻6g；久漏不止者，酌加藕节30g、炒蒲黄10g。

若阴道大量出血，兼肢冷汗出，昏仆不知人，脉微细欲绝者，为气随血脱之危候，急宜补气固脱，方用独参汤(《景岳全书》)。处方：

人参25g

水煎取浓汁，顿服，余药再煎顿服。

或用生脉散(《内外伤辨惑论》)救治，益气生津，敛阴止汗以固脱。处方：

人参9g　　麦冬12g　　五味子9g

每日1剂，水煎服。

若症见四肢厥逆，冷汗淋漓，又为亡阳之候，治宜回阳固脱，方用参附汤(《校注妇人良方》)。处方：

人参9g　　附子9g^(先煎)　　生姜6片　　大枣6枚

每日1剂，水煎服。

(6)血瘀证。治法：活血化瘀，止血固冲。主方：四物汤(《仙授理伤续断秘方》)加味。处方：

熟地黄12g	当归10g	白芍12g	川芎8g
丹参15g	没药10g	丹皮10g	龙骨10g^(先煎)
牡蛎10g^(先煎)	三七粉5g^(冲服)		

每日1剂，水煎服。

2.中成药治疗

(1)益母草冲剂(益母草)：活血调经。用于气滞血瘀之崩漏。开水冲服。一次1袋，一日2次。忌食生冷食物。气血两虚引起的月经量少，色淡质稀，伴有头晕心悸、疲乏无力等不宜选用本药。有高血压、心脏病、肾病、糖尿病或正在接受其他治疗的患者均应在医师指导下服用。平素月经正常。突然出现月经过少，须去医院就诊。青春期少女及更年期妇女应在医师指导下服药。各种流产后腹痛伴有阴道出血，服药一周无效者应去医院就诊。按照用法用量服用，服药过程中出现不良反应应停药，并向医师咨询。对本品过敏者禁用，过敏体质者慎用。本品性状发生改变时禁止使用。请将本品放在儿童不能接触的地方。如正在使用其他药品，使用本品前请咨询医师或药师。

(2)人参归脾丸(人参、麸炒白术、茯苓、炙黄芪、当归、龙眼肉、炒酸枣仁、去心甘草炙远志、木香、炙甘草)：益气补血，健脾养心。用于脾虚之崩漏。口服。一次1丸，一日2次。不宜和感冒类药同时服用。不宜喝茶和吃萝卜，以免影响药效。服本药时不宜同时服用藜芦、五灵脂、皂荚或其制剂。高血压患者或正在接受其他药物治疗者应在医师指导下服用。本品宜饭前服用或进食同时服。服药2周后症状未改善，或服药期间出现食欲不振，胃脘不适等症应去医院就诊。对本品过敏者禁用，过敏体质者慎用。

(3)补中益气丸(炙黄芪、党参、炙甘草、炒白术、当归、升麻、柴胡、陈皮、生姜、大枣)：补中益气，升阳举陷。用于脾虚下陷之崩漏。口服。一次6g，一日2~3次。对本品过敏者禁用，过敏体质者慎用。感冒发热病人不宜服用。有高血压、心脏病、肝病、糖尿病、肾病等慢性病严重者应在医师指导下服用。忌不易消化食物。服药4周症状无缓解，应去医院就诊。

(4)金匮肾气丸(地黄、山药、酒炙山茱萸、茯苓、牡丹皮、泽泻、桂枝、炙附子、去头牛膝、盐炙车前子)：温补肾阳，化气行水。用于肾阳虚之崩漏。口服。一次6g(30丸)，一日2次。忌房欲、气恼，忌食生冷食物。

(5)云南白药(国家保密方，本品含制草乌，其余成分略)：化瘀止血，活血止痛，解毒消肿。用于血瘀之崩漏。每瓶装4g，保险子1粒。月经过多、红崩，用温开水送服。一次0.25~0.5g，一日4次。包装所附药勺为分剂量的用具。使用时先盛满药粉，沿瓶壁压紧，用瓶口刮平，每平勺约0.25g。极少数患者服药后导致过敏性药疹，出现胸闷、心慌、腹痛、恶心呕吐、全身奇痒、躯干及四肢等部位出现荨麻疹。本品所含草乌(制)为炮制后的乌头属类药材，通过独特的炮制、生产工艺，其毒性成分可基本消除，在安全范围内。孕妇忌用；过敏体质及有用药过敏史的患者应慎用。用药后若出现过敏反应，应即停用，视症状轻重给予抗过敏治疗，若外用可先清除药物。服药一日内，忌食蚕豆、鱼类及酸冷食物。临床上确需使用大剂量给药，一定要在医师的安全监控下应用。运动员慎用。

3.针刺疗法

取穴：主穴取关元、三阴交、隐白。血热加血海；气虚加脾俞、足三里；肾虚加肾俞。

操作：实证用泻法，虚证用补法。普通针刺，每次20min，10次1疗程。

4.断红穴针灸疗法

取穴：断红穴(第2、3掌骨指端下1寸)双侧。

操作：先针后灸，每次20~30min。

5.中药救脱疗法

(1)益气固脱。若崩漏出血，头晕心悸，额汗如珠，面唇灰白，四肢厥冷，呼吸低微，神志昏沉，甚则昏厥，脉微细欲绝，甚或浮大无根，急予独参汤或参附姜炭汤(人参、附片、炮姜)。或可用丽参注射液40ml，加50%葡萄糖注射液40ml，静脉推注，或丽参注射液20~30ml，加5%葡萄糖注射液250ml。静脉滴注。

(2)气阴双补。阴道下血势急量多，出现昏不知人、肢冷汗出、脉微欲绝等气随血脱之危候者，急用生脉散以益气固脱、敛阴止汗。或可用生脉注射液、参脉注射液20~30ml，加5%葡萄糖注射液250ml，静脉滴注。

(3)祛瘀止血。阴道下血日久，崩中与漏下交替。经色紫暗，有血块者，用三七6g、血竭3g或云南白药3g，温水冲服。

6.单方治疗

(1)地榆苦酒煎：生地榆250g，苦酒1000g，浸泡7d，每次服30g，每日3~4次。

(2)止血灵：补骨脂3g，赤石脂2g，研细末，一次服用，每日3次。

(3)四炭汤：棕榈炭25g，贯众炭25g，艾叶炭15g，蒲黄炭15g，当归15g，白芍15g，生地炭15g，阿胶15g(烊化)。水煎服，每日3次。

四、健康教育

(1)崩漏是可以预防的，重视经期卫生，尽量避免或减少宫腔手术，及早治疗月经过多、经期延长、月经先期等出血倾向的月经病，以防发展成崩漏。崩漏一旦发生，必须遵照"塞流、澄源、复旧"的治崩三法及早治疗，并加强锻炼，以防复发。

(2)崩漏调摄，首重个人卫生，防止感染；其次调节饮食，增强营养，注意饮食起居，不暴饮暴食，以防伤脾，思过食辛辣之品，以防化火生热；最后保持心情舒畅，劳逸结合。

(3)经期产后应禁房事，以免损伤冲任。

(4)调养情志，保持心情愉快，勿忧思过度。

(5)经常锻炼，增强体质。

(6)出血期应注意休息，避免过度疲劳和剧烈运动，必要时卧床，严禁房事和坐浴。

(7)出血量骤多不止，当及时处理。

第十章　痛　　经

凡在经期或经行前后，出现周期性小腹疼痛，或痛引腰骶，甚至剧痛晕厥者，称为"痛经"，亦称"经行腹痛"。西医学把痛经分为原发性痛经和继发性痛经，前者又称功能性痛经，系指生殖器官无明显器质性病变者，后者多继发于生殖器官某些器质性病变，如盆腔子宫内膜异位症、子宫腺肌病、慢性盆腔炎等。功能性痛经容易痊愈，器质性病变导致的痛经病程较长，缠绵难愈。中医认为本病的发生与冲任、胞宫的周期性生理变化密切相关。主要病机在于邪气内伏或精血素亏，更值经期前后冲任二脉气血的生理变化急骤，导致胞宫的气血运行不畅，"不通则痛"，或胞宫失于濡养，"不荣则痛"，故使痛经发作。常见的分型有肾气亏损、气血虚弱、气滞血瘀、寒凝血瘀和湿热蕴结。

一、西医诊断

1.诊断依据

参照《临床诊疗指南·妇产科学分册》(中华医学会编著，人民卫生出版社，2009年)。

(1)原发性痛经在青春期多见，常在初潮后1~2年内发病。伴随月经周期规律性发作的以小腹疼痛为主要症状。继发性痛经症状同原发性痛经，由于内膜异位引起的继发性痛经常常进行性加重。

(2)疼痛多自月经来潮后开始，最早出现在经前12h，以行经第1d疼痛最剧烈，持续2~3d后缓解。疼痛常呈痉挛性。一般不伴有腹肌紧张或反跳痛。

(3)可伴有恶心、呕吐、腹泻、头晕、乏力等症状，严重时面色发白、出冷汗。

(4)妇科检查无异常发现。

2.鉴别诊断

需与子宫内膜异位症、子宫肌腺病、盆腔炎性疾病引起的继发性痛经相鉴别。

(1)子宫内膜异位症：症状有痛经、不孕。妇科检查及辅助检查，盆腔检查发现内异症病灶；影像学检查(盆腔超声、盆腔CT及MRI)发现内异症病灶，血清CA125水平轻、中度升高。腹腔镜检查是目前诊断内异症的通用方法。在腹腔镜下见到大体病理所述典型病灶或对可疑病变进行活组织检查即可确诊。

(2)子宫腺肌病：症状有痛经；月经异常(可表现为月经过多、经期延长及不规则出血)；妇科及辅助检查，子宫增大、压痛等；影像学检查(盆腔B超)、血清CA125等提示。

3.相关检查

应该做妇科检查及辅助检查，盆腔检查、影像学检查(盆腔超声、盆腔CT及MRI)、腹腔镜检查、血清CA125水平等检查有助于诊断。

二、中医诊断

1.诊断要点

参照全国高等中医药院校研究生规划教材《中医妇科临床研究》(肖承悰主编，人民卫生出版社，2009年)。

(1)病史：有随月经周期规律性发作的以小腹疼痛，呈现继发性、渐进性痛经的特点。

(2)临床表现：继发性、渐进性痛经。腹痛多发生在经前1~2d，行经第1d达高峰，可呈阵发性痉挛性或胀痛伴下坠感，严重者可放射到腰骶部、肛门、阴道、股内侧，甚至可见面色苍白、出冷汗、手足发凉等晕厥之象。

(3)妇科检查：盆腔检查发现内异症病灶或/和子宫增大、压痛。

2.类证鉴别

(1)盆腔炎腹痛：盆腔炎有腹痛，多伴有发热，白带增多，不具有周期性发作的特点。

(2)经行吐血：小腹疼痛，多伴周期性的吐血，且经量减少或不行。

(3)异位妊娠：可有停经史，阴道有少量流血，突起一侧少腹撕裂样疼痛，腹部检查有明显的压痛及反跳痛，妊娠试验阳性，超声检查有助于诊断。

(4)堕胎：有停经史和早孕反应，阴道流血和腹痛时往往可见胚胎排出，尿妊娠试验阳性或弱阳性。

3.证候诊断

(1)寒凝血瘀证：经前或经期小腹冷痛、得热痛减，形寒肢冷，经色紫黯有块，月经量少或错后，经行呕恶，经行大便溏泄，带下量多，色白。舌质紫黯，或有瘀斑，瘀点，或舌底络脉迂曲，苔白；脉弦、涩或沉紧。

(2)气滞血瘀证：经前或经期小腹胀痛或刺痛，情志抑郁或烦躁易怒，经色黯红有块，或经行不畅，经前或经期乳房胀痛，肛门坠胀，月经先后不定期，经量或多或少。舌质黯红，或有瘀斑、瘀点，或舌底络脉迂曲，苔薄白或薄黄；脉弦或弦涩。

(3)肾虚血瘀证：经行小腹坠痛，腰膝酸软，经色淡黯或夹块，月经量少或错后，头晕耳鸣，夜尿频多，性欲减退。舌质淡黯，或有瘀斑，瘀点，苔薄白；脉沉细或沉涩。

(4)湿热瘀阻证：经前或经期小腹胀痛或灼痛，带下量多，色黄质稠，经色暗红或酱红，质稠或夹黏液，月经量多或经期延长，口腻或纳呆，大便溏而不爽或干结，小便色黄或短赤。舌质红或暗红，苔黄腻；脉弦数或弦滑。

三、中医适宜技术

1.辨证施药

(1)寒凝血瘀证。治法：温经散寒，化瘀止痛。主方：少腹逐瘀汤(《医林改错》)加减。处方：

炒小茴香7粒	炒干姜6g	延胡索3g	没药6g^(研)
当归9g	川芎6g	官桂3g	赤芍6g
生蒲黄9g	炒五灵脂6g	乌药6g	巴戟天9g

每日1剂，水煎服。

加减：若痛经发作者，酌加延胡10g、小茴香10g；小腹冷凉，四肢不温者，酌加熟附子9g(先煎)、巴戟天9g。

若经行期间，小腹绵绵而痛，喜暖喜按，月经量少，色淡质稀，畏寒肢冷，腰骶冷痛，面色淡白，舌淡，苔白，脉沉细而迟或细涩，为虚寒所致痛经。治宜温经养血止痛，方用大营煎(《景岳全书》)加减。处方：

当归15g	熟地21g	枸杞10g	炙甘草6g
杜仲6g	牛膝6g	肉桂6g	小茴香10g
补骨脂12g			

每日1剂，水煎服。

(2)气滞血瘀证。治法：疏肝行气，化瘀止痛。主方：膈下逐瘀汤(《医林改错》)加减。处方：

炒五灵脂6g	当归9g	川芎6g	桃仁9g
牡丹皮6g	赤芍6g	枳壳4.5g	乌药6g
香附4.5g	红花9g	延胡索3g	甘草9g

每日1剂，水煎服。

加减：若痛经剧烈伴有恶心呕吐者，酌加吴茱萸9g、半夏7g、莪术9g；若兼小腹胀坠或痛连肛门者，酌加姜黄9g、川楝子10g；兼寒者小腹冷痛，酌加艾叶、小茴香各10g；夹热者，口渴，舌红，脉数，宜酌加栀子9g、连翘6g、黄柏6g。

(3)肾虚血瘀证。治法：补肾益气；化瘀止痛。主方：仙灵化瘀汤(经验方)加减。处方：

仙灵脾12g	肉苁蓉12g	菟丝子12g	首乌10g
牛膝15g	丹参15g	赤芍12g	黄芪30g
党参12g	莪术9g	川楝子10g	延胡索9g

每日1剂，水煎服。

加减：若经量少者，酌加鹿角胶10g(烊化)、熟地12g、枸杞子12g；腰骶酸痛剧者，酌加桑寄生12g、杜仲15g、狗脊9g。

(4)湿热瘀阻证。治法：清利湿热，化瘀止痛。主方：清热调血汤(《古今医鉴》)加减。处方：

当归15g	川芎10g	白芍12g	生地黄10g
黄连9g	牡丹皮9g	红花10g	桃仁10g
莪术9g	延胡索9g	香附9g	败酱草24g
薏苡仁30g	甘草6g		

每日1剂，水煎服。

加减：若月经过多或经期延长者，酌加槐花12g、地榆15g、马齿苋20g；带下量多者，酌加黄柏9g、椿根白皮9g。

2.中成药治疗

(1)少腹逐瘀成方(当归、蒲黄、醋制五灵脂、赤芍、盐制小茴香、醋制延胡索、炒没药、川芎、肉桂、炮姜)：活血逐瘀，祛寒止痛。用于血瘀有寒引起的月经不调，小腹胀痛，腰痛，白带。治疗痛经，宜在经前3~5d开始用药，持续用药1周。用药后痛经无缓解，或重度痛经者应谨慎。少腹逐瘀颗粒：1.6g(无蔗糖)；5g。开水冲服。一次1袋，一日2~3次。少腹逐瘀丸：每丸重9g。温黄酒或温开水送服。一次1丸，一日2~3次。少腹逐瘀胶囊：0.45g。温开水送服。一次3粒，一日3次。偶见胃肠道不适及轻度皮肤过敏。

(2)桂枝茯苓成方(桂枝、茯苓、牡丹皮、白芍/赤芍、桃仁)：活血，化瘀，消癥。用于妇人瘀血阻络所致癥块、经闭、痛经、产后恶露不尽；子宫肌瘤、慢性盆腔炎包块、痛经、子宫内膜异位症、卵巢囊肿见上述证候者。桂枝茯苓胶囊：0.31g。口服。一次3粒，一日3次。桂枝茯苓软胶囊：0.5g。口服。一次3粒，一日3次。桂枝茯苓片：0.74g。一次5片，一日1~2次。桂枝茯苓大蜜丸：每丸重6g。口服。一次1丸，一日1~2次。桂枝茯苓水蜜丸：每100丸重10g，每袋装4g；每10丸重1.5g。口服。一次4~4.5g，一日1~2次。桂枝茯苓浓缩丸：每100丸重0.4g，每袋装1.5g。口服。一次1.5g，一日3次。桂枝茯苓颗粒：3g；4g；5g。一次1袋，一日3次。孕妇、体弱、阴道出血量多者忌服。本药宜餐后服用，经期停服，疗程3个月。用药期间忌食生冷、肥腻、辛辣之品。偶见胃脘不适、隐痛，停药后可自行消失。

(3)艾附暖宫丸(艾叶炭、醋制香附、制吴茱萸、肉桂、当归、川芎、酒炒白芍、地黄、蜜炙黄芪、续断)：理气补血，暖宫调经。用于血虚气滞、下焦虚寒所致的月经不调、痛经，症见行经后错、经量少、有血块、小腹疼痛、经行小腹冷痛喜热、腰膝酸痛。治疗痛经，宜在经前3~5d开始服药，连服1周。用药后痛经不减轻应谨慎。服药期间忌食生冷寒凉食物。水蜜丸：每100丸重10g。口服。一次6g，一日2~3次。大蜜丸：每丸重9g。口服。一次1丸，一日2~3次。小蜜丸：每10丸重1g。口服。一次9g，一日2~3次。

(4)丹莪妇康煎膏(紫丹参、莪术、竹叶柴胡、三七、赤芍、当归、三棱、香附、延胡索、甘草）：活血化瘀，疏肝理气，调经止痛，软坚化积。用于妇女瘀血阻滞所致月经不调，痛经，经期不适，癥瘕积聚；盆腔子宫内膜异位症见上述症状者。治疗痛经，宜在经前开始服药。有生育要求者应慎用。丹莪妇康煎膏：15g。口服。一次10~15g，一日2次；自月经前第10~15d开始，连服10~15d为1疗程，经期可不停药。单纯痛经、月经不调者，用量和服药时间可酌减。丹莪妇康颗粒：5g。开水冲服。一次10g，一日2次；自月经前10d开始，连服10d为1疗程。

（5）散结镇痛胶囊（龙血竭、三七、浙贝母、薏苡仁）：软坚散结，化瘀定痛。用于痰瘀互结兼气滞所致的继发性痛经、月经不调、盆腔包块、不孕；子宫内膜异位症见上述证候者。每粒0.4g。口服。一次4粒，一日3次。月经来潮第1d开始服药，连服3个月经周期为1疗程。偶见皮肤瘙痒、烦热、口渴、便秘、胃脘不适、头晕、恶心、腹泻、皮疹、心悸、皮肤多油、多汗，一般不影响继续治疗。偶见氨基转移酶、尿素氮轻度升高，心电图改变，尿中出现红细胞，目前尚不能肯定是由于药物所致。

（6）痛经宝颗粒（红花、当归、肉桂、三棱、莪术、丹参、五灵脂、木香、延胡索）：温经化瘀，理气止痛。用于寒凝气滞血瘀，妇女痛经，少腹冷痛，月经不调，经色暗淡。每袋4g（无蔗糖）或10g。温开水冲服。一次1袋，一日2次，于月经前1周开始，持续至月经来3d后停服，连续服用3个月经周期。青春期少女、更年期妇女、有生育要求者、血热瘀滞引起的痛经慎用。服药后痛经不减轻，或重度痛经者，应谨慎。服药期间不宜同时服用人参或其制剂。用药期间忌食生冷食物、不宜洗凉水澡。

（7）痛经口服液（当归、白芍、川芎、熟地黄、醋制香附、木香、青皮、山楂炭、延胡索、炮姜、肉桂、丹参、茺蔚子、红花、益母草、醋炒五灵脂）：温经活血，散寒止痛。用于下焦寒凝血瘀所致的痛经、月经不调，症见经行错后、经量少有血块、行经小腹冷痛、喜暖。每支10ml。口服。一次10~20ml，一日2~3次。青春期少女及更年期妇女慎用。用药后痛经无缓解，或重度痛经者应谨慎。应在经前3~7d或经期服药，计划妊娠者宜经期服药。本药不宜与人参及其制剂同服。本药不宜与感冒药同服。

（8）妇女痛经丸（醋制延胡索、醋炒五灵脂、丹参、蒲黄炭）：活血，调经，止痛。用于气血凝滞，小腹胀疼，经期腹痛。每10粒重1.8g。口服。一次50粒，一日2次。过敏体质者慎用。气血亏虚所致的痛经者慎用，其表现为经期或经后小腹隐痛喜按。本药行气活血，易耗气，气虚体弱者慎用。糖尿病患者慎用。肝肾不足者不宜单独使用本药。服药开始时间宜为经行前3~7d，服至疼痛缓解。如有生育要求（未避孕）则宜在经行当日开始。用药期间若患上感冒应停药。用药期间不宜服用人参及其制剂。用药期间忌食生冷食物。

（9）田七痛经胶囊（三七、五灵脂、蒲黄、延胡索、川芎、木香、小茴香、冰片）：通调气血，调经止痛。用于经期腹痛及因寒所致的月经失调。口服。经期或经前5d，一次3~5粒，一日3次。经后可继续服用，一次3~5粒，一日2~3次。过敏体质者慎用。气血亏虚所致的痛经、月经失调(表现为经期或经后小腹隐痛喜按)者慎用。外感时应停药。计划妊娠者宜经行当日起服用至痛经缓解。用药后痛经无缓解,或重度痛经者应谨慎。用药期间不宜同时服用人参或其制剂。用药期间忌食绿豆及辛辣刺激性食物。

3.针刺疗法

(1)方一。

取穴:以足太阴经腧穴和任脉腧穴为主,关元、三阴交、地机、十七椎。随证配穴:腹胀加天枢、大肠募穴;胁痛加阳陵泉、光明;胸闷加内关。穴位加减:寒湿凝滞加灸水道温经止痛;气血瘀滞加合谷、太冲、次髎调气活血;气血不足加血海、脾俞、足三里益气养血止痛。

操作:实证操作,毫针泻法,寒邪甚者可用艾灸。虚证操作,毫刺补法,加用灸法。针刺操作:针刺关元,宜用连续捻转手法,使针感向下传导;针后在小腹部穴位施加灸法。发作期每日治疗1~2次,间歇期可隔日1次,月经来潮前3d开始治疗。

(2)方二。

取穴:主穴取合谷、三阴交。夹血块者加血海;湿邪重者加阴陵泉、太冲、行间;肝郁者加太冲、气海、内关;气血虚弱者加足三里、脾俞、血海;肝肾不足者加关元、肝俞、肾俞。

操作:主穴针刺,留针15~20min,实证用泻法,虚证用补法。经期每日1次,非经期每周2~3次,连用3个周期。

(3)方三。

取穴:中极、关元、三阴交、太冲、合谷。

操作:重刺激用泻法,寒证加灸,留针15min。

(4)方四。

取穴:中极、地机、次髎。气滞血瘀者加太冲、血海;寒凝胞中者加水道、关元;湿热下注者加曲泉、阳陵泉;气血虚弱者加脾俞、足三里;肝肾虚损者加肾俞、肝俞、足三里。

操作:实证用泻法,虚证用平补平泻法。

(5)方五。

取穴:17椎下、1棘突下。

操作:直刺1.5寸左右,留针15~20min。

4.电针疗法

取穴:中极、关元、三阴交、血海、地机、足三里等穴。

操作:针刺得气后,接上电针治疗仪,通以疏密波或连续波,电量以中度刺激为宜,每次通电15~30min,每日1~2次。于经前3d施治,至疼痛缓解为止。

5.耳针疗法

(1)方一。

取穴：子宫、卵巢、交感、内分泌、神门、肝、肾、庭中。

操作：毫针捻转中强刺激，或在上述穴位埋豆。经前或经行期治疗。

(2)方二。

取穴：内分泌、内生殖器、子宫、肝、肾、皮质下、肾上腺、神门。

操作：每次选3~5穴，中度刺激，留针15~30min；也可行埋针、药丸贴压法。

(3)方三。

取穴：皮质下、内分泌、交感、子宫、卵巢。气滞血瘀可加肝、神门；痰湿凝滞加三焦、腹；气血虚弱加心、脾；肝肾亏损加肝、肾。

操作：于月经来前3~5d，用王不留行籽或小磁珠压穴，每天按揉数次；疼痛较重者可用埋针法。

6.艾灸疗法

取穴：关元、气海、曲骨、上髎、三阴交。

操作：每次取3穴，于经前3d用艾条温和灸，每穴施灸20min，每日1次，连续治疗，4d为1个疗程，适用于各型痛经。

7.针灸合用疗法

(1)方一。

取穴：中极、三阴交(双)、地机(双)；配穴夹血块者加血海(双)；湿邪重者加阴陵泉(双)；肝郁者加太冲(双)；气血虚者加足三里(双)；肝肾虚损者加关元。

操作：先予针刺得气后留针15~20min，其间，除太冲外，余穴均用温针灸2壮。

(2)方二。

取穴：主穴取气海、三阴交、脾俞、肝俞、关元、中极。配穴取地机、合谷、血海、行间、次髎穴、照海。

操作：每次取主、配穴各2个，在经前2~3d开始针灸，然后再针灸2~3次为1个疗程；每次加灸关元、中极穴。

8.穴位贴敷疗法

药用：取肉桂、茴香(炒)、干姜、延胡索、灵脂(炒)、没药、川芎、当归、生蒲黄、赤芍各6g。

制法：研为细末，贮瓶备用。

用法：取中极、关元、三阴交、肾俞、次髎、阿是穴。经前或经期用中草药贴敷。每日换1次。

功效：温通经脉，行气止痛。

适应证：原发性痛经。

9.敷脐疗法

(1)痛经脐贴。

药用：吴茱萸30g，肉桂10g，丁香10g，枳实12g，元胡12g，半夏10g，冰片3g。

制法：共研细末，装瓶备用。

用法：上药共研细末，月经来潮前2d，先用盐水清洗肚脐，每次取药末5g，醋和白酒调成药饼，外贴肚脐眼，外用胶布封固，每日1次。

功效：温通经脉，行气止痛。适应于原发性痛经。

(2)归芍吴萸贴。

药物：当归、川芎、吴茱萸各等份。

用法：诸药研为细末，加白酒和凡士林调为糊状，于经前3d敷脐部，经至敷关元穴，可疏通经络、祛寒止痛。

(3)复方乳没贴。

药物：山楂、乳香、没药、葛根、穿山甲、川厚朴各100g，白芍150g，甘草、桂枝各30g，细辛挥发油、鸡矢藤挥发油、冰片各适量。

制法：先将山楂、葛根、白芍、甘草水煎2次，煎液浓缩成稠状，混入溶于95%乙醇溶液的乳香、没药液，烘干后与穿山甲、川厚朴、桂枝共研细末，再加入适量的细辛挥发油、鸡矢藤挥发油、冰片，充分混合，过100目筛，贮藏备用。

用法：经前3~5d用温水洗擦脐部后，取上药0.2~0.25g，气滞血瘀者用食醋调糊，寒湿凝滞者用姜汁或酒调糊。敷于脐中，外用胶布固定。待经来痛止或经期第3d去药，适用各种痛经。

(4)归吴乳没桂细脑贴。

药物：当归、吴茱萸、乳香、没药、肉桂、细辛各50g，樟脑3g。

制法：先将当归、吴茱萸、乳香、没药、肉桂、细辛水煎2次，煎液浓缩为糊状，混入(溶于95%乙醇)适量乳香、没药液，烘干后研细末，加樟脑备用。

用法：月经前3d取药粉5g，用黄酒调为糊状，外敷脐，用胶布固定，药干则调换1次药，月经3d后取下，每月1次，连续使用，治愈为止。

(5)桂吴茴香贴。

药物：肉桂10g，吴茱萸20g，炒茴香20g。

用法：诸药研为末，每次取药末6g，用白酒调成糊状加热敷脐，每日1次，经前连用3d，适用于寒凝血瘀型痛经。

10.推拿疗法

(1)四步推拿法。

①一指禅推任脉：患者仰卧位，医者站于右侧，施一指禅推法作用于腹部任脉，侧重于气海、关元，自上而下往返3~5次，以调理冲任。

操作要领：一是医者手握空拳，拇指自然伸直，并盖住拳眼，用拇指指端偏峰或罗纹面着力于治疗部位或穴位，沉肩、垂肘、悬腕，以肘关节为支点，前臂作主动摆动，带动腕关节，拇指掌指关节或指间关节的屈伸运动，使产生的功力轻重交替，持续不断地作用于治疗部位。二是沉肩。肩关节放松，不要使肩部耸起用力。若肩部未放松，操作则不能持久，易使上肢酸痛，使动作受到牵制。三是垂肘。上肢肌肉放松，肘部下垂，略低于腕部，同时注意腕部尺侧略低于桡侧。四是悬腕。腕关节自然悬屈，但不可将腕关节用力勾紧，从而影响腕关节的灵活度，应在保持腕关节松弛的状况下，尽量使腕关节悬屈呈90°。五是掌虚。手握空拳，指面不贴掌心，使之虚掌，拇指垂直盖住拳眼，使腕及拇指活动时起稳定作用。六是指实。拇指端罗纹或偏峰自然着力，吸定于治疗部位上。七是紧推慢移。紧推就是腕部摆动及拇指关节伸屈活动要有节律，频率略快，每分钟120~160次。慢移指固定一点后，移动时应随着腕部摆动，拇指端着力点作缓慢的移动。动作灵活自然，压力均匀柔和，频率均匀。

②掌摩小腹：掌摩小腹部，顺时针方向摩5~10min，使有温热感。

操作要领：一是医者肩、肘关节及手臂放松，肘关节微屈在120°~150°。腕关节放松，指掌关节自然伸直、并拢。二是医者手掌自然伸直，腕关节微背伸，而后将手掌平放于体表治疗部位或穴位，以掌心或掌根部作为着力点，腕关节放松，连同前臂一起作环旋摩动。三是操作时指面或掌面要紧贴体表治疗部位，可作顺时针或逆时针方向转动。摩动时压力要均匀，动作要轻柔，掌摩法操作宜稍重缓，频率每分钟100次左右。

③掌振关元：手掌轻置于下腹部，劳宫对准关元，作快速连续地振动，约2min，使少腹有得气感并下行至会阴部。

操作要领：一是医者用单手或双手指端或手掌面着力于治疗部位，意念集中于指端和手掌心，前臂和手部的肌肉强烈地作静止性收缩，使手臂发出快速而强烈的震颤，并使之通过指端或手掌心传递到机体，在治疗部位内产生舒松和温热感。二是前臂及手掌部肌肉要强力地静止性用力，使力量集中于手掌或手指上，使被推拿的部位发生振动。三是施术时意念集中在指端和掌心，呼吸要自然放松。四是动作要连贯、持续，一般要求3min以上，频率要快，每分钟要求300~400次。

④掌擦二经及腰骶部：腰部涂以冬青油，用手掌自上而下往返推擦督脉和膀胱经，横擦腰部肾俞、命门及腰骶部八髎穴，以透热且患者能耐受为度。

操作要领：一是术者腕关节伸直，使前臂与手掌近似相平。二是用手掌的小鱼际部、大鱼际部或全掌，贴附于体表的治疗部位，稍用力向下按压，肩关节放松，以肩关节为支点，上臂作主动摆动，带动前臂以及手掌在体表作均匀的上下或左右往返摩擦移动，使治疗部位产生一定的热量。三是动作均匀连续，来回往返距离要拉长。四是动作要有节奏，频率一般每分钟100次左右。五是压力要均匀适中，运劲前后推动。一般以摩擦不使局部皮肤皱折为宜。

(2)穴位推拿法。

以气海、关元、中极、气冲、公孙、三阴交、次髎、命门为基本穴位，辨证取穴为八髎、肝俞、膈俞、地机、曲泉、脾俞、胃俞、肾俞至命门一线，手法用一指禅、揉、摩、擦、拿等，平均治疗20~30min。

11.中药保留灌肠疗法

药物：桃仁20g，山栀子20g，香附20g，玄胡20g，夏枯草10g，没药10g，川楝子10g，水蛭10g，透骨草30g，瞿麦30g。

用法：以上中药以400ml冷水浸泡15min后，煮沸，改文火继续煎煮约20min将药液浓缩至200ml以内，放凉至38℃，灌入输液瓶中备用。按照保留灌肠的方法，缓慢滴注药液进行灌肠（每分钟30~50滴，20~30min内滴完）。每天1次，10次为1疗程。3个疗程后复查。

12.中药外敷疗法

药物：白芷15g，香附100g，当归20g，红花10g。

用法：诸药捣碎后加醋100g拌匀，文火炒热，用布包好后，热敷下腹部。在月经来潮前1~3d，用上药热敷小腹部，凉后加热再敷，每日2~4次，直至此次月经完毕。

13.皮肤针疗法

叩刺少腹部任脉、肾经、脾经和腹股沟部，腰骶部督脉、膀胱经，用皮肤针循经叩刺，中等刺激，腹部和背部交替进行，中度刺激，以皮肤潮红为度。隔日1次。

14.穴位注射疗法

(1)方一。

取穴：肝俞、肾俞、脾俞、气海、关元、归来、足三里、三阴交。

操作：每次选2~3穴，用黄芪、当归、红花注射液等中药制剂或维生素B_{12}注射液，每穴注入药液1~2ml。

(2)方二。

取穴：三阴交(双)。气滞血瘀可配太冲；寒湿凝滞配内关；气血虚弱配足三里；肝肾不足配内关。

操作：采用当归注射液穴位注射。穴位常规消毒，进针得气后，回抽无血，每穴注入药液1ml。

(3)方三。

取穴：双侧三阴交、内关穴。

操作：隔日注射1次，每次每穴位注射5%当归注射液1ml，共4ml。于月经前后10d内使用。适用于血虚、血瘀型痛经。

15.皮内针疗法

取穴：气海、三阴交、阿是穴、地机。

操作：月经前1~2d，每月1次，皮内针埋于穴位治疗，连续3个月。

16.中医药浴疗法

药用：当归15g，川芎15g，官桂10g，小茴香10g，干姜10g，延胡索10g，乳香10g，没药10g，赤芍10g，五灵脂10g，丹皮10g，芍10g，桃仁10g，鸡血藤8g，红花8g。

用法：水煎足浴，一日1次。

主治：适用于妇女经前后出现的小腹疼痛或痛引腰骶酸胀痛。

功效：温经化瘀、调经止痛。

17.中草药热熨疗法

（1）方一。

药物：食盐、葱白各250g，生姜125g。

用法：上药共炒热，装布袋熨下腹部，药凉后可再炒热再熨，每日数次，每次30min。适用于虚寒为主的痛经。

（2）方二。

药物：香附12g，延胡10g，桂枝8g，官桂8g，木香6g，鸡血藤20g。气滞血瘀型加桃仁12g，赤芍10g；寒湿凝滞型加茴香12g，蒲黄6g。

用法：将药物捣烂、炒热后外敷贴丹田穴（气滞血瘀加关元、命门穴；寒湿凝滞加八髎、肚脐），以不烫皮肤为度，药凉后可炒热再敷。

（3）方三。

药物：艾叶50g，红花50g，食盐300g。

用法：诸药加入白布袋缝好，用塑料包好，放置微波炉里加热4min后取出，去掉塑料，用艾叶食盐袋熨热下腹部20min，之后敷贴关元穴30min。

18.发疱疗法

取穴：中极穴。

材料：艾柱；附片90g，研细末，用时用鲜生姜汁调成附子药饼，再用牙签扎数个小孔备用。

操作：月经前10d，以底径1cm之艾炷一枚置附子药饼中心，点燃后置中极穴上，艾炷燃尽更换。如过热病人难以忍受，将药饼提起数秒后再放下，至灸处皮肤红晕直径达5cm以上、中央微泛白透明时停用，敷以消毒敷料，胶布固定。数小时后灸处即起水疱，由小而大，直径可达1~2cm，水疱待自行吸收。适用于虚寒性痛经。

19.隔药隔姜灸神阙穴疗法

采用隔药隔姜灸神阙穴治疗原发性痛经，可使患者感觉温暖舒适易于接受和坚持治疗，而且对证施药与传统灸法结合，发挥药与灸双重疗效。该疗法可温通经脉、行气活血、散寒止痛，通过发挥内病外治优势，不仅止痛快，而且远期疗效好。

(1)用物准备。

①敷药材料：吴茱萸10g，肉桂5g，小茴香10g，乳香10g，没药10g。以上诸药共研细末装瓶备用。

②灸用材料：鲜生姜切成3mm厚的薄片，用牙签扎10余个小孔。艾叶捣成艾绒，制作成中艾柱数个。艾炷、治疗盘、打火机、镊子、弯盘(广口瓶)、纱布，必要时准备浴巾、屏风。

(2)操作方法。

①灸治方法：平卧，用碘伏给神阙穴进行消毒。取上敷药5g，填满神阙，上盖鲜生姜片，然后在鲜生姜片上放艾炷，用线香点燃艾炷进行施灸。当肚脐及周围灼热难忍时，可以拿起姜片片刻。一炷燃烧完后再换一炷，连续施灸5~7壮。若姜片变干变薄，可更换姜片。

②治疗时间：每个月经周期是1个疗程，必须完成3个疗程的治疗。第1个月经周期：月经来潮疼痛时开始治疗，一日1次，连续3d；第2、3个月经周期：于月经前3d开始治疗，一日1次，连续6d。

(3)操作程序。

①核对医嘱，评估患者，排空二便，做好解释。

②备齐用物，携至床旁。

③协助患者取合理、舒适体位。

④遵照医嘱确定施灸部位，充分暴露施灸部位，注意保护隐私及保暖。

⑤在施灸部位放置间隔物点燃艾炷，进行施灸。

⑥施灸过程中询问患者有无不适。

⑦观察皮肤情况，如有艾灰，用纱布清洁局部皮肤，协助患者着衣，取舒适卧位。

⑧开窗通风，注意保暖，避免对流风。

⑨灸毕安置好病人，归置用物，记录签字。

(4)注意事项。

①防止晕灸。这是临床不多见的一种灸的不良反应，与晕针一样都是一种血管抑制性晕厥。它是由于强烈的刺灸等刺激，通过迷走神经反射，引起血管床(尤其是周围肌肉的)扩张，外周血管阻力降低，回心血量减少，因而心脏的输出量减低，血压下降，导致暂时性、广泛性的脑血流量减少，而发为晕厥。发生的原因有体质原因、刺激原因、体位原因、环境原因。发作时临床表现轻者头晕，胸闷，恶心欲呕，肢体发软凉，摇晃不稳，或伴瞬间意识丧失。重者突然意识丧失，昏仆在地，唇甲青紫，大汗淋漓，面色灰白，双眼上翻，二便失禁。少数可伴惊厥发作。若出现，立即停灸，仰卧，头低脚高位，保暖，给饮温开水或糖水。重者，若出现昏迷者可急按人中。如必要时，配合施行人工呼吸，注射强心剂及针刺水沟、涌泉等。治疗前做好思想工作，消除恐惧心理。

②防止烫伤。施灸时若患者感觉灼热时，即可用镊子上下移动姜片，以减轻灼热感，防止烧伤。施灸的程度以灸至局部皮肤潮红不起泡为度，切勿烧伤。不小心造成烫伤时，轻者用烫伤油、紫草油等；重者，起水泡的可用一次性注射器将水吸出，涂烫伤油、紫草油等，局部用盐酸环丙沙星软膏防治感染。治疗时医生要专心施灸，掌握施灸部位温度，嘱患者不要随意变动体位。

20.穴位埋线疗法

中医穴位埋线疗法对原发性痛经有良好的治疗效果，对继发性痛经也能起到镇痛、改善症状的作用。中医穴位埋线疗法可通过羊肠线在穴内的长时间刺激作用，以加强疏通经络、调和气血、温经止痛的作用。本法适用于各型痛经患者，有见效快，操作简单，作用持久，无不良反应等特点，患者易于接受。

（1）用物准备。

皮肤消毒用品、洞巾、注射器、镊子、埋线针或经改制的12号腰椎穿刺针（将针芯前端磨平）、持针器、0~1号铬制羊肠线、0.5%~1%盐酸普鲁卡因、剪刀、消毒纱布及敷料等。埋线针是坚韧特制的金属钩针，长12~15cm，针尖呈三角形，底部有一缺口。如用切开法需备尖头手术刀片、手术刀柄、三角缝针等。

（2）取穴。

关元、中极、肾俞、三阴交、血海穴等。

（3）操作方法。

①穿刺针埋线法：常规消毒局部皮肤，镊取一段1~2cm长已消毒的羊肠线，放置在腰椎穿刺针针管的前端，后接针芯，左手拇食指绷紧或捏起进针部位皮肤，右手持针，刺入所需的深度；当出现针感后，边推针芯，边退针管，将羊肠线埋植在穴位的皮下组织或肌层内，针孔处覆盖消毒纱布。

也可用9号注射针针头作套管，28号2寸长的毫针剪去针尖作针芯，将00号羊肠线1~1.5cm放入针头内埋入穴位，操作方法如上。

用特制的埋线针埋线时，局部皮肤消毒后，以0.5%~1%盐酸普鲁卡因作浸润麻醉，剪取羊肠线一段（一般约1cm长），套在埋线针尖缺口上，两端用血管钳夹住。右手持针，左手持钳，针尖缺口向下以15°~40°方向刺入，当针头缺口进入皮内后，左手即将血管钳松开，右手持续进针直至肠线头完全埋入皮下，再进针0.5cm，随后把针退出，用棉球或纱布压迫针孔片刻，再用纱布敷盖保护创口。

②三角针埋线法：在距离穴位两侧1~2cm处，用龙胆紫作进出针点的标记。皮肤消毒后，在标记处用0.5%~1%的盐酸普鲁卡因作皮内麻醉，用持针器夹住带羊肠线的皮肤缝合针，从一侧局麻点刺入，穿过穴位下方的皮下组织或肌层，从对侧局麻点穿出，捏起两针孔之间的皮紧贴皮肤剪断两端线头，放松皮肤，轻轻揉按局部，使肠线完全埋入皮下组织内。敷盖纱布3~5d。

③切开埋线法：在选定的穴位上用0.5%盐酸普鲁卡因作浸润麻醉，用刀尖刺开皮肤（0.5~1.0cm），先将血管钳探到穴位深处，经过浅筋膜达肌层探找敏感点按摩数秒钟，休息1~2min。然后用0.5~1.0cm长的羊肠线4~5根埋于肌层内。羊肠线不能埋在脂肪层或过浅，以防止不易吸收或感染。切口处用丝线缝合，盖上消毒纱布，5~7d后拆去丝线。

一般在月经前3~7d治疗最佳，每月治疗1次，多数患者1~3次即愈。

（4）操作要点。

本技术治疗时建议采用特制一次性埋线针埋线。患者采用仰卧位。取关元、中极穴严格消毒局麻后，用三阴交、血海穴直刺埋入；然后采用俯卧位，取双侧肾俞透命门穴将线埋入，方法同上，完备后用创可贴外敷即可。

（5）埋线反应。

①正常反应：由于刺激损伤及羊肠线（异性蛋白）刺激，在1~5d内，局部可出现红、肿、痛、热等无菌性炎症反应。少数病例反应较重，切口处有少量渗出液，亦属正常现象，一般不需处理。若渗液较多凸出于皮肤表面时，可将乳白色渗液挤出，用70%酒精棉球擦去，覆盖消毒纱布。施术后患肢局部温度也会升高，可持续3~7d。少数病人可有全身反应，即埋线后4~24h内体温上升，一般在38℃左右，局部无感染现象，持续2~4d后体温恢复正常。埋线后还可有白细胞总数及中性多形核细胞计数的增高现象，应注意观察。

②异常反应：少数病人因治疗中无菌操作不严或伤口保护不好，造成感染。一般在治疗后3~4d出现局部红肿、疼痛加剧，并可能伴有发烧。应予局部热敷及抗感染处理。个别病人对羊肠线过敏，治疗后出现局部红肿、瘙痒、发热等反应，甚至切口处脂肪液化，羊肠线溢出，应适当作抗过敏处理。神经损伤，如感觉神经损伤，会出现神经分布区皮肤感觉障碍；运动神经损伤，会出现所支配的肌肉群瘫痪等。如发生此种现象，应及时抽出羊肠线，并给予适当处理。

（6）注意事项。

①治疗本病应注意选择治疗时机,若能在月经前1周即开始治疗，常可提高疗效，防患于未然。

②埋线当天不要洗澡，更不要泡澡、游泳，以免感染，不影响正常的活动。

③埋线后局部出现酸、麻、胀、痛的感觉是正常的，是刺激穴位后针感得气的反应。体质较柔弱或局部经脉不通者更明显，一般持续时间为2~7d。

④局部出现微肿、胀痛或青紫现象是个体差异的正常反应，是由于局部血液循环较慢，对线体的吸收过程相对延长所致，一般7~10d即能缓解，不影响任何疗效。

⑤体型偏瘦者或局部脂肪较薄的部位，因其穴位浅，埋线后可能出现小硬节，不影响疗效，但吸收较慢，一般1~3个月可吸收完全。

⑥女性在月经期、孕娠期等特殊生理期时期尽量不埋线；对于月经量少或处于月经

后期患者可由医生视情况辨证论治埋线。

⑦皮肤局部有感染或有溃疡时不宜埋线。肺结核活动期、骨结核、严重心脏病、疤痕体质及有出血倾向者等均不宜使用此法。

⑧埋线后宜避风寒、调情志，以清淡饮食为主，忌烟酒、海鲜及辛辣刺激性食物。

⑨如果埋线后局部出现红肿热痛者，请与医生联系，以做相应抗感染处理。

四、健康教育

1.经期保健

保持阴道清洁，经期卫生。经期保暖，避免受寒及经期感冒。经期禁食冷饮及寒凉食物。经期禁游泳、盆浴、冷水浴。

2.调畅情志

保持精神舒畅，气机畅达，消除恐惧心理。

3.自我调理

如出现剧烈性痛经，甚至昏厥，应先保暖，使经血通畅，再予解痉镇痛剂。多喝草茶或柠檬果汁及热牛奶。如每晚睡前喝一杯加一勺蜂蜜的热牛奶就可以缓解痛经。练习瑜伽、弯腰、放松等动作更能松弛肌肉及神经，且体质增强有助改善痛经。

4.积极正确地检查和治疗妇科病

月经期应尽量避免做不必要的妇科检查及各种手术，防止细菌上行感染。患有妇科疾病，要做到积极治疗，以祛除引起痛经的隐患。

第十一章 带 下 病

凡以带下量明显增多，色质异常，有臭味为主证并伴全身或局部症状者，称带下病。本病可见于现代医学的阴道炎、子宫颈炎、盆腔炎、卵巢早衰、闭经、不孕、妇科肿瘤等疾病引起的带下增多或减少。"带下"之名，首见于《内经》，而"带下病"之名，首见于《诸病源候论》。带下有广义、狭义之分，广义带下泛指妇产科疾病而言，由于这些疾病都发生在带脉之下，故称为"带下"。如《金匮要略心典》说："带下者，带脉之下，古人列经脉为病，凡三十六种，皆谓之带下病，非今人所谓赤白带下也。"狭义带下包括生理性带下和病理性带下。生理性带下是指正常女子自青春期开始，一种润泽于阴道内的无色透明、黏而不稠、无特殊气味的液体，该液体是在经期前后、月经中期及妊娠期量相对增多，这是机体肾气充盛、脾气健运、任脉通调、带脉健固的正常表现。由于多数女性的带下略呈白色，故俗称"白带"。如《沈氏女科辑要》引王孟英说："带下，女子生而即有，津津常润，本非病也。"若带下的量、色、质、气味异常，即为病理性带下，简称为带下病。正如《女科证治》："若外感六淫，内伤七情，酝酿成病，致带脉纵弛，不能约束诸脉经，于是阴中有物，淋漓下降，绵绵不断，即所谓带下也。"

带下病的主要病因以湿邪为主，主要病机是任带两脉损伤，失约或失养。治疗上重在调理任带二脉。由于带下病以湿邪为患，故其病缠绵，反复发作，不易速愈，且常并发月经不调、闭经、不孕等疾病，是女性患者中仅次于月经病的常见病。

一、西医诊断

1.诊断依据

(1)病史：患者多有经期及产后不洁、手术后感染、手术切除双侧卵巢、盆腔放疗、肿瘤化疗、产后大出血等病史。

(2)症状：带下过多者表现为带下量较平时明显增多，色、质、味异常，或伴有外阴、阴道瘙痒、灼热、疼痛等局部症状。带下过少者表现为带下量较平时明显减少，阴道干涩、痒痛或萎缩，部分患者伴有性欲低下、性交疼痛，月经量少或月经延后，甚至闭经、不孕等。

2.鉴别诊断

需与阴道炎、子宫颈炎、盆腔炎、卵巢早衰、闭经、不孕、妇科肿瘤等疾病导致的白带增多鉴别。

3.相关检查

全身检查、妇科检查、白带涂片、B超、X线、CT/核磁等检查有助于诊断。

二、中医诊断

1.诊断要点

(1)带下量多，绵绵不断。

(2)带下颜色或白，或黄，或赤，或青绿，质黏稠或稀薄，或有腥味。

(3)妇科检查排除器质性病变。

2.类证鉴别

带下过多者应注意与经间期出血、漏下、阴疮、症瘕等疾病区别。带下过少者应注意与肝肾、任带等脏腑先天功能不全相区别。

(1)经间期出血：是指在两次月经中间出现少量规律性阴道出血，出现部位来源于胞宫。

(2)漏下：是指经血非时而下，淋漓不尽，月经周期、经期、经量等异常。而赤带出自阴道，无周期性、规律性，部分患者月经正常。

(3)阴疮：指阴户生疮、红肿热痛、脓水淋漓。

(4)症瘕：胞宫内症瘕部分表现为脓性白带或黄带或赤白带，多伴臭味。而赤带、黄带或赤白带等带下病多出自阴道。

(5)赤带：赤带无周期性现象。

3.证候诊断

(1)脾虚证：带下色白或淡黄，质黏稠，无臭，绵绵不尽，面色㿠白或萎黄，四肢不温，精神疲倦，纳少便溏，两足跗肿。舌淡苔白或腻，脉缓弱。

(2)肾阳虚证：白带量多，质稀，终日淋漓不断，腰酸如折，小腹冷感，小便频数清长，夜间尤甚，大便溏薄。舌淡苔薄白，脉沉迟。

(3)肾阴虚证：带下赤白，质稍黏无臭，阴部灼热，头昏目眩，面部烘热，五心烦热，失眠多梦。舌红少苔，脉细数。

(4)湿热证：带下量多，色黄或黄白，质黏腻，有臭气，胸闷口腻，纳差，或小腹作痛，或带下色白质黏如豆腐渣，阴痒，小便黄少。舌苔黄腻或厚，脉濡数。

(5)热毒证：带下量多，或赤白相兼，或五色杂下，质黏腻，或如脓样，有臭气，或腐臭难闻，小腹作痛，烦热口干，头晕，午后尤甚，大便干结或臭秽，小便黄少。舌红，苔黄干，脉数。

三、中医适宜技术

1.辨证施药

（1）脾虚证。治法：健脾益气，除湿止带。主方：完带汤（《傅青主女科》）加减。处方：

白术10g	山药10g	人参10g(另煎)	白芍10g
苍术10g	陈皮10g	黑芥穗10g	车前子10g(包煎)
柴胡10g	甘草6g		

每日1剂，水煎服。

（2）肾阳虚证。治法：温肾培元，固涩止带。主方：内补丸（《太平圣惠方》）加减。处方：

鹿茸10g(冲服)	菟丝子10g	潼蒺藜10g	黄芪30g
肉桂5g	桑螵蛸10g	肉苁蓉10g	附子5g(先煎)
白蒺藜10g	紫菀10g	黄连6g	干姜9g
当归15g	阿胶15g(烊化)		

每日1剂，水煎服。

（3）肾阴虚证。治法：益肾滋阴，清热止带。主方：知柏地黄汤（《医宗金鉴》）加味。处方：

熟地黄18g	山茱萸15g	山药30g	牡丹皮9g
茯苓15g	泽泻10g	知母9g	黄柏9g
芡实20g	金樱子20g		

每日1剂，水煎服。

（4）湿热证。治法：清利湿热止带。主方：止带方（《世补斋不谢方》）加减。处方：

猪苓15g	茯苓15g	车前子15g(包煎)	泽泻15g
茵陈15g	赤芍10g	丹皮10g	黄柏6g
栀子10g	川牛膝10g		

每日1剂，水煎服。

（5）热毒证。治法：清热解毒。主方：五味消毒饮（《医宗金鉴》）加减。处方：

金银花20g	蒲公英15g	野菊花15g	紫花地丁15g
天葵子15g			

每日1剂，水煎服。

2.中成药治疗

（1）知柏地黄成方（知母、黄柏、熟地黄、制山茱萸、牡丹皮、山药、茯苓、泽泻）：滋阴清热。用于本病肾阴虚之带下。小蜜丸：口服。一次9g，一日2次。大蜜丸：口服。

一次1丸，一日2次。水蜜丸：口服。一次6g，一日2次。浓缩丸：口服。一次8丸，一日3次。片剂：口服。一次6片，一日4次。颗粒：口服。一次8g，一日2次。胶囊：口服。一次4粒，一日2次。口服液：口服。一次10ml，一日3次。过敏体质者慎用。脾虚便溏、气滞中满者慎用。虚寒性病证(表现为怕冷，手足凉，喜热饮)患者慎用。高血压、心脏病、肝病、糖尿病、肾病等慢性病严重者慎用。本药宜空腹或餐前用开水或淡盐水送服。本药不宜和感冒类药同时服用。用药期间忌辛辣、生冷、油腻、不易消化食物。

(2)金鸡成方(金樱根、鸡血藤、两面针、功劳木、千斤拔、穿心莲)：清热解毒，健脾除湿，通络活血。用于带下量多。片剂：口服。一次6片，一日3次。分散片：加水分散后口服。一次6片，一日2次。10d为1疗程，必要时可连服2~3疗程。颗粒：冲服。一次1袋，一日2次。10d为1疗程，必要时可连服2~3个疗程。丸剂：口服。一次1袋，一日3次。胶囊：口服。一次4粒，一日3次。过敏体质者慎用。患有糖尿病者慎用。带下清稀者或伴有赤带者慎用。血虚失荣腹痛及寒湿带下者慎用。用药期间忌食辛辣、生冷、油腻食物。

(3)白带净丸(茯苓、炒山药、煅龙骨、煅牡蛎、芡实、椿皮、盐炒杜仲、葛根、青黛、薏苡仁、酒炒续断、天花粉、粉萆薢、煅赤石脂、肉豆蔻)：健脾利湿，清热止带，用于湿热下注，白带量多。口服。一次6g，一日2次。孕妇忌服。忌食辛辣，少进油腻。伴有赤带者，应去医院检查，在医师指导下用药。服药1周症状无改善，应去医院诊治。老人、少女或长期服药或超剂量服药者，均应在医师指导下服药。感冒时不宜服用本药。对本品过敏者禁用，过敏体质者慎用。本品性状发生改变时禁止使用。请将本品放在儿童不能接触的地方。如正在使用其他药品，使用本品前请咨询医师或药师。

(4)白带片(麸炒白术、茯苓、泽泻、车前子、椿皮)：健脾燥湿。用于白浊带下，大便溏泻。每片重0.25g(薄膜衣片)。口服，一次6片，一日2次。忌食生冷、少进油腻。肾虚带下不宜选用，其表现：肾阳虚者白带清稀、量多、质稀薄，伴有腰酸如折、小腹发凉、小便清长、夜间尤甚等症；肾阴虚者带下赤白，伴有阴部灼热、头昏目眩、便干尿黄等症。带下量多色黄气臭者，应去医院诊治。服药1周症状无改善，应去医院诊治。老人、少女、孕妇或长期服药、超剂量服药均应在医师指导下。对本药过敏者禁用，过敏体质者慎用。药品性状发生改变时禁止服用。请将此药品放在儿童不能接触的地方。如正在服用其他药品，使用本品前请咨询医师或药师。

(5)白带丸(酒炒黄柏、椿皮、白芍、当归、醋香附)：清热，除湿，止带。用于湿热下注所致的带下病，症见带下量多、色黄、有味。每袋装6g。口服。一次6g(1袋)，一日2次。忌食生冷、少进油腻。肾虚带下不宜选用，其表现：肾阳虚者白带清稀、量多、质稀薄，伴有腰酸如折、小腹发凉、小便清长、夜间尤甚等症；肾阴虚者带下赤白伴有阴部灼热、头昏目眩、便干尿黄等症。伴有赤带者，应去医院检查，在医师指导下用药。服药1周症状无改善，应去医院诊治。老人、少女、孕妇、哺乳期妇女均应在医师指导下服用。对本品过敏者禁用，过敏体质者慎用。本品性状发生改变时禁止使用。如正在服用其他药品，使用本品前请咨询医师或药师。请将本品放在儿童不能接触的地方。

(6)除湿白带丸(党参、炒白术、山药、白芍、芡实、炒车前子、当归、苍术、陈皮、白果仁、荆芥炭、柴胡、黄柏炭、茜草、海螵蛸、煅牡蛎)：健脾益气，除温止带。用于脾虚湿盛所致带下病，症见带下量多、色白质稀，纳少，腹胀、便溏。每20丸重1g。口服。一次6~9g，一日2次。忌食生冷、少进油腻。白带量多气臭或伴有其他疾病者，应在医师指导下服药。服药1周症状无改善，应去医院诊治。老人、少女、孕妇均应在医师指导下服用。感冒时不宜服用本药。对本品过敏者禁用，过敏体质者慎用。本品性状发生改变时禁止使用。请将本品放在儿童不能接触的地方。如正在使用其他药品，使用本品前请咨询医师或药师。

(7)妇科白带膏(炒白术、苍术、党参、陈皮、山药、甘草、荆芥、车前子、柴胡、白芍)：健脾舒肝，除湿止带。用于脾虚湿盛，白带量多，腰腿酸痛。口服，一次15g，一日2次。忌食生冷、少进油腻。糖尿病者慎用。白带量多气臭或伴有其他疾病者，应在医师指导下服用。服药1周症状无改善，或服药后症状加重者，应去医院诊治。老人、少女、孕妇，或长期服药、超剂量服药，均应在医师指导下使用。对本品过敏者禁用，过敏体质者慎用。本品性状发生改变时禁止使用。请将本品放在儿童不能接触的地方。如正在使用其他药品，使用本品前请咨询医师或药师。

(8)妇科白带胶囊(炒白术、苍术、党参、山药、柴胡、炒白芍、陈皮、荆芥、炒车前子、甘草)：健脾舒肝，除湿止带。用于脾虚湿盛，白带连绵，腰腿酸痛。每粒装0.3g。口服。一次4~5粒，一日2次。

(9)妇科白带片(炒白术、苍术、党参、山药、柴胡、炒白芍、陈皮、荆芥、炒车前子、甘草)：健脾舒肝，除湿止带。用于脾虚湿盛，白带量多，腰腿酸痛。薄膜衣片每片重0.42g。口服。一次4~5片，一日2次。忌食生冷、少进油腻。白带量多气臭或伴有其他疾病者，应在医师指导下服用。服药1周症状无改善，或服药后症状加重者，应去医院诊治。老人、少女、孕妇，或长期服药、超剂量服药，均应在医师指导下。对本药过敏者禁用，过敏体质者慎用。药品性状发生改变时禁止服用。请将此药放在儿童不能接触的地方。如正在服用其他药品，使用本品前请咨询医师或药师。

(10)白带净胶囊(白矾、冰片、滑石、雄黄、硼砂、儿茶)：燥湿、止带、杀虫。用于湿热蕴结型带下证，证见带下量多，色白或色黄如脓，呈泡沫或米泔样，其气腥臭，以及非特异性，滴虫性阴道炎见上述证候者。每粒装0.45g。外用，将药塞入阴道深处。每次1粒，3d 1次，7d为1疗程，或遵医嘱。经期、妊娠期、哺乳期禁用，外阴、阴道黏膜有破溃者禁用。本品宜在医生指导下使用；治疗期间禁房事；白带过少者不宜使用；本品宜严格按使用说明书用药，不宜长期使用。孕妇及哺乳期妇女禁用。白带过少者不宜使用。

3.针灸疗法

取穴：主穴取带脉、肾俞、气海、三阴交。湿热加阴陵泉；寒湿加关元、足三里。

操作：实证用泻法，虚证用补法。普通针刺，每日1次，每次20min，10次1疗程。

4.十字灸疗法

（1）用物准备。

①灸疗粉：由黄芪、人参、柴胡、白芍、熟地、山萸肉、肉桂、山药、白术、菟丝子等各2g组成，研末过筛装瓶备用。每次使用约3g。

②姜泥：选取生姜800~1000g，洗净切丁，用粉碎机打成碎末后以纱布包裹滤去姜汁（姜汁备用），制成湿度适宜的姜泥。

③艾炷：使用清艾绒搓成橄榄状艾炷，松紧适中。

④桑皮纸：将桑皮纸裁剪成2张25cm×6cm的长条备用。

（2）取穴：施灸部位中脘至中极的任脉段及双侧带脉之间。

（3）操作方法：嘱患者排空膀胱后取仰卧位暴露腹部，于施灸部位用75%乙醇棉球消毒3遍，再涂抹适量姜汁1遍，将灸疗粉填满神阙穴后再均匀撒在施灸部位使其成十字，然后将2张桑皮纸十字交叉覆盖在灸疗粉上，将备好的姜泥铺在桑皮纸上呈梯形（宽约6cm，高约3cm），在姜泥中间压一凹槽并将橄榄状艾炷放置在凹槽中，摆成长条状，点燃上中下3点，待其自燃自灭，连灸3壮约1h。

施灸结束后将姜泥、艾灰和灸粉移除，用温热的湿毛巾清理干净。每周治疗1次，共治疗6周。

（4）注意事项。

①操作过程中应注意勤动勤看，以防起泡。

②糖尿病或其他疾病等引起感觉功能减退、皮肤愈合能力差者忌用。

5.中医外治疗法

（1）中药外洗。

药物：蛇床子、百部、土槿皮、川椒、枯矾各20g。

用法：诸药浓煎后熏洗患处。适用于阴道瘙痒带多者。

（2）中药熏洗。

药物：药用蛇床子散，蛇床子、川椒、明矾、苦参、百部各20g。阴部溃烂者去川椒。

用法：患处熏洗5min左右后再坐浴。适用于带下过多瘙痒厉害者。

（3）中药纳药。

药物：地榆、百部、川连、桔梗各15g。

用法：诸药煎成浓汁，用纱布裹棉花浸透药汁塞入阴道内。适用于湿热下注型带下过多。

6.单方治疗

(1)鸡冠花30g，金樱子15g，白果10g，水煎服。

(2)白果7~10个去心，打碎和豆浆煮开后冲服。

(3)金樱子30g，水煎服。

四、健康教育

(1)平时应积极参加体育锻炼，增强体质；下腹部要保暖，防止风冷之邪入侵。

(2)饮食要有节制，免伤脾胃，饮食宜清淡，不过食辛辣刺激或肥腻之物。

(3)经期禁止游泳，防止病菌上行感染。

(4)浴具要分开。

(5)有脚癣者，脚布与洗会阴布分开。

(6)提倡淋浴，厕所改为蹲式，以防止交叉感染。

(7)经常保持阴部清洁卫生，经期、产褥期尤须注意。

(8)注意性生活卫生；注意调畅情志。

(9)不长期采取坐位，避免因盆腔瘀血而致白带增多。

第十二章　盆腔炎症性疾病

盆腔炎症性疾病(pelvic inflammatory disease，PID)是女性上生殖道炎症引起的一组疾病，包括子宫内膜炎、输卵管炎、输卵管卵巢脓肿和盆腔腹膜炎等。性传播感染(sexually transmitted infection，STI)的病原体如淋病奈瑟菌、沙眼衣原体是PID主要的致病微生物。一些需氧菌、厌氧菌、病毒和支原体等也参与PID的发生。引起PID的致病微生物多数是由阴道上行而来的，且多为混合感染。延误对PID的诊断和有效治疗都可能导致PID后遗症如输卵管因素不孕和异位妊娠等。临床可分为急性、慢性两种。急性盆腔炎症性疾病继续发展可引起弥漫性腹膜炎、败血症、感染性休克，严重者危及生命。若在急性期未能得到彻底治愈，可转为慢性盆腔炎症性疾病。本病临床症状包括下腹疼痛，腰骶部酸胀疼痛，常在劳累、性交、经期加重，可伴月经不调、白带增多、低热、疲乏，或不孕。根据盆腔慢性炎症体征，结合B超检查、血常规、血沉、阴道分泌物常规检查即可诊断。中医的热入血室、带下症亦属于该病范畴。

一、西医诊断

1.诊断依据

参照《妇产科学》(第7版)(乐杰主编，人民卫生出版社，2008年)。

(1)症状：下腹疼痛，腰骶部酸胀疼痛，常在劳累、性交、经期加重，可伴月经不调、白带增多、低热、疲乏，或不孕。

(2)体征：子宫常呈后位，活动受限或粘连固定，子宫肌炎时，子宫可有压痛；若为输卵管炎，则在子宫一侧或两侧触及条索状增粗输卵管，并有压痛；若为输卵管积水或输卵管卵巢囊肿，则在盆腔一侧或两侧触及囊性肿物，活动多受限，可有压痛；若为盆腔结缔组织炎时，子宫一侧或两侧有片状增厚、压痛，或有子宫骶韧带增粗、变硬、触痛。

上述体征至少需同时具备下列2项：子宫活动受限(粘连固定)或压痛；一侧附件区压痛。

(3)根据实验室检查结果诊断。

2.鉴别诊断

(1)急性阑尾炎：一般无妇科感染病史，腹痛多由脐周开始，然后转移局限于右下腹，麦氏点压痛、反跳痛明显，妇科检查盆腔正常。

(2)输卵管妊娠流产或破裂：有停经史，少量不规则阴道流血，体温一般不高，腹痛为突感下腹一侧撕裂样剧痛，内出血多时可致休克，后穹隆穿刺可抽到不凝固的血液，血白细胞及中性粒细胞不高，妊娠试验多为阳性。

(3)卵巢囊肿蒂扭转或破裂：突发一侧下腹剧痛，伴恶心呕吐，在子宫旁扪及张力较大之肿块，同侧子宫外触痛明显，或原有肿块消失或缩小。

(4)子宫内膜异位症：其以进行性加重的痛经为特征，病程长，与慢性盆腔炎相似。后者的特点是长期慢性疼痛，可有反复急性发作，低热，经行、性交、劳累后疼痛加重。子宫内膜异位症平时不痛，或仅有轻微疼痛不适，经期则腹痛难忍，并呈进行性加重。腹腔镜检、B超及抗子宫内膜抗体等检验有助于确诊。

(5)卵巢囊肿：慢性盆腔炎形成输卵管积水或输卵管卵巢囊肿者，需与卵巢囊肿者鉴别。前者有盆腔炎病史，肿块呈腊肠型，囊壁较薄，周围有粘连，活动受限，卵巢囊肿多为圆形或椭圆形，周围无粘连，活动自如，常无明显自觉不适，偶于妇科体检中发现。B超可资鉴别。

3.相关检查

(1)妇科超声检查：可探及附件炎性包块、输卵管积液或增粗，或子宫直肠凹陷积液。

(2)血常规、血沉检查：可有白细胞总数增高，或中性粒细胞增高，或血沉加快。

(3)阴道分泌物检查：可有阴道清洁度异常。

(4)宫颈管分泌物检测：可发现衣原体、支原体、淋球菌等病原菌。

二、中医诊断

1.诊断要点

参照全国高等中医药院校规划教材《中医妇科学》(第7版)(张玉珍主编，中国中医药出版社，2002年)。

本病以腹痛为主证，临床多见实象、热象，辨证时当以腹痛的程度、伴有的症状及舌苔、脉象为依据，详加审证，尤其应与内、外科的腑实证相鉴别，本病除有发热及腹痛外，常兼见带下异常。

2.类证鉴别

(1)肠痈：多呈转移性右下腹痛，麦氏点有压痛、反跳痛，胃肠道症状明显。

(2)痢疾：腹痛，里急后重，便夹脓血为典型表现。

(3)带下病：以带下量多为主症，不发热，小腹痛不明显。

(4)伏梁、大瘕泄、肠癌等：一般有腹痛、腹泻，或大便有脓血，腹部或可触及包块等肠道症状明显。

（5）热淋：以小便频急、灼热、涩痛为主症，带下不多，妇科检查无特殊发现。

3.证候诊断

中医证候诊断参照《中药新药临床研究指导原则》（中国医药科技出版社，2002年）。

（1）湿热瘀结证：下腹胀痛或刺痛，痛处固定，腰骶胀痛，带下量多，色黄质稠或气臭，经期腹痛加重，经期延长或月经量多，口腻或纳呆，小便黄，大便溏而不爽或大便干结。舌质红或暗红，或见边尖瘀点或瘀斑，苔黄腻或白腻，脉弦滑或弦数。

（2）气滞血瘀证：下腹胀痛或刺痛，情志抑郁或烦躁，带下量多，色黄或白质稠，月经先后不定，量多或少，经色紫暗有块或排出不畅，经前乳房胀痛，情志不畅则腹痛加重，脘腹胀满。舌质暗红，或有瘀斑瘀点，苔白或黄，脉弦。

（3）寒湿瘀滞证：下腹冷痛或刺痛，腰骶冷痛，带下量多，色白质稀，形寒肢冷，经期腹痛加重，得温则减，月经量少或月经错后，经色紫黯或夹血块，大便溏泄。舌质黯或有瘀点，苔白腻，脉沉迟或沉涩。

（4）肾虚血瘀证：下腹绵绵作痛或刺痛，腰骶酸痛，带下量多，色白质清稀，遇劳累下腹或腰骶酸痛加重，头晕耳鸣，经量多或少，经血黯淡或夹块，夜尿频多。舌质黯淡或有瘀点瘀斑，苔白或腻，脉沉涩。

（5）气虚血瘀证：下腹疼痛或坠痛，缠绵日久，痛连腰骶，经行加重，带下量多，色白质稀，经期延长或月经量多，经血淡黯或夹块，精神萎靡，体倦乏力，食少纳呆。舌淡黯，或有瘀点瘀斑，苔白，脉弦细或沉涩无力。

三、中医适宜技术

1.辨证施药

（1）湿热瘀结证。治法：清热除湿，化瘀止痛。主方：四逆散（《伤寒论》）合四妙散（《成方便读》）加失笑散（《素问病机气宜保命集》）加减，或银甲丸（《王渭川妇科经验选》）。

处方一：

银花藤30g	蒲公英30g	柴胡10g	枳壳10g
赤芍10g	苍术12g	黄柏10g	薏苡仁30g
川牛膝15g	生蒲黄10g	炒五灵脂10g	延胡索10g
炒川楝子12g	炙甘草6g		

每日1剂，水煎服，每日3次。

处方二（银甲丸）：

金银花15g	连翘15g	升麻15g	生鳖甲30g
蒲公英30g	红藤30g	桔梗12g	紫花地丁30g
大青叶12g	茵陈12g	椿根皮12g	生蒲黄12g

琥珀粉12g

每次1剂，研细末，炼蜜为63丸或制成100片。每次1丸或4片，日服3次。连服1月为1疗程。

(2)气滞血瘀证。治法：疏肝行气，化瘀止痛。主方：膈下逐瘀汤(《医林改错》)，或血府逐瘀汤(《医林改错》)。处方：

当归12g	五灵脂10g	川芎9g	桃仁9g
丹皮10g	玄胡索10g	赤芍10g	乌药9g
牛膝10g	桔梗10g	柴胡10g	香附9g
红花9g	枳壳10g	生麦芽30	甘草6g

每日1剂，水煎服，每日3次。

(3)寒湿瘀滞证。治法：祛寒除湿，化瘀止痛。主方：少腹逐瘀汤(《医林改错》)合桂枝茯苓丸(《金匮要略》)，或暖宫定痛汤(《刘奉五妇科经验》)。处方：

小茴香15g	干姜9g	延胡索10g	当归10g
生蒲黄10g	川芎9g	五灵脂10g	肉桂9g
制没药10g	赤芍10g	葫芦巴10g	桂枝10g
荔枝核15g	茯苓15g	制香附9g	丹皮9g
桃仁9g	橘核10g	乌药9g	

每日1剂，水煎服，每日3次。

(4)肾虚血瘀证。治法：补肾活血，化瘀止痛。主方：杜断桑寄失笑散(《素问病机气宜保命集》)加减，或宽带汤(《辨证录》)加减。处方：

杜仲15g	川续断15g	桑寄生15g	川牛膝15g
没药10g	生蒲黄10g	五灵脂10g	大血藤15g
丹参15g	延胡索10g	三棱10g	川芎10g

每日1剂，水煎服，每日3次。

(5)气虚血瘀证。治法：益气健脾，化瘀止痛。主方：①理冲汤(《医学衷中参西录》)加减，或举元煎(《景岳全书》)合失笑散(《素问病机气宜保命集》)加减。处方：

黄芪30g	党参12g	白术12g	山药30g
知母10g	三棱10g	莪术10g	鸡内金10g
川芎12g	当归12g	丹参15g	广木香9g
香附10g	生蒲黄10g	五灵脂10g	炙甘草6g

每日1剂，水煎服，每日3次。

2.中成药治疗

(1)妇科千金成方(千斤拔、功劳木、单面针、穿心莲、党参、鸡血藤、当归、金樱根)：清热除湿，益气化瘀。用于湿热瘀阻所致的带下病、腹痛，症见带下量多、色黄质稠、小腹疼痛、腰骶酸痛、神疲乏力；慢性盆腔炎见有上述证候者。妇科千金片：口服。一次6片，一日3次。妇科千金胶囊：0.4g。口服。一次2粒，一日3次，14d为1疗程。妇科千金软胶囊：0.63g。口服。一次3粒，一日3次。妇科千金颗粒：3g。冲服。一次1袋，一日3次。妇科千金丸：每100丸重6g，每袋3g。吞服。一次1袋，一日3次。

（2）金刚藤成方（菝葜）：清热解毒，消肿散结。用于附件炎、附件炎性包块及妇科多种炎症。金刚藤片：0.52g。口服。一次4片，一日3次。1个月为1疗程。金刚藤分散片：0.5g。口服。一次5片，一日3次。金刚藤咀嚼片：0.7g；0.75g；0.85g。嚼服。一次4片，一日3次。金刚藤软胶囊：0.5g；0.6g；0.75g；0.85g。口服。0.5g：一次4粒。0.6g：一次5粒。0.75g：一次4粒。0.85g：一次3粒。一日3次。金刚藤滴丸：每10丸重1.0g。口服。一次3.6g，一日3次。金刚藤颗粒：6g。冲服。一次1袋，一日3次，30d为1疗程。金刚藤糖浆、金刚藤口服液：10ml；20ml，金刚藤合剂：10ml；100ml。口服。一次20ml，一日3次。

（3）花红成方（一点红、地桃花、桃金娘根、白花蛇舌草、鸡血藤、白背桐、菥蓂）：清热解毒，燥湿止带，祛瘀止痛。用于湿热下注，带下黄稠，月经不调，痛经等；附件炎见上述证候者。片剂：口服。一次4~5片，一日3次。胶囊：口服。一次3粒，一日3次。颗粒：冲服。一次10g，一日3次。均7d为1疗程。带下清稀者、气血虚弱所致腹痛带下者、月经过多者、经期、哺乳期妇女等慎用。必要时可连服2~3个疗程，每疗程之间间隔3d。用药期间忌食辛辣、生冷、油腻食物。

（4）妇康口服液（忍冬藤、鳖甲、连翘、草红藤、蒲公英、紫花地丁、大青叶、升麻、蒲黄、椿皮、茵陈、海金沙）：清热利湿，活血止痛。用于湿热蕴结所致的带下异常，腰腹疼痛的辅助治疗。每支装10ml。口服，一次10~20ml，一日3~4次。便溏或月经量多者、带下清稀者不宜选用。

（5）桂枝茯苓成方（桂枝、茯苓、牡丹皮、白芍/赤芍、桃仁）：活血，化瘀，消癥。用于妇人瘀血阻络所致癥块、经闭、痛经、产后恶露不尽；子宫肌瘤、慢性盆腔炎包块、痛经、子宫内膜异位症、卵巢囊肿见上述证候者。桂枝茯苓胶囊：0.31g。口服。一次3粒，一日3次。桂枝茯苓软胶囊：0.5g；0.66g。口服。一次3粒，一日3次。桂枝茯苓片：0.74g。口服。一次5片，一日1~2次。桂枝茯苓大蜜丸：每丸重6g。口服。一次1丸，一日1~2次。桂枝茯苓水蜜丸：每100丸重10g，每袋装4g；或每10丸重1.5g。口服。一次4~4.5g，一日1~2次。桂枝茯苓浓缩丸：每100丸重0.4g，每袋装1.5g。口服。一次1.5g，一日3次。桂枝茯苓颗粒：3g；4g；5g。口服。一次1袋，一日3次。孕妇、体弱、阴道出血量多者禁用。本药宜餐后服用，经期停服，疗程3个月。用药期间忌食生冷、肥腻、辛辣之品。

（6）妇宝颗粒（地黄、忍冬藤、盐炙续断、盐炙杜仲叶、麦冬、炒川楝子、酒炒白芍、醋制延胡索、甘草、炒侧柏叶、莲房炭、大血藤）：益肾和血，理气止痛。用于肾虚夹瘀所致的腰酸腿软、小腹胀痛、白带量多；慢性盆腔炎、附件炎见上述证候者。每袋装10g。用开水冲服。一次20g，一日2次。

（7）丹黄祛瘀片（黄芪、丹参、党参、山药、土茯苓、当归、鸡血藤、芡实、鱼腥草、三棱、莪术、全蝎、败酱草、肉桂、白术、炮姜、土鳖虫、延胡索、川楝子、苦参）：活血止痛，软坚散结。用于气虚血瘀、痰湿凝滞引起的慢性盆腔炎，症见白带增多者。每片重0.45g。口服。每次2~4片，一日2~3次。

（8）妇炎康成方（赤芍、土茯苓、醋炙三棱、炒川楝子、醋炙莪术、醋炙延胡索、炒芡实、当归、苦参、醋炙香附、黄柏、丹参、山药）：清热利湿，解毒化瘀，散结止痛。用于湿热下注、毒瘀互阻所致带下病。症见带下量多、色黄、气臭、少腹痛、腰骶痛、口苦咽干；阴道炎、慢性附件炎、慢性盆腔炎见上述证候者。妇炎康片：0.25g；0.52g（薄膜衣片）。口服。0.25g：一次6片。0.52g：一次3片。一日3次。妇炎康胶囊：0.5g。口服。一次3粒，一日3次。妇炎康软胶囊：0.5g；0.75g。口服。0.5g：一次6粒。0.75g：一次3粒。一日3次。妇炎康颗粒：3g。口服。一次3g，一日3次。4周为1疗程。妇炎康丸：每10丸重2g。口服。一次10丸，一日3次。偶见轻度腹泻、头晕、恶心、皮疹、胃脘不适等，一般不影响继续治疗。

（9）红花如意丸（红花、西红花、桃儿七、诃子、藏茜草、肉桂、巴夏嘎、藏木香、芫荽果、降香、熊胆粉、藏紫草、光明盐、喜马拉雅紫茉莉、榜嘎、胡椒、花蛇肉、矮紫堇、余甘子、沙棘膏、硇砂、紫草茸、枸杞子、沉香、火硝）：祛风镇痛，调经血，祛斑。用于妇女血症、风症、阴道炎、宫颈糜烂、心烦血虚、月经不调、痛经、下肢关节疼痛、筋骨肿胀、晨僵、麻木、小腹冷痛及寒湿痹症。每10丸重2g。口服。一次1~2g，一日2次。

3.针刺疗法

（1）体针疗法。

取穴：中极、天枢、归来、三阴交、阴陵泉、关元等穴，若小腹部有包块者加阿是穴。

操作：均取平补平泻法，每次任选2~3穴，中等刺激，隔日1次。10次1疗程。

（2）电针疗法。

取穴：①天枢、血海；②中极、三阴交。

操作：每次选择一组穴位，普通针刺，找到针感后，接通电麻仪，选择疏密波，中等强度，通电20min，每日或隔日1次。

4.耳针疗法

（1）方一。

取穴：腹部、内生殖区、内分泌、三焦、肾上腺、肝等穴。

操作：采用埋针或埋豆，每周2~3次。

（2）方二。

取穴：子宫、内分泌、盆腔、交感等穴。

操作：将王不留行籽放在橡皮胶布上，贴在以上耳穴，经常按压敷贴部位。3d换1次，1个月为1疗程。

5.直肠给药疗法

（1）辨证灌肠法。

药物：中医辨证论治之中药煎剂。

用法：中草药浓煎100ml，采用CTJ-A全自动结肠灌注机保留灌肠，每日或隔日1次。严密观察保留时间和排便次数。保留时间一般不能少于2h。保留时间再长些更好。月经期停用，严重内痔、糜烂性肠炎、肠梗阻、肛管黏膜炎症、水肿、有流动性出血患者、结直肠手术后及因其他疾病所致直肠狭窄的患者慎用。

（2）清热利湿、活血止痛中草药直肠滴注灌肠。

药物：大血藤30g，败酱草30g，丹参15g，赤芍10g，延胡索10g，三棱10g，莪术10g。

用法：诸药浓煎100ml，适宜温度，保留灌肠。可选用结肠透析机或电脑大肠灌注仪灌肠，每日或隔日1次。

（3）直肠纳药。

药用康复消炎栓(苦参、败酱草、地丁、穿心莲、蒲公英、猪胆粉、紫草、芦荟)，清热解毒，利湿散结，杀虫止痒。用于湿热、湿毒所致的腰痛，小腹痛，带下病，阴痒，阴蚀。直肠给药。一次1粒，一日1~2次。

（4）清热消瘀灌肠方。

药物：红藤15g，败酱草15g，鱼腥草15g，蒲公英15g，炙乳香6g，炙没药6g，三棱5g，莪术5g，牡丹皮3g。

用法：上药用水浓煎100ml，保留灌肠，每天1次。上药用水浓煎100ml，保留灌肠，每天1次。

6.中药外敷疗法

（1）中药封包外敷。

药物：败酱草30g，大血藤30g，丹参15g，赤芍15g，乳香10g，没药10g，透骨草30g，苍术20g，白芷15g，三棱10g，莪术10g，细辛9g。

用法：诸药研细末，装入白布袋里，缝好，外敷下腹或腰骶部，外用热水袋热敷，每次30min，10次1疗程。

（2）中药药渣外敷。

药物：辨证口服中药两煎后药渣。

用法：把内服后的中草药药渣再水煎20min，用白布袋包好，乘热外敷下腹或腰骶部，每次30min，10次1疗程。

（3）妇炎散。

药物：大黄15g，姜黄12g，败酱草40g，丹参15g，赤芍15g，乳香12g，延胡索12g，羌活12g，独活12g，千年健30g，透骨草30g。

用法：诸药研细末，温水加酒调成糊状敷下腹。每日1~2次，10次为1疗程，可连续应用，月经期暂停。

（4）中药蒸热外敷。

药物：追地风30g，透骨草30g，血竭15g，白芷30g，川椒15g，阿魏20g，乳香20g，没药20g，归尾30g，赤芍30g，茜草30g，莪术20g。

用法：诸药共研粗末，布袋包装。治疗时先将药袋稍用清水透湿后，再隔水蒸热半小时，趁热用毛巾包裹敷下腹部痛侧。每日2次，每次15min。敷毕将药袋晒干，次日再用。每袋药可敷10次，20d为1疗程。

7.中药穴位敷贴疗法

药物：三七15g，血竭9g，蒲黄10g，白芷12g，沉香5g，羌活15g。

用法：诸药研细末，加炼蜜制成丸剂，每丸2g封包备用。用时取药丸，用脱敏胶布贴敷于三阴交、气海、神阙、血海、归来、子宫、太冲、关元等穴位，每穴位1丸，连续贴24~72h后更换。5次1疗程。

8.中药离子导入疗法

药物：大血藤30g，丹参20g，赤芍15g，乳香10g，没药10g，红花10g，三棱10g，莪术10g，延胡索15g，透骨草30g，苍术15g，白芷15g，川芎15g。

用法：诸药加水煎，浓缩成中草药导入液，装瓶备用。用时取药液，应用经皮给药治疗仪进行治疗。

9.中药熏蒸疗法

药物：败酱草40g，大血藤60g，丹参30g，赤芍24g，乳香20g，没药20g，透骨草30g，苍术30g，白芷15g，三棱20g，莪术20g，细辛10g。

用法：诸药水煎，加入选择治疗仪中，于下腹部或腰骶部进行熏蒸治疗。每次30min，10次1疗程。

10.艾灸疗法

根据病情和证型，选择应用艾灸、温盒灸、雷火灸等疗法。可应用多功能艾灸仪治疗。

（1）隔姜艾灸法。

取穴：主穴取气海、中极、归来，配穴取大肠俞、次髎。

操作：用艾绒做成直径1.5cm、高1.8cm、重约800mg的圆柱，置于0.4cm厚的鲜姜片上（姜片放在所取穴位上），点燃灸之，每穴灸3壮，每壮6~7min。

（2）隔药三角灸。

本技术属于中医隔药饼灸，是艾灸、中药、经络、腧穴相结合的综合疗法，利用艾炷燃烧的热力，加速血液循环，药物发散走窜，通过扩张的毛孔渗透入穴位，出现迅速而强大的药理效应，从而发挥药物和穴位治疗的双重作用，达到调整经络、脏腑气血的功能。由于慢性盆腔炎炎症位于盆腔，部位较深，一般药物难以到达，所选的三角灸为下腹部经外奇穴，关元、次髎为任督二脉下腹部的穴位，均接近盆腔，通过艾灸热源和药饼效力改善盆腔局部血液循环和组织营养状态，有利于炎症包块的吸收和消散，改善盆腔充血、瘀血及慢性瘢痕粘连，达到止痛消炎的目的，同时鼓舞正气，驱邪外出，对人体免疫和防御机能有显著促进作用，这有利于改善病变组织营养状态，提高受损部位的新陈代谢能力。本疗法不仅治愈率高，缓解症状快，而且有疗程短、复发率低、没有毒副作用的优势。

①用物准备：艾炷、治疗盘、间隔物、打火机、镊子、弯盘（广口瓶）、纱布、必要时准备浴巾、屏风。

②隔药灸处方：制附片、丹参、川楝子、酒延胡索、红藤、吴茱萸各10g，炒小茴香7g，肉桂、乳香、没药各5g。以上诸药共研细末，装瓶备用。施灸时取以上药物40g，用20%酒精和新鲜生姜汁适量调制药膏，并压制成直径5cm、厚0.8cm的药饼5个，在药饼上用牙签扎10余个小孔。

③隔药灸用材料：艾叶200g，捣成细艾绒，制作成中艾炷数25~35枚。

④取穴：三角灸、次髎、关元。

⑤操作方法：根据灸法"先阳后阴"原则，先选择背部穴位次髎施灸，后选用腹部穴位三角灸和关元穴，每日灸1次，每穴灸5~7壮。灸次髎时，俯卧位，用碘伏给次髎穴进行消毒。取上隔药灸药饼，放置双侧次髎穴上，然后在药饼上放艾炷，用线香点燃艾炷进行施灸。灸5~7壮。灸完次髎后，取平卧位，用同样的方法灸三角灸和关元穴，每个穴位也灸5~7壮。灸时注意：当艾灸的穴位皮肤周围灼热难忍时，可以拿起药饼片刻。

⑥治疗时间：每天灸1次，10次1个疗程，必须完成3个疗程的治疗。

⑦操作程序：核对医嘱，评估患者，排空二便，做好解释；备齐用物，携至床旁；协助患者取合理、舒适体位；遵照医嘱确定施灸部位，充分暴露施灸部位，注意保护隐私及保暖；在施灸部位放置间隔物点燃艾炷，进行施灸；施灸过程中询问患者有无不适；观察皮肤情况，如有艾灰，用纱布清洁局部皮肤，协助患者着衣，取舒适卧位；开窗通风，注意保暖，避免对流风。

⑧注意事项：做好告知，施灸过程中出现头昏、眼花、恶心、颜面苍白、心慌出汗等不适现象，及时告知施灸者；施灸后如出现轻微咽喉干燥、大便秘结、失眠等现象，无需特殊处理；灸后注意保暖，饮食宜清淡。大血管处、有出血倾向者不宜施灸。一般情况下，施灸顺序自上而下，先头身，后四肢。防止艾灰脱落烧伤皮肤或衣物。注意皮

肤情况，对糖尿病、肢体感觉障碍的患者，需谨慎控制施灸强度，防止烧伤。施灸后，局部出现小水泡，无需处理，自行吸收。如水泡较大，用无菌注射器抽出泡液，并以无菌纱布覆盖。

11.中药热熨疗法

药物：川椒20g，大茴香20g，乳香20g，没药20g，降香末20g。

用法：上药共研细末，用干面粉和匀，用时以高粱酒少许调湿，摊于纱布上，置于痛处，上用热水袋热熨，每日2次，10d为1疗程。适用于慢性盆腔炎有包块者。

12.物理疗法

根据病情和证型，选择应用盆腔炎治疗仪、微波治疗仪、光子治疗仪等。

四、健康教育

(1)急性盆腔炎应中西医结合治疗，应彻底及时，以防转为慢性。补充每日所需热量与水分，注意电解质及酸碱平衡。高热时采取物理降温措施。必要时给予镇静剂及止痛剂。

(2)热毒炽盛，邪入营血或热入心包，急服安宫牛黄丸，参照感染性休克的防治原则积极治疗。

(3)治疗期间应注意发热、腹痛、带下、实验室检查及盆腔体征等情况，及时采取相应治疗措施。

(4)保持外阴、阴道清洁，必要时床边隔离，防止反复交叉感染。注意经期卫生，积极治疗邻近器官炎症，预防炎症蔓延，继发盆腔炎。加强锻炼，增强体质，防止盆腔炎复发和促进盆腔炎消退。

(5)本病急性期为妇科危重病，须彻底治疗。本病慢性期病程长，可反复发作。

(6)积极预防。①妇科检查、分娩、流产、人工流产时，要注意清洁卫生，用具和器械要严格消毒，防止感染。②要注意性生活的卫生，夫妻双方均应清洗外阴，防止将病菌、霉菌、滴虫等病原体带入阴道，进而引起盆腔炎，经期和产后60d内，严禁性生活。③平时要经常清洗外阴，勤换内裤，经常保持外阴部的卫生，同时要加强营养，注意休息，调节情志，适当运动，增强体质和抗病能力。

第十三章　盆腔瘀血综合征

本病是由于慢性盆腔静脉血液流出不畅、盆腔静脉充盈、瘀血所致的一种独特疾病。其临床特点为"三痛两多一少"，即盆腔疼痛、低位疼痛、性交痛，月经多、白带多，妇科检查阳性体征少。临床发现，本病严重程度与疼痛性质呈正相关。开腹手术可见盆腔静脉增粗、迂回、曲张或成团。本病属于中医"腹痛""带下病""月经不调"等病证范畴。

一、西医诊断

1.诊断依据

（1）症状：本病的临床特点为"三痛两多一少"，即下腹疼痛、低位腰背疼痛、深部性交痛，月经量多、白带量多，妇科检查阳性体征少。其中，慢性盆腔疼痛为最常见症状，一般是慢性持续性坠痛，可放射至下肢、会阴及腰骶部，疲劳、久站或月经前几日加重。

（2）妇科检查：妇科检查无明显阳性体征。少部分患者外阴、阴道静脉较充盈，甚至曲张，阴道及宫颈黏膜常呈蓝紫色，宫颈后唇可见充盈或曲张的小静脉。后穹窿及宫旁组织触诊有柔软的增厚感，压之界限不清，但无明显压痛。

（3）根据辅助检查诊断。

2.鉴别诊断

本病应与盆腔子宫内膜异位症、慢性附件炎（有炎症包块形成）、子宫肌瘤、宫颈糜烂等相鉴别。

（1）子宫内膜异位症：症状有痛经、不孕。妇科检查及辅助检查：盆腔检查发现内异症病灶；影像学检查（盆腔超声、盆腔CT及MRI）发现内异症病灶，血清CA125水平轻、中度升高。腹腔镜检查是目前诊断内异症的通用方法。在腹腔镜下见到大体病理所述典型病灶或对可疑病变进行活组织检查即可确诊。

（2）慢性附件炎：是指女性内生殖器官，包括子宫、输卵管、卵巢及其周围的结缔组织、盆腔、腹膜等处发生慢性或迁延性感染时的炎症之总称。大多数发生在产后、剖腹产后或流产后、各种妇科手术后，以及在放置宫内避孕器之后，临床有程度不同的腹痛，反复发作，迁延日久，使盆腔充血，结缔组织纤维化，盆腔脏器互相粘连，患者出现下腹部胀痛，疼痛连及腰骶部等症状，时轻时重，并伴有白带增多、腰痛、月经失调，在经期或劳累后加重，妇科检查时双侧或单侧附件区压痛，有增厚感，或出现压痛性包块，白细胞计数增加或正常。

(3)子宫肌瘤：月经过多及月经期间出血，特别是发生黏膜下子宫肿瘤。疼痛，一般的疼痛只是隐隐约约的痛，除非子宫本身要排出黏膜下子宫肌瘤，而造成子宫收缩。压迫症状，子宫肌瘤可以压迫到膀胱、输尿管、血管、神经及肠道而产生各种影响这些器官的操作。子宫肌瘤可以影响到子宫腔的结构和子宫内膜的操作，使着床不易，但也有子宫肌瘤的病人，一样可以正常的受孕、正常的生产。

(4)宫颈糜烂：可有月经间期出血，或接触性出血，阴道分泌物增多，检查时宫颈外口周围有鲜红色小颗粒，拭擦后也可以出血，故难以与早期宫颈癌鉴别。可作阴道脱落细胞学检查或活体组织检查以明确诊断。

3.相关检查

(1)经腹或经阴道彩色超声多普勒：是诊断盆腔瘀血综合征的首选检查。可见盆腔静脉扩张、血流速度减慢、子宫肌层内的弓状静脉(连接双侧曲张盆腔静脉)管径扩张。

(2)盆腔静脉造影：静脉回流速度明显减慢，造影剂流出盆腔的时间需20s以上。

(3)MRI或CT：盆腔曲张的静脉在T_1加权图像中通常为无信号，T_2加权图像中为高密度，但随血流速率的不同可以表现为低密度或等密度。

二、中医诊断

1.诊断要点

慢性盆腔持续性坠痛，可放射至下肢、会阴及腰骶部，疲劳、久站或月经前几日加重，低位腰背疼痛，深部性交痛，月经量多，白带量多。舌质暗，有瘀斑。

2.类证鉴别

本病应与痛经、肠痈、胃脘痛等病证相鉴别。

(1)痛经：多发生在月经期间，或前或后，下腹部或背腰部疼痛，有原发与继发之分。

(2)肠痈：是指发生于肠道的痈肿，属于西医之急性阑尾炎等病范畴，临床以转移性右下腹部疼痛为主，伴恶心、呕吐、发热等等。

(3)胃脘痛：是指胃脘部疼痛为主的病证。多见于西医之胃肠神经官能症、胃炎、胃及十二指肠溃疡、胃癌等疾病。

3.证候诊断

(1)气滞血瘀证：下腹胀痛或刺痛，腰骶胀痛，月经量多；经色暗红夹血块，带下量多，色白或黄，质稠，胸胁胀满，经前乳房胀痛，情志不畅则腹痛加重。舌质暗红，或有瘀点或瘀斑，苔白或苔黄，脉弦或弦涩。

(2)寒湿瘀滞证：下腹冷痛或刺痛，腰骶冷痛，带下量多，色白，质清；经期腹痛加重，得温痛减，月经量多或周期延后，经色紫黯有块，形寒肢冷，小便清长。舌质暗红，或有瘀斑瘀点，苔白或白腻，脉沉迟或沉涩。

（3）气虚血瘀证：下腹隐痛或坠痛，喜揉按，腰骶隐痛，月经量多或经期延长；经色淡暗或有块，带下量多，色白质稀，体倦乏力，食少纳呆，大便溏薄。舌淡黯，或有瘀点瘀斑，苔白，脉弦细或弦涩无力。

（4）肾虚血瘀证：下腹绵绵作痛，腰骶酸痛，月经量多，经色淡黯夹块；带下量多，色白质稀，腰膝酸软，头晕耳鸣，夜尿频多。舌质淡黯或有瘀点瘀斑，苔白或腻，脉沉细或沉涩。

（5）湿热瘀结证：下腹胀痛或刺痛，腰骶胀痛，带下量多，色黄质稠或气臭；月经量多或经期延长，经色红，质稠夹血块，口腻或纳呆，小便黄，大便溏而不爽或大便干结。舌质红或暗红，或见边尖瘀点或瘀斑，苔黄腻或白腻，脉弦滑或滑数。

三、中医适宜技术

1.辨证施药

（1）气滞血瘀证。治法：疏肝理气，化瘀止痛。主方：膈下逐瘀汤（《医林改错》）加减。处方：

五灵脂9g	当归9g	桃仁9g	红花9g
川芎6g	丹皮6g	赤芍6g	乌药6g
延胡索3g	枳壳5g	甘草9g	

每日1剂，水煎服，每日2次。

（2）寒湿瘀滞证。治法：温经散寒，化瘀止痛。主方：少腹逐瘀汤（《医林改错》）加减。处方：

小茴香9g	干姜6g	延胡索9g	当归9g
川芎6g	肉桂6g	赤芍9g	生蒲黄9g
五灵脂6g	炙甘草6g		

每日1剂，水煎服，每日2次。

（3）气虚血瘀证。治法：益气活血，化瘀止痛。主方：理冲汤（《医学衷中参西录》）加减。处方：

黄芪9g	党参6g	白术6g	山药15g
知母12g	三棱9g	莪术9g	鸡内金9g
天花粉12g	川芎9g	当归6g	丹参9g
广木香6g			

每日1剂，水煎服，每日2次。

（4）肾虚血瘀证：治法：补肾活血，化瘀止痛。主方：宽带汤（《辨证录》）合失笑散（《太平惠民和剂局方》）加减。处方：

白术30g	巴戟天15g	补骨脂3g	肉苁蓉9g

人参6g^(另炖)	麦冬9g	五味子2g	杜仲9g
莲子肉15g	熟地15g	当归6g	白芍9g
蒲黄10g^(包)	五灵脂10g		

每日1剂，水煎服，每日2次。

(5)湿热瘀结证。治法：清热除湿，化瘀止痛。主方：清热调血汤(《古今医鉴》)加减。处方：

当归9g	川芎6g	白芍9g	生地黄9g
黄连6g	香附6g	桃仁6g	红花6g
延胡索6g	牡丹皮9g	莪术9g	炙甘草6g

每日1剂，水煎服，每日2次。

2.中成药治疗

(1)血府逐瘀丸(柴胡、当归、地黄、赤芍、红花、桃仁、麸炒枳壳、甘草、川芎、牛膝、桔梗)：活血祛瘀，行气止痛。用于气滞血瘀所致的胸痛、头痛日久，痛如针刺而有定处、内热烦闷，心悸失眠，急躁易怒。用于本病气滞血瘀证。每丸重9g。空腹时用红糖水送服。一次1~2丸，一日2次。忌食辛冷食物；孕妇禁用。

(2)少腹逐瘀丸(当归、蒲黄、醋炒五灵脂、赤芍、盐炒小茴香、醋制延胡索、炒没药、川芎、肉桂、炮姜)：调经活血，散寒止痛。用于寒凝血瘀所致的月经后期、痛经，症见行经后错、行经小腹冷痛、经血紫暗、有血块、产后小腹疼痛喜热、拒按。每丸重9g。温黄酒或温开水送服。一次1丸，一日2~3次。孕妇忌服。忌生冷食物，不宜洗凉水澡。服药期间不宜同时服用人参或其制剂。感冒发热病人不宜服用。有高血压、心脏病、肝病、糖尿病、肾病等慢性病严重者应在医师指导下服用。青春期少女及更年期妇女应在医师指导下服用。月经过多者，应及时去医院就诊。平素月经正常，突然出现月经过少，或经期错后，或阴道不规则出血者应去医院就诊。治疗痛经，宜在经前3~5d开始服药，连服1周。如有生育要求应在医师指导下服用。服药后痛经不减轻，或重度痛经者，应去医院就诊。治疗月经不调，服药1个月症状无缓解，应去医院就诊。

(3)桂枝茯苓丸(桂枝、茯苓、牡丹皮、赤芍、桃仁)：活血，化瘀，消癥。用于妇人宿有癥块，或血瘀经闭，行经腹痛，产后恶露不尽。每丸重6g。口服。一次1丸，一日1~2次。孕妇忌用，或遵医嘱；经期停服，或遵医嘱。偶见药后胃脘不适、隐痛，停药后可自行消失。

(4)当归腹痛宁滴丸(当归油)：解痉止痛。用于妇女痛经，产后宫缩痛，感染性腹泻引起的急性腹痛等。丸芯重20mg。口服。顿服10~15粒或日服2次，每次10~15粒。服用时不宜破碎，以免影响疗效。

3.针刺疗法

取穴：中极、次髎、地机、三阴交、足三里，随证配穴。

操作：选毫针刺，平补平泻，留针30min，每10min行针1次，每日1次，10次1疗程。

4.艾灸疗法

取穴：主穴取气海、关元、中极。气滞血瘀证，加三阴交；寒湿瘀滞证，加归来、膀胱俞；气虚血瘀证，加足三里；肾虚血瘀证，加神阙、肾俞。

操作：可使用艾灸盒，也可应用多功能艾灸仪治疗。每日1次，每次10~30min，经期停用。

5.中药直肠导入疗法

药物：选取辨证论治之各型病证的中草药汤药。

用法：中草药浓煎取液，适宜温度(39℃)保留灌肠。每晚1次，14d为1个疗程，每个月经周期治疗1个疗程，经期停用。

6.中药敷贴疗法

药物：选取辨证论治之各型病证的中草药汤药。

用法：中草药研末制成敷贴剂，贴于三阴交、气海、神阙、血海、归来、子宫、太冲、关元等穴位。

7.中药药熨疗法

药物：选取辨证论治之各型病证的中草药汤药。

用法：将中药粉碎成粗颗粒或打粉放入大小适中的布袋，温水浸湿后，隔水蒸30~40min，暴露治疗部位，在治疗局部垫1~2层毛巾将药袋置于上面，趁热敷于下腹部或腰骶部，直至药袋由热变温后停止治疗。治疗时间一般为30min。每日1次，14d为1个疗程，每个月经周期治疗1个疗程，经期停用。

四、健康教育

1.起居调理

慎起居，避免过度劳累，长期站立或静坐工作的患者，周期性休息；调节体位，休息时改习惯性仰卧位为侧俯卧位；纠正便秘；节制房事。

2.运动康复

适当体育锻炼，增强盆底肌张力，促进静脉回流，加快血液循环。疼痛严重者，坚持依次先做10余分钟的膝胸卧位，再取侧俯卧位休息。

3.饮食调理

忌食生冷和酸涩食物。

4.情志调理

关心患者，重视情志护理，使患者充分认识疾病，消除紧张焦虑情绪。

第十四章 妊娠恶阻

妊娠早期出现恶心呕吐，头晕倦怠，甚至食入即吐者，称为"妊娠恶阻"。亦称为"子病""病儿""阻病"。中医认为主要是冲气上逆，胃失和降。可由素性肝旺，或肝热气逆，受孕后血聚胞宫养胎，冲脉气盛，冲脉附肝，冲脉之气上逆，冲气夹肝火上逆犯胃，致使胃失和降所致；也可由素体脾胃虚弱，孕后经血不泻，冲脉气盛，冲气犯胃，胃失和降而致。这两种未及时治疗，可发展到气阴两虚型。

妊娠早期的轻度恶心择食，晨起恶心呕吐等为早孕反应，不作病论。妊娠恶阻为病状，大约占人群中1%。恶阻的原因主要为绒毛膜促性腺激素分泌过多，胃酸分泌减少，胃肠蠕动降低，饮食消化吸收减缓而引起反射性呕吐。精神紧张，情绪抑郁，对妊娠恐惧以及神经系统功能不稳定的人尤易发生恶阻。

一、西医诊断

1.诊断依据

中医的妊娠恶阻属于西医学的妊娠恶心呕吐及妊娠剧吐，妊娠恶心呕吐是指妊娠前3个月出现且排除其他原因的恶心呕吐，而妊娠剧吐是妊娠恶心呕吐延长且伴有体重减轻超过妊娠前5%、脱水、电解质失衡，这类孕妇一般需要住院治疗。

（1）轻度呕吐：呕吐反复发作，尤其在进食后，尿酮体阴性。

（2）中度呕吐：呕吐频作，不进食亦吐，吐出物为沫状黏液，或含有胆汁和血液，全身出现轻度脱水症状，可有口渴、皮肤口唇干燥、眼球凹陷，小便量少而比重增加，血红蛋白指数升高，体温略高、脉数、血压降低，体重减轻，血糖下降，尿酮体阳性。

（3）重度呕吐：体温升高、脉搏微弱、血压降低，精神疲乏，嗜睡，甚至昏迷、抽搐、黄疸、少尿或无尿，肝肾功能受损表现。

2.鉴别诊断

主要与葡萄胎、甲亢及可能引起呕吐的疾病相鉴别，如肝炎、胃肠炎、胰腺炎、胆道疾病等等，有神经系统症状者应该与脑膜炎和脑肿瘤等相鉴别。

3.相关检查

血液常规检查、电解质检查、尿、肝肾功能、甲状腺功能、HCG水平、幽门螺杆菌检查、心电图、CT检查等有助于诊断与鉴别。

二、中医诊断

1.诊断要点

孕后出现恶心呕吐较重，伴嗜睡、择食嗜酸、胸满胁痛、嗳气叹息等。

2.类证鉴别

呕吐：呕吐食物、痰涎或黄绿色液体，持续或反复发作，常伴恶心、饮食减少等症，常有饮食不节、过食生冷、恼怒气郁，或久病不愈等病史，妇科检查正常。

3.证候诊断

(1)脾胃虚弱证：孕后恶心呕吐不食，口淡或呕吐清涎，神疲思睡。舌淡苔白润，脉缓滑无力。

(2)肝胃不和证：孕后呕吐酸水或苦水，胸满胁痛，嗳气叹息，头胀而晕，烦渴口苦。舌淡红苔微黄，脉弦滑。

(3)气阴两虚证：恶心呕吐日久，出现精神萎靡，形体消瘦，眼眶下陷，发热口渴，尿少便结，唇舌干燥，呕吐带血水样物。舌红，苔薄黄或光剥，脉细数无力。

三、中医适宜技术

1.辨证施药

(1)脾胃虚弱证。治法：健脾和胃，降逆止呕。主方：香砂六君子汤(《时方歌括》)加减。处方：

人参6g^(另炖)	白术6g	茯苓6g	半夏6g
陈皮3g	木香4g	砂仁4g^(后下)	甘草3g
生姜5g	大枣5g		

每日1剂，水煎服。

(2)肝胃不和证。治法：清肝和胃，降逆止呕。主方：加味温胆汤(《医宗金鉴》)加减。处方：

陈皮3g	制半夏3g	茯苓3g	炙甘草1.5g
芦根3g	枳实3g	竹茹3g	黄芩3g
黄连2.4g	麦冬6g	生姜5g	

每日1剂，水煎服。

(3)气阴两虚证。治法：益气养阴，和胃止呕。主方：生脉散(《医学启源》)合增液汤(《温病条辨》)加减。处方：

人参9g^(另炖)	麦门冬9g	五味子6g	元参9g
生地15g	炙甘草6g		

每日1剂，水煎服。

2.中成药治疗

(1)香砂六君成方(党参、炒白术、茯苓、制半夏、陈皮、炙甘草、木香、砂仁):益气健胃,和胃。用于本病脾胃虚弱证。丸剂:口服。一次6~9g,一日2~3次。水丸:口服。一次6~9g,一日2~3次。浓缩丸:口服。一次12丸,一日3次。片剂:口服。一次4~6片,一日2~3次。合剂:口服。一次10~15ml,一日3次;用时摇匀。过敏体质者、阴虚内热胃痛,口干、舌少津、大便干燥者,急性胃肠炎和有高血压、心脏病、肝病、糖尿病、肾病等慢性病严重者慎用。用药期间饮食宜清淡,忌辛辣、生冷、油腻、不易消化食物、烟、酒。

(2)舒肝和胃丸(柴胡、醋制香附、佛手、郁金、木香、乌药、陈皮、炒焦槟榔、莱菔子、白芍、炒白术、广藿香、炙甘草):舒肝解郁,和胃止痛。用于本病肝胃不和证。口服液:口服。一次10ml,一日2次。丸剂:口服。大蜜丸一次2丸,水蜜丸一次9g,一日2次。过敏体质者慎用。肝胃郁火所致胃痛、胁痛者、高血压、心脏病、肝病、糖尿病、肾病等慢性病严重者慎用。服药期间忌辛辣、生冷、油腻食物、酒。本药不宜久服。

3.针刺疗法

取穴:主穴取足三里、太冲。脾胃虚弱者配中脘、内关;肝胃不和者配阳陵泉;肝热加太冲,痰湿加丰隆。

操作:实证用泻法,虚证用补法。每天1~2次,留针20min。

4.艾灸疗法

取穴:中脘、内关和足三里。

操作:以上三个穴位可以采用艾灸法,直接灸或者隔姜灸均可,也可采用穴位按揉法,用手指或按压棒直接揉按穴位,均可达到健脾和胃、降逆止呕的作用。

5.中草药香囊疗法

药物:红参20g,茯苓20g,谷芽20g,巴戟天20g,菟丝子20g,白芍20g,苏子20g,炒白术20g,生薏仁30g,炒山药30g,神曲10g,砂仁5g,柴胡30g,甘草3g。

配制:以上药物共研细末,装瓶备用。每次取药末5g装入纱布袋中,再装入用无纺布制成的香囊中,共制作50个香囊,用食品袋或有色玻璃瓶密封保存。

用法:每次取香囊一个,拿手中不断闻嗅,晚上睡觉时置于枕头边,每个香囊连续使用7~14d,再换新香囊。在使用过程中,不定期将香囊里的中草药药末要反复搓揉数次,以保证药味的充分发挥。

6.中药敷脐疗法

药物:半夏30g,苏梗15g,干姜10g,肉桂5g,丁香5g。

用法:将以上药物研成粉末装瓶备用。用时取药末6g,和鲜生姜汁调和成药膏,贴于肚脐眼,再用一次性敷贴胶布封固,每次贴敷6h,取下休息4h后再更换新药膏贴敷,每日2次。连用至症状消失。

7.单方治疗

(1)白扁豆30g，竹茹6g，砂仁5g(后下)，水煎服，用于脾胃虚弱之妊娠恶阻。

(2)饭前用鲜生姜擦舌头或姜汁滴舌。

(3)安胃饮：藿香9g，苏梗、川厚朴、砂仁各6g，竹茹、半夏、陈皮、茯苓各9g，生姜汁20滴兑服。水煎服，每日1剂，日服2次。有和胃、降逆、止呕功效。

(4)定呕饮：当归9g，炒白芍、桑叶各12g，焦白术、黄芩各9g，苏梗6g，绿梅花、玫瑰花、砂仁(带壳)各3g，煅石决明24g。水煎服，每日1剂，日服2次。

(5)妊阻汤：紫苏梗、姜半夏、制香附各9g，伏龙肝(先煎)、旋覆花(包煎)各15g，川黄连3g，生姜、大枣各5g。每日1剂，方中伏龙肝加水适量煎20~30min去渣取汁，再纳诸药入煎，沸后再煎(文火)10min，再如法煎1次，二汁混匀，少量频饮。

(6)温中和胃饮：苍术、砂仁各6g，厚朴、藿香梗、桔梗各5g，陈皮、木香各6g，小茴香、益智仁各5g，炙甘草1.5g，生姜3片。每日1剂，水煎服汁，少饮频服，以不吐为度。

8.药膳疗法

(1)脾胃虚弱证。治宜健脾和胃，降逆止呕。药膳方：

①砂仁肚条：砂仁末6g，猪肚1具，调料适量。猪肚洗净后入沸水中氽透捞出，刮去内膜；锅内加清水、葱结、姜块、花椒，放入猪肚，沸后用小火煮至肚熟，取出切成肚条。再用原汤烧沸后，放入肚条、砂仁末、胡椒粉、猪油、味精各适量，沸后用湿淀粉勾芡。

②豆蔻生姜肉片：白豆蔻9g，生姜9g，猪瘦肉200g。豆蔻为末，生姜洗净切丝；猪肉切片，如常法炒熟后，放入豆蔻末、生姜丝，炒匀起锅即可，连续服食。

③紫苏姜橘茶：苏梗9g，生姜9g，大枣6枚，陈皮9g。共煎取汁，代茶服饮。

(2)肝胃不和证。治宜抑肝和胃，降逆止呕。药膳方：

①滑石红糖茶：滑石9g，红糖50g。将滑石用布包扎，煎汁去渣，加红糖再煮片刻。代茶饮。

②芦根竹菇汤：鲜芦根30g，鲜竹菇30g，蜜糖适量。将前2味水煎取汁去渣，加蜜糖调匀服食。

(3)气阴两虚证。治法宜益气养阴，和胃止呕。药膳方：

①鲜藕粥：鲜老藕30g，粳米100g，红糖或蜂蜜适量。藕去节，洗净，切薄片，与粳米、红糖或蜂蜜同煮粥，忌用铁锅煮，早晚餐服食。

②西洋参茶：西洋参切薄片6g，泡开水，代茶饮。

四、健康教育

1.预防为主

孕后应增加睡眠时间，早睡早起，起居有常。饮食有节，少食多餐，营养丰富，补充足量维生素，对特别喜食之物，以适量为宜。

2.增加营养

孕妇早期饮食宜少食多餐，以瘦肉、鱼类、蛋类、面条、牛奶、豆浆、新鲜蔬菜和水果为佳。可多选择孕妇平常喜欢吃的食物，但不宜食用油腻、油煎、炒、炸、辛辣刺激等不易消化的食物。清晨呕吐厉害者可食较干的食物，如烤馒头片、面包干、苏打饼干、甜饼干等，可以减少呕吐。进食时，可将饮食中的固体食物与液体食物分开，在正餐食完后，隔段时间再喝水或汤。3次主餐外，可另加2~3餐辅食，少食多餐，力争不引起呕吐，或一次吃完吐掉后，休息一会儿再吃，将吐掉的补充上，以补足一天总的需要量。反应过重者可适当服用维生素B_1、B_6，连服7~10d，以帮助增进食欲，减少不适感。

3.放松身心

保持精神愉快，心情舒畅，切勿过怒过悲，戒除情绪大幅度波动，避免忧虑和急躁情绪。多参加娱乐活动，多听音乐。

4.注意作息及环境

注意休息，每日保证8~9h睡眠，保持室内空气流通、清新、温度适中，不宜过冷或过热。

第十五章　早期先兆流产

西医学之早期先兆流产、先兆早产属于中医"胎漏""胎动不安"。中医认为其病机有：肾虚，素禀肾气不足，或孕后房事不节，损伤肾气，肾虚冲任不固，胎失所系，以致胎动不安。气虚，孕妇素体虚弱，或饮食过度，损伤脾气，或大病损伤正气，气虚冲任不固，胎失所载，以致胎动不安。血虚，素体阴血不足，或久病耗血伤阴，或孕后脾胃虚弱，恶阻较重，化源不足而血虚，血虚则冲任血少，胎失所养，而致胎动不安。血热，孕妇素体阳盛，或肝郁化热，或过食辛燥助阳之品，或外感邪热，遂致阳盛血热，热扰冲任，损伤胎气，遂致胎动不安。外伤，孕后不慎，跌仆闪挫，或登高持重，或劳力过度，使气血紊乱，冲任失调，不能载胎养胎，而致胎动不安。癥瘕伤胎，孕妇宿有癥瘕之疾，瘀阻胞脉，孕后冲任气血失调，血不归经，胎失摄养，而致胎动不安。

在妊娠期阴道少量出血，时下时止或淋沥不断，而无腰酸、腹痛、小腹下坠者，称"胎漏"；若妊娠期间仅有腰酸腹痛、小腹下坠，或伴有阴道少量出血者，称"胎动不安"。胎动不安是临床常见的妊娠病之一，经过安胎治疗，腰酸腹痛消失，出血迅速停止，多能继续妊娠。若因胎元有缺陷而致胎动不安者，胚胎不能成形，故不宜进行保胎治疗。

西医学之先兆流产指妊娠28周前，先出现少量的阴道流血、继而出现阵发性下腹痛或腰痛，盆腔检查宫口未开，胎膜完整，无妊娠物排出，子宫大小与孕周相符。如症状加重，可能发展为难免流产。妊娠于28周前终止者称为流产。如在妊娠12周前自然终止者称早期流产，在妊娠13~27周自然终止者为晚期流产。从不同地区、不同阶层及不同年龄的统计，自然流产的发生率在15%~40%，约75%发生在妊娠16周以前，发生于妊娠12周前者占62%。流产从开始发展到终结经历一系列过程，根据其不同的阶段，可给予不同的诊断名称，分别为：先兆流产、难免流产、不全流产、完全流产、过期流产。

一、西医诊断

1.诊断依据

参照全国高等学校教材《妇产科学》(丰有吉、沈铿主编，人民卫生出版社，2006年)。

(1)停经：大部分自然流产患者均有明显停经史。

(2)阴道出血和腹痛：首先出现的症状往往是阴道出血，一般出血量少，常为暗红色，或为血性白带，但有时可达4~5d至1周以上。在流血出现后数小时至数周，可伴有轻度下腹痛或腰背痛，在妊娠12周以后，患者有时可感到阵发性腹痛。

(3)妇科查体可见宫颈口未开，无妊娠物排出，子宫大小与停经时间相符。

2.鉴别诊断

根据病史、临床表现即可诊断，有时需结合妇科检查、B超、血HCG等查体或辅助检查才能明确诊断，并进行流产类型的分类。对早期妊娠特别是停经时间不久的先兆流产主要是观察继续妊娠的可能性。主要的辅助诊断方法是B超及血HCG水平的检测。正常早期妊娠时血HCG水平有倍增时间，可连续测定血HCG以了解胎儿情况。如每48h血HCG水平升高不到65%，则可能提示妊娠预后不良。同时B超的连续监测也有重要意义，如仅见胎囊而迟迟不见胎儿或有胎儿而迟迟不见胎心出现，均可能提示预后不良。

3.相关检查

(1)妇科检查：子宫颈口未开，子宫增大与妊娠周数相符合。

(2)辅助检查：尿妊娠试验阳性或血HCG值升高，或B超提示宫内妊娠。

二、中医诊断

1.诊断要点

参照全国高等中医药院校规划教材《中医妇科学》(罗颂平主编，高等教育出版社，2008年)。妊娠期间出现腰酸、腹痛、下坠，伴有少量阴道出血，脉滑，可诊断为胎动不安。

2.类证鉴别

(1)激经：多见于妊娠初期阴道少量出血，是孕后按月行经而致阴道有规律的下血现象，常随胎儿增大而出血自止，胎儿发育不受影响，一般不需治疗。

(2)异位妊娠：多为停经后突然发生下腹一侧撕裂样剧痛，严重者可致休克，或伴少量阴道出血，下腹有压痛或反跳痛，妇科检查子宫旁有界限不清质软而触痛的包块。

(3)堕胎、小产：出血量增多，小腹坠胀疼痛，妊娠试验由阳性转阴性，胎心音和胎动消失，或有血块排出。

3.证候诊断

(1)肾虚证：阴道少量出血，色淡暗，质薄；小腹坠痛，腰酸痛；两膝酸软。伴头晕耳鸣，夜尿频多，或曾屡有堕胎。舌质淡，苔白，脉沉细滑。

(2)脾肾两虚证：阴道少量出血，色淡；腰酸痛；食欲不振，大便溏泄。或腹胀，头晕耳鸣，神疲肢倦。舌质淡，苔薄白，脉细缓略滑。

(3)肾虚血热证：阴道少量出血，色鲜红或深红；腰酸痛或小腹下坠；口干咽燥。或两膝酸软，夜尿频多，心烦少寐，手足心热，小便短黄，大便秘结。舌质红，苔黄或苔薄，脉滑数或脉滑细数。

(4)气血虚弱证：阴道少量出血，色淡红，质清稀；小腹坠痛或伴腰酸痛；神疲肢倦。或心悸气短，面色无华或萎黄。舌质淡，苔薄白，脉细缓滑。

(5)肾虚血瘀证：阴道少量出血，色暗红；腰酸痛；或有妊娠外伤史。或精神倦怠，小腹刺痛，耳鸣头晕。舌暗红，苔薄白，脉涩或细滑。

(6)跌仆伤胎证：妊娠不慎外伤，腰酸腹胀坠，阴道出血。舌质正常，脉滑无力。

三、中医适宜技术

1.辨证施药

妊娠后出现阴道流血、腹痛、腰痛等症状时即为先兆流产，此时必须积极治疗，有条件的孕妇最好住院安胎治疗。中医汤药治疗按照以下证候进行辨证论治。

(1)肾虚证。治法：补肾益气安胎。主方：寿胎丸(《医学衷中参西录》)加味。处方：

菟丝子120g　　桑寄生60g　　阿胶60g　　川断60g

苎麻根60g　　杜仲60g

每次1剂，研细末，加蜂蜜制作成水蜜丸，每次10g，每日3次。

加减：气虚者加人参60g；大气陷者，加生黄芪90g；食少者，加炒白术60g；有寒者，加炒补骨脂60g；有热者，加生地60g。

(2)脾肾两虚证。治法：固肾健脾安胎。主方：寿胎丸(《医学衷中参西录》)合补中益气汤(《脾胃论》)加减。处方：

菟丝子24g　　桑寄生12g　　阿胶12g(烊化)　　川断12g

党参12g　　炒白术12g　　淮山药30g　　黄芪30g

柴胡10g　　陈皮10g　　升麻6g　　炙甘草9g

每日1剂，水煎服。

(3)肾虚血热证。治法：滋肾凉血安胎。主方：寿胎丸(《医学衷中参西录》)合保阴煎(《景岳全书》)加减。处方：

生地15g　　熟地15g　　白芍12g　　黄芩9g

黄柏9g　　续断15g　　菟丝子15g　　桑寄生12g

阿胶10g(烊化)　　旱莲草12g

每日1剂，水煎服。

(4)气血虚弱证。治法：益气养血安胎。主方：胎元饮(《景岳全书》)加减。处方：

人参6g(另炖)　　白术9g　　熟地9g　　归身9g

白芍9g　　杜仲9g　　陈皮6g　　桑寄生9g

炙甘草6g

每日1剂，水煎服。

(5)肾虚血瘀证。治法：益肾祛瘀安胎。主方：寿胎丸(《医学衷中参西录》)合加味圣愈汤(《兰室秘藏》)加减。处方：

黄芪30g	党参12g	当归10g	参三七9g^(冲服)
熟地12g	白芍12g	菟丝子12g	桑寄生12g
阿胶10g^(烊化)	杜仲12g	续断12g	砂仁5g^(后下)

每日1剂，水煎服。

(6)跌仆伤胎证。治法：补气和血安胎。主方：加味圣愈汤(《医宗金鉴》)加减。处方：

熟地黄15g	白芍10g	黄芪15g	杜仲12g
续断12g	当归10g	川芎10g	党参15g
砂仁6g^(后下)			

每日1剂，水煎服。

2.中成药治疗

(1)保胎灵(熟地黄、续断、杜仲炭、槲寄生、菟丝子、巴戟天、阿胶、枸杞子、山药、炒白术、白芍、煅龙骨等14味)：补肾，固冲，安胎。用于先兆流产，习惯性流产及因流产引起的不孕症。每片重0.32g。口服。一次5片，一日3次。

(2)滋肾育胎丸(菟丝子、砂仁、熟地黄、人参、桑寄生、阿胶珠、制何首乌、艾叶、盐巴戟天、白术、党参、鹿角霜、枸杞子、续断、杜仲)：补肾健脾，益气培元，养血安胎，强壮身体。用于脾肾两虚，冲任不固所致的滑胎(防治习惯性流产和先兆性流产)。口服，淡盐水或蜂蜜水送服。一次5g(约2/3瓶盖)，一日3次。感冒发热勿服。服药时忌食萝卜、薏苡仁、绿豆芽。如肝肾阴虚患者，服药后觉口干口苦者，改用蜂蜜水送服。服药时间长短不一，有的服1~2瓶见效，有的滑胎患者需服药1~3个月，以服药后临床症状消除为原则，但滑胎者一般均服至3个月后渐停药。

(3)孕康口服液(山药、续断、黄芪、当归、狗脊、菟丝子、桑寄生、杜仲、补骨脂、党参、茯苓、焦白术、阿胶、地黄、山茱萸、枸杞子、乌梅、白芍、砂仁、益智仁、苎麻根、黄芩、艾叶)：健脾固肾，养血安胎。用于肾虚型和气血虚弱型先兆流产和习惯性流产。每瓶装20ml。空腹口服。一次20ml，一日3次。服药期间，忌食辛辣刺激性食物，避免剧烈运动以及重体力劳动。凡难免流产、异位妊娠、葡萄胎等非本品适用范围。

(4)保胎丸(熟地黄、醋艾炭、荆芥穗、平贝母、槲寄生、酒制菟丝子、黄芪、炒白术、麸炒枳壳、砂仁、黄芩、姜厚朴、甘草、川芎、白芍、羌活、当归)：益气养血，补肾安胎。用于气血不足、肾气不固所致的胎漏、胎动不安，症见小腹坠痛，或见阴道少量出血，或屡经流产，伴神疲乏力、腰膝酸软。每丸重9g。口服。一次1丸，一日2次。

(5)安胎丸(当归、制川芎、黄芩、炒白芍、白术)：养血安胎。用于妊娠血虚，胎动不安，面色淡黄，不思饮食，神疲乏力。本品为棕色的大蜜丸；气香，味甘、辛。空腹开水送服。一次1丸，一日2次。

(6)嗣育保胎丸(黄芪、党参、茯苓、麸炒白术、甘草、当归、川芎、白芍、熟地黄、阿胶、桑寄生、菟丝子、艾叶炭、荆芥穗、姜炙厚朴、麸炒去瓤枳壳、川贝母、羌活、鹿茸粉）：补气养血，安胎保产。用于孕妇气血不足引起恶心呕吐，腰酸腹痛，足膝浮肿，胎动不安，屡经流产。本品为黑褐色的大蜜丸；气微香，味苦。每丸重6g。口服。一次2丸，一日2~3次。服用前应除去蜡皮、塑料球壳；本品可嚼服，也可分份吞服。

（7）参茸保胎丸（党参、鹿茸、熟地黄、山药、阿胶、菟丝子、续断、桑寄生、杜仲、炒白术、黄芩、砂仁、茯苓、当归、醋香附、醋艾叶、白芍、酒制川芎、化橘红、炙甘草、龙眼肉、羌活、川贝母）：滋养肝肾，补血安胎。用于肝肾不足，营血亏虚，身体虚弱，腰膝酸痛，少腹坠胀，妊娠下血，胎动不安。本品为深褐色的水蜜丸；味甜、微辛。每10丸重1.6g。口服。一次15g，一日2次。

（8）固肾安胎丸（制何首乌、地黄、制肉苁蓉、续断、桑寄生、钩藤、菟丝子、炒白术、黄芩、白芍）：滋阴补肾，固冲安胎。用于早期先兆流产属中医肾阴虚证，症见：腰酸胀痛、小腹坠痛、阴道流血，可伴有头晕耳鸣，口干咽燥，神疲乏力，手足心热。本品为深褐色的小蜜丸；味甘、微苦。每袋装6g。口服。一次1袋，一日3次；连续服用14d为1疗程。

（9）保胎无忧片（黄芪、艾叶炭、酒制当归、酒制白芍、川芎、酒泡菟丝子、麸炒枳壳、姜制厚朴、川贝母、荆芥炭、羌活、甘草）：安胎，养血。用于闪挫伤胎，习惯性小产，难产。薄膜衣片每片重0.56g。鲜姜汤送服。一次4~6片，一日2~3次。忌食鱼类。

3.孕前调治

流产患者应在末次流产后避孕半年至一年，中药调治，使身体逐渐复原。若既往未做相关检查或在此期间进行以上的相关检查，则注意基础体温测定，了解卵巢功能情况。并按中医辨证用药，多用补肾法，且根据患者自身情况选用补肾阴或补肾阳治疗。并按周期用药，排卵前期适当加用行气活血之郁金、丹参从而协助排卵，排卵后期可用淫羊藿、怀山药、鹿角霜等维持黄体功能。中医认为维系胎元之机制，主要在于冲任二脉所固摄，冲为血海，任主胞脉。而冲任之本在肾。故维持肾气的壮旺，保障气血的充沛，是保证胎儿正常发育和防治流产的要着。而肾气的充养，并非一朝一夕可以收效，故习惯性流产者，除外明显染色体异常，双方均患地中海贫血或女方子宫畸形等无法改善的因素。则应在再次妊娠之前。预先调治一段时间，方能保证顺利妊娠。

4.消除病因

有一部分孕妇怀孕后不注意起居饮食而出现先兆流产症状，故孕后嘱孕妇避免剧烈运动，避免受到外伤，妊娠3个月内应禁止性生活，对于习惯性流产的妇女，整个孕期应禁止性生活，同时避免揉按下腹部，以免引起宫缩导致流产，饮食要富有营养，摄取足够的蛋白质及维生素，不要妄用大补之品，如参、茸或妄用峻下滑利之品，如薏苡仁、大黄等。对于习惯性流产的妇女应在怀孕前进行必要检查，包括卵巢功能检查、夫妇双方染色体检查与血型鉴定、丈夫的精液检查、夫妇双方地中海贫血检测，女方尚需进行生殖道的详细检查，包括有无特殊病原体如衣原体、支原体的感染，有无子宫肌瘤、宫腔粘连。并作子宫输卵管造影以确定子宫有无畸形与病变，以及检查有无宫颈内口松弛等。查出原因，若能治者，应于怀孕前治疗，女方黄体不佳、甲状腺功能亢进或低下、存在抗精子抗体或自身免疫性HLA抗原相容性增大者，应预先加以调理，防止再次流产。

5.孕即安胎

经过流产后的妇女在决定再次妊娠的宜作基础体温测定，若持续高温相超过18d即妊娠的可能性极大。此时嘱患者多卧床休息，禁房事，慎起居。饮食上忌服峻下滑利之品如薏苡仁、大黄等以免滑胎，同时定期作晨尿HCG定量测定及B超以了解胎儿发育情况。

四、健康教育

(1)若阴道流血停止、腹痛消失、B超证实胚胎存活，可继续妊娠。若临床症状加重，B超发现胚胎发育不良，血HCG持续不升或下降，表明流产不可避免，应终止妊娠。

(2)孕早期应注意休息，避免过度劳累，孕期的前三个月应避免同房，尽量避免接触有毒有害物理化学物质，以期避免先兆流产的发生。

(3)出现流产先兆，应绝对卧床休息，安定情绪。对有阴道出血者应随时观察出血量及腹痛情况。

(4)定期查血HCG，并注意其变化。定期B超检查以确定胚胎大小及胎元已未殒。

(5)先兆流产的治疗时间应超过以往流产发生的妊娠月份1个月。

(6)在治疗过程中出现下腹阵痛，腰酸增剧，阴道出血量多，病情发展为难免性流产和不完全性流产须及时进行手术清理宫腔。

(7)先兆流产可治可防，防重于治。应避免一切引起流产或诱发胎儿畸变的因素，如感冒发热、房事、咳嗽、腹泻，禁用妊娠禁忌药及过度劳累，避免情绪紧张等。

第十六章　习惯性流产

习惯性流产是指连续3次或3次以上自然流产者。每次流产往往发生在同一妊娠月份，其流产过程与一般流产相同，近年国际上把习惯性流产称为复发性流产。根据习惯性流产时间，分为早期习惯流产或晚期习惯流产。早期习惯性流产指在妊娠12周以前发生流产，一般多与遗传因素、母内分泌失调及免疫学因素等有关；晚期习惯性流产指在妊娠12周以后发生流产，常为子宫颈内口松弛所致。或者多由于刮宫或扩张宫颈所引起的子宫颈口损伤，少数可能与先天性发育异常、畸形、血型不合及母患疾病等因素有关。中医属于"滑胎病"，是指连续3次以上自然发生堕胎、小产的妇科病证。一般妊娠3个月以内，胎儿尚未形成而堕者为堕胎；妊娠3个月以后，胎儿已成形而堕者为小产。但有些古代医著所言滑胎，是指临产催生的方法，不是"滑胎"病证，不属此处说明范围。滑胎主要因先天不足、房劳过度、孕后纵欲损伤肾气，胎失所系；或素体气血不足，大病久病失血耗气，胎失所养；或素体阴虚内热，胞络不固等引起。

一、西医诊断

1.诊断依据

参照全国高等学校教材《妇产科学》(人民卫生出版社，2006年版)。早期阴道少量出血，或有轻微下腹隐痛，出血时间可持续数天或数周，血量较少。晚期阴道出血量增加，腹部疼痛加重；这时检查宫颈口，可以发现扩张，或者已经看到胎囊在宫颈口形成堵塞。如妊娠物全部排出，称为完全流产；仅部分妊娠物排出，尚有部分残留在子宫腔内时，称为不全流产，需要立即做清宫处理。

2.鉴别诊断

必须与功能性子宫出血、输卵管妊娠、葡萄胎、子宫肌瘤、绒毛膜上皮癌等进行鉴别。此外，还应鉴别各种类型的流产，以便明确诊断，根据不同类型流产选择不同的治疗。

3.相关检查

(1)一般检查：包括病史询问(内、外、产科史、代谢病史、感染史，宫内有无异物存放，有无药物中毒，接受放射线治疗等)，体检及盆腔检查时应注意子宫大小、位置，附件情况，基础体温测定，宫内膜检查，子宫输卵管造影，必要时做宫腔镜和腹腔镜检查。实验室检查包括血常规、血沉、血型及精液常规等。

（2）特殊检查：对疑有遗传性疾病者，夫妇双方均应做染色体核型检查，或进一步做夫妇的家系遗传学调查和系谱绘制。激素测定，包括雌激素和孕激素、绒毛膜促性腺激素等的定量检测。尿、宫颈黏液培养了解有无微生物感染。对于流产后妊娠物的病理解剖及细胞遗传学的研究。怀疑患自身免疫性疾病者要检测APA。

经以上全面检查，逐一排除常见原因而病因仍不明者，应疑为免疫性习惯性流产，需做免疫学检查。

（3）免疫学检查：首先应用混合淋巴细胞培养反应（MLR）及淋巴细胞毒性抗体测定，鉴别原发性与继发性流产；抗精子抗体的测定；血型及抗血型抗体测定；绒毛膜促性腺激素测定。

二、中医诊断

1.诊断要点

参照全国高等中医药院校规划教材《中医妇科学》（第2版）（中国中医药出版社，2007年）。滑胎指堕胎或小产连续发生3次或3次以上。

2.类证鉴别

（1）异位妊娠：可有停经史，阴道有少量流血，突起一侧少腹撕裂样疼痛，腹部检查有明显的压痛及反跳痛，妊娠试验阳性，超声检查有助于诊断。

（2）崩漏：崩漏是月经周期、经期、经量发生严重失常的病证，除阴道流血淋漓不断，甚则延续数十日或数月不等之外，还有周期紊乱；但月经延长，行经时间虽然在7d以上，但往往在2周内自然停止，且月经周期正常。

3.证候诊断（孕前证候诊断）

（1）肾气虚弱证：屡孕屡堕，腰膝酸软，月经后期或稀发，眩晕耳鸣，夜尿频多。舌质淡，苔薄白，脉沉细或细滑。

（2）肾虚夹瘀证：屡孕屡堕，腰膝酸软，小腹刺痛，月经后期或稀发，经来腹痛明显，合并癥瘕病，头晕耳鸣，夜尿频多。舌质紫黯或舌边有瘀点，苔薄白，脉弦细涩。

（3）脾肾两虚证：屡孕屡堕，神疲纳少，腰酸畏寒，月经初潮迟或月经后期，小腹下坠，夜尿频多。舌淡，胖边有齿痕，脉沉缓无力。

（4）气血两虚证：屡孕屡堕，神疲乏力，面色萎黄或苍白，月经量少或色淡质稀，气短懒言，头晕眼花。舌淡，苔薄白，脉细无力。

（5）阴虚血热证：屡孕屡堕，心烦口干，月经量或多或少，经色紫红或鲜红，质黏稠，手足心热，两颧潮红。舌红，少苔，脉细数。

三、中医适宜技术

1.孕前辨证施药

（1）肾气虚弱证。治法：补肾益气，调经固冲。主方：补肾固冲丸（《古今名方》）加减。处方：

菟丝子250g	川断90g	党参120g	白术90g
阿胶120g	杜仲120g	巴戟天90g	当归头60g
熟地150g	鹿角霜90g	枸杞子90g	砂仁150g
大枣50枚			

每次1剂，研细末，用炼蜜制作成小蜜丸，每次9g，每日3次，连续3个月1疗程。

（2）肾虚夹瘀证。治法：逐瘀荡胞，补肾调冲。主方：毓麟珠（《景岳全书》）合少腹逐瘀汤（《医林改错》）加减。处方：

人参10g^(另炖)	当归15g	川芎10g	熟地18g
菟丝子24g	炒白术12g	茯苓24g	白芍12g
鹿角霜12g	川椒6g	蒲黄10g	五灵脂10g
赤芍12g	延胡索10g	炙甘草7g	

每日1剂，水煎服。

（3）脾肾两虚证。治法：补肾健脾，养血调冲。主方：温土毓麟汤（《傅青主女科》）加味。处方：

巴戟天30g	覆盆子30g	淮山药15g	菟丝子24g
肉苁蓉15g	鹿角霜12g	人参9g^(另炖)	益智仁12g
神曲12g	附子12g^(先煎)	肉桂9g	

每日1剂，水煎服。

（4）气血两虚证。治法：益气养血，固肾调冲。主方：泰山磐石饮（《景岳全书》）加减。处方：

人参须12g^(另炖)	黄芪20g	当归10g	续断15g
黄芩6g	白芍12g	熟地18g	川芎3g
砂仁7.5g^(后下)	炒白术15g	炙甘草10g	糯米20g

每日1剂，水煎服。

加减：有热者黄芩加倍，砂仁减半；胃弱者砂仁加倍，黄芩减半，恶心呕吐者加姜半夏10g、鲜生姜5片。

（5）阴虚血热证。治法：滋肾益阴，凉血调冲。主方：两地汤（《傅青主女科》）加减：处方：

生地30g	地骨皮9g	玄参30g	麦冬15g

阿胶9g^(烊化)　　　　白芍15g

每日1剂，水煎服。

2.孕前中成药治疗

(1)六味地黄丸(熟地黄、制山茱萸、山药、牡丹皮、茯苓、泽泻)：滋阴补肾。用于本病肾气虚弱证，头晕耳鸣，腰膝酸软，盗汗。浓缩丸：口服。一次8丸，一日3次。水丸：口服。一次5g，一日2次。水蜜丸：口服。一次6g，一日2次。小蜜丸：口服。一次9g，一日2次。大蜜丸：口服。一次1丸，一日2次。滴丸：口服。一次30丸，一日2次。

(2)肾气丸(地黄、酒炙山茱萸、山药、茯苓、牡丹皮、泽泻、桂枝、炙附子、牛膝、盐炙车前子)：温补肾阳，化气行水。用于本病肾虚证，平素水肿，腰膝酸软，小便不利，畏寒肢冷。水蜜丸：口服。一次4~5g，一日2次。小蜜丸：口服。一次6g，一日2次。大蜜丸：口服。一次1丸，一日2次。

(3)桂枝茯苓胶囊(丸)(桂枝、茯苓、牡丹皮、白芍、桃仁)：活血，化瘀，消癥。用于妇人瘀血阻络所致癥块、经闭、痛经、产后恶露不尽；子宫肌瘤、慢性盆腔炎包块、痛经、子宫内膜异位症、卵巢囊肿见上述证候者。口服。一次3粒，一日3次。大蜜丸：口服。一次1丸，一日1~2次。水蜜丸：口服。一次4~4.5g，一日1~2次。浓缩丸：口服。一次1.5g，一日3次。

(4)补中益气丸(炙黄芪、党参、炙甘草、炒白术、当归、升麻、柴胡、陈皮)：补中益气，升阳举陷。用于本病脾胃虚弱、中气下陷证，平素体倦乏力、食少腹胀、便溏久泻、肛门下坠。小蜜丸：口服。一次9g，一日2~3次。大蜜丸：口服。一次1丸，一日2~3次。浓缩丸：口服。一次8~10丸，一日3次。水丸：口服。一次6g，一日2~3次。

(5)滋肾育胎丸(菟丝子、砂仁、熟地黄、人参、桑寄生、炒阿胶、首乌、艾叶、巴戟天、白术、党参、鹿角霜、枸杞子、续断、杜仲)：补肾健脾，益气培元，养血安胎，强壮身体。用于脾肾两虚，冲任不固所致的滑胎(防治习惯性流产和先兆性流产)。口服。一次5g，一日3次。淡盐水或蜂蜜水送服。感冒发热患者慎用。用药期间忌食萝卜、薏苡仁、绿豆芽。用药期间忌食肥甘厚味、辛辣之品。本药疗程不定，以用药后临床症状消除为原则，滑胎者一般应服至3个月后渐停药。

(6)归脾丸(党参、蜜炙黄芪、炒白术、茯苓、龙眼肉、制远志、炒酸枣仁、当归、木香、蜜炙甘草、大枣)：益气健脾，养血安神。用于本病心脾两虚证，平素气短心悸，失眠多梦，头昏头晕，肢倦乏力，食欲缺乏。大蜜丸：口服。一次1丸，一日3次。用温开水或生姜汤送服。小蜜丸：口服。一次9g，一日3次。用温开水或生姜汤送服。水蜜丸：口服。一次6g，一日3次。用温开水或生姜汤送服。浓缩丸：口服。一次8~10丸，一日3次。

(7)知柏地黄丸(知母、黄柏、熟地黄、制山茱萸、牡丹皮、山药、茯苓、泽泻)：滋阴清热。用于本病阴虚血热证，平素潮热盗汗，耳鸣，口干咽燥。小蜜丸：口服。一次

第十六章　习惯性流产　　109

9g，一日2次。大蜜丸：口服。一次1丸，一日2次。水蜜丸：口服。一次6g，一日2次。浓缩丸：口服。一次8丸，一日3次。本药宜空腹或餐前用开水或淡盐水送服。不宜和感冒类药同时服用，脾虚便溏、气滞中满者慎用，虚寒性病证(表现为怕冷，手足凉，喜热饮)患者慎用，高血压、心脏病、肝病、糖尿病、肾病等慢性病严重者慎用。用药期间忌辛辣、生冷、油腻、不易消化食物。

3.试孕月治疗

(1)月经期：活血调经，顺经血下行之势，通因通用，常选桃红四物汤、中成药桃红颗粒、四物合剂、鲜益母草胶囊等。

①桃红颗粒(黄芪、当归、赤芍、川芎、桃仁、红花、枳壳、桔梗、牛膝、麦冬、天花粉)：益气养血，活血祛瘀。适用于气血不足，兼有血瘀之心悸失眠、头晕耳鸣、食欲不振、颜面无华、记忆力减退等症。开水冲服。一次1袋，一日3次。孕妇和出血性疾病急性期忌服。

②四物合剂(当归、川芎、白芍、熟地黄)：养血调经。用于血虚所致的面色萎黄、头晕眼花、心悸气短及月经不调，月经量少，色淡。口服。一次10~15ml，一日3次。

③鲜益母草胶囊(益母草)：活血调经。用于血瘀所致的月经不调，症见经水量少。口服。一次3~6粒，一日3次。本药不得过量使用。过量使用4~6h后可出现中毒反应，主要表现为全身乏力、疼痛酸麻、下肢瘫痪、腹痛腹泻、大汗、血压下降、呼吸增快、虚脱，甚至呼吸麻痹。用药期间忌食辛辣、生冷食物。

(2)经后期：益养肝肾精血为主，在辨证的基础上，选用养精种玉汤加减(大熟地30g、当归15g、白芍15g、山萸肉15g)，补血养精。主治血虚精亏之不孕。经验连续服用3个月以上。

(3)经中期：氤氲之期，温阳通络，活血促排卵，行B超卵泡监测，在辨证的基础上配合使用丹参、路路通、皂角刺等。

(4)经前期：黄体期，补肾温阳支持黄体，在辨证的基础上酌加仙灵脾、巴戟天等补肾阳药物。

4.孕后的辨证治疗

患者孕后按原证型安胎治疗；若出现阴道出血症状，进入"胎动不安"临床治疗。

5.药膳食疗

(1)阿胶黑米粥：阿胶(捣碎)30g，黑米100g，红糖50g。先将黑米加水煮粥到粥快熟的时候加入阿胶搅匀，煮沸两沸即可，再加红糖即成。每天分两次服用，保持间断服用。有滋阴补虚、养血止血、安胎宣肺的作用，用于气血亏虚滑胎者。

(2)淮山枸杞排骨汤：淮山药100g，枸杞子30g，排骨500g，八角、肉桂、食盐、葱、姜酱油等调料适量。加水适量，炖1.5h成汤，吃山药和肉，喝汤。具有清虚热，固胃肠，健脾胃的功效。

(3)阿胶鸡蛋羹：阿胶(捣碎)10g，鸡蛋100g，食盐适量。将鸡蛋磕入碗中，加食盐、阿胶和清水，搅拌均匀，上锅用大火蒸熟，即可食用。有健脾益气，养血润燥的功效。适应于脾胃虚或肾气虚者。

(4)安胎鲤鱼汤：鲤鱼1条(约500g)，老姜80g，枸杞子30g，米酒60g，食盐适量。鲤鱼杀好洗净，姜切片。鲤鱼先煎一下，然后加入米酒、枸杞子、生姜片和清水，煲成汤加盐调味即可。吃肉喝汤。用于补充孕妇营养，有防治孕妇水肿和安胎的作用，适合于所有孕妇食用。

6.贴敷疗法

(1)孕前贴敷。

药物：菟丝子5g，续断5g，桑寄生5g，肉桂2g，丁香2g，白芥子2g。加减：阴虚内热减肉桂、丁香、白芥子，加牡丹皮3g、生地5g、知母3g；气血不足减肉桂、丁香、白芥子，加人参3g、黄芪6g、白术5g。

用法：诸药研细末，用鲜生姜汁调成药膏，分做成4个小药膏放于一次性贴膏布中，分别贴于神阙穴、子宫、肾俞穴和关元穴，贴膏前用手指按压各穴位3min后再贴膏，每次贴敷1h，贴敷过程中依然按压穴位5min。每2d贴敷1次。注意：皮肤过敏者不宜使用。

(2)孕后贴敷。

药物：菟丝子5g，续断5g，桑寄生5g，阿胶6g，黄芩5g，白术6g，砂仁3g。若呕吐者加竹茹3g，苏梗3g，有出血者加仙鹤草6g、桑叶5g。

用法：同孕前贴敷。

7.保胎要领

(1)生活规律。起居以平和为上，既不可太逸(如过于贪睡)，亦不可太劳如提掣重物或攀高履险等。逸则气滞，导致难产。劳则气衰，导致伤胎流产。因此，孕妇一定要养成良好的生活习惯，作息要有规律，最好每日保证睡够8h，并适当活动。这样，才能使自己有充沛的体力和精力来应对孕期的各种情况。另外，孕妇衣着应宽大，腰带不宜束紧，平时应穿平底鞋。要养成定时排便的习惯，还要适当多吃富含纤维素的食物，以保持大便通畅。大便秘结时，避免用泻药。

(2)合理饮食。孕妇要注意选食富含各种维生素及微量元素、易于消化的食品，如各种蔬菜、水果、豆类、蛋类、肉类等。胃肠虚寒者，慎服性味寒凉的食品，如绿豆、白木耳、莲子等。体质阴虚火旺者，慎服雄鸡、牛肉、狗肉、鲤鱼等易使人上火的食品。民间有不少食疗方对预防习惯性流产和先兆流产很有效果，这里向大家介绍两则：①莲子、桂圆肉各50g，文火煲汤，加山药粉100g煮粥。怀孕后即开始食用，每日1次。此方适宜于阴道出血、小腹坠痛、腰腿酸软、苔白舌淡、有习惯性流产史者。②南瓜蒂3个，莲蓬蒂6个，共焙黄为末，分3次米汤送服，一日服完。此方适宜于妊娠数月后胎动腹痛、阴道出血、面赤口干、五心烦热、小便短赤的血热型先兆性流产者。

(3)注意个人卫生。孕妇应勤洗澡、勤换内衣，但不宜盆浴、游泳，沐浴时注意不要着凉。要特别注意阴部清洁，可每晚用洁净温水清洗外阴部，以防止病菌感染。

(4)保持心情舒畅。研究认为，一部分自然流产是因为孕妇中枢神经兴奋所致。因此，孕妇要注意调节自己的情绪，尽量保持心情舒畅，避免各种不良刺激，消除紧张、烦闷、恐惧心理，尤其不能大喜大悲大怒大忧，否则对胎儿的生长发育是非常不利的。

(5)定期做产前检查：孕妇在妊娠中期就应开始定期进行产前检查，以便及时发现和处理妊娠中的异常情况，确保胎儿健康发育。

(6)谨慎房事。对有自然流产史的孕妇来说，妊娠3个月以内、7个月以后应避免房事，习惯性流产者此期应严禁房事。

四、健康教育

(1)滑胎者，勿急于求子，首先应采取避孕措施，至少避孕半年至一年，使身体恢复健康，为再次妊娠准备条件。

(2)未孕期间，查清滑胎原因，根据治病求本的原则，适当合理调治。

(3)节制性生活，以免耗伤肾气。

(4)原因不明的滑胎，在月经稍有延期，基础体温下降，疑有妊娠可能时，即应卧床休息，禁止性生活，补充维生素类药物，并合理服用中药。

(5)怀孕后绝对禁止性交。孕期性交是引起滑胎的重要诱因，因为不仅性交的局部刺激可引起子宫收缩，而且精液中含有前列腺素亦能引起子宫收缩而致流产。

(6)对滑胎的治疗期限，必须超过以往发生流产的妊娠月份。

(7)染色体异常引起的滑胎，如果再次妊娠，则必须进行产前诊断，通过羊水细胞染色体型分析，了解胎儿是否有染色体异常。如果异常，应及时终止妊娠。

第十七章 宫 外 孕

正常情况下，怀孕时受精卵应着床在子宫腔内。特殊情况下，受精卵附着和生长在子宫腔之外的部位，叫异位妊娠，也叫宫外孕。异位妊娠最常发生在输卵管，偶尔也可以在卵巢、宫颈、腹腔等部位。子宫外的胚胎无法长期存活，可以长大到一定的程度，使容纳他的部位发生破裂，引起严重的内脏出血，危及孕妇的生命，因此要积极果断治疗。异位妊娠病未破损期可以试用中医药治疗，一旦判断有破损的可能，要及早手术治疗。

一、西医诊断

1.诊断依据

参考原卫生部"十二五"规划教材《妇产科学》(谢幸、苟文丽主编，人民卫生出版社，2013年)。

(1)临床表现。①停经：除输卵管间质部妊娠停经时间较长外，多有6~8周停经。有20%~30%患者无明显停经史，或月经仅过期两三日。②阴道出血：胚胎死亡后，常有不规则阴道出血，色黯红，量少，一般不超过月经量。少数患者阴道流血量较多，类似月经，阴道流血可伴有蜕膜碎片排出。③晕厥与休克：由于腹腔急性内出血及剧烈腹痛，轻者出现晕厥，严重者出现失血性休克。出血越多越快，症状出现也越迅速越严重，但与阴道流血量不成正比。

(2)输卵管妊娠未发生流产或破裂时，临床表现不明显，诊断较困难，需采用辅助检查方能确诊。血β-HCG测定。血清孕酮测定。B型超声诊断。阴道后穹窿穿刺。诊断性刮宫，适用于无生育要求，且超声检查不能确定妊娠部位者。

2.疾病分期

(1)未破损期(输卵管妊娠未发生破裂或流产)。① 多有停经史，无明显下腹疼痛，或伴有阴道不规则流血。② 妇科检查，子宫略大，一侧附件区或可触及包块。③ β-HCG阳性，或曾经阳性现转为阴性。④ 盆腔B超，宫内未见孕囊，宫旁出现轮廓不清的液性或混合性回声区，或该区查有胚芽或原始心管搏动。

(2)已破损期(输卵管妊娠已发生破裂或流产)。

3.鉴别诊断

(1)早期妊娠先兆流产：先兆流产腹痛一般较轻，子宫大小与妊娠月份基本相符，阴道出血量少，无内出血表现；B超可鉴别。对本次妊娠无生育要求的妇女可采用诊断性刮宫排除宫内孕先兆流产，若刮宫未见妊娠物应高度怀疑异位妊娠，必要时行腹腔镜检查。

（2）卵巢黄体破裂出血：黄体破裂多发生在黄体期或月经期。但有时也难与异位妊娠鉴别，特别是无明显停经史、阴道有不规则出血的患者，常需结合β-HCG进行诊断。

（3）卵巢囊肿蒂扭转：患者月经正常，无内出血征象，一般有附件包块病史，囊肿蒂部可有明显压痛，经妇科检查结合B超即可明确诊断。

（4）卵巢巧克力囊肿破裂出血：患者有子宫内膜异位症病史，常发生在经前或经期，疼痛比较剧烈，可伴明显的肛门坠胀，经阴道后穹隆穿刺可抽出巧克力样液体可确诊，若破裂处伤及血管，可出现内出血征象。

（5）急性盆腔炎：急性或亚急性炎症时，一般无停经史，腹痛常伴发热，血象、血沉多升高，B超可探及附件包块或盆腔积液，尿HCG可协助诊断，尤其经抗感染治疗后，腹痛、发热等炎性表现可逐渐减轻或消失。但急性出血性输卵管炎有时往往难以鉴别，需结合β-HCG，甚至剖腹探查方可确诊。

（6）外科情况：急性阑尾炎，常有明显转移性右下腹疼痛，多伴发热、恶心呕吐、血象增高；输尿管结石，下腹一侧疼痛常呈绞痛，伴同侧腰痛，常有血尿，结合B超和X线检查可确诊。

4.相关检查

（1）HCG测定：是目前早期诊断异位妊娠的重要方法。

（2）孕酮测定：异位妊娠的血清P水平偏低，但在孕5~10周时相对稳定，单次测定即有较大的诊断价值。尽管正常和异常妊娠血清P水平存在交叉重叠，难以确定它们之间的绝对临界值，但血清P水平低于10ng/ml（放免测定），常提示异常妊娠，其准确率在90%左右。

（3）超声诊断：B型超声检查对异位妊娠的诊断尤为常用，阴道B超检查较腹部B超检查准确性更高。

（4）诊断性刮宫：在不能排除异位妊娠时，可行诊断性刮宫术，获取子宫内膜进行病理检查。但异位妊娠的子宫内膜变化并无特征性，可表现为蜕膜组织，高度分泌相伴或不伴A-S反应，分泌相及增生相多种。子宫内膜变化与患者有无阴道流血及阴道流血时间长短有关。因而单靠诊断性刮宫对异位妊娠的诊断有很大的局限性。

（5）后穹隆穿刺：后穹隆穿刺辅助诊断异位妊娠被广泛采用，常可抽出血液放置后不凝固，其中有小凝血块。若未抽出液体，也不能排除异位妊娠的诊断。

（6）腹腔镜检查：大多情况下，异位妊娠患者经病史、妇科检查、血β-HCG测定、B超检查后即可对早期异位妊娠做出诊断，但对部分诊断比较困难的病例，在腹腔镜直视下进行检查，可及时明确诊断，并可同时手术治疗。

（7）其他生化标记：有报道，异位妊娠者血清AFP水平升高，E_2水平低下，两者与血清HCG、孕酮联合测定，在异位妊娠检测中优于单项测定。近年来还有将检测血清CA125与β-HCG结合，发现血清CA125水平有随着β-HCG水平降低而升高的趋势，可用于异位妊娠有无流产、胚胎是否死亡的鉴别。

二、中医诊断

1.诊断要点

参照国家中医药管理局制定的《中医病证诊断疗效标准》、全国高等中医药院校规划教材《中医妇科产学》(罗颂平主编，高等教育出版社，2008年)、全国高等中医药院校研究生规划教材《中医妇科临床研究》(肖承悰主编，人民卫生出版社，2009年)。尚未破裂的输卵管妊娠，以有停经史及早孕反应，或一侧下腹隐痛，或阴道出血，多有盆腔炎史，妇科检查可触及一侧附件有囊性包块、压痛，妊娠试验阳性或弱阳性，舌苔薄白，脉滑等为主要表现。妇科检查：子宫可略大，一侧附件区或可触及包块，有压痛。β-HCG阳性，或曾经阳性现转为阴性。盆腔B超：宫内未见孕囊，宫旁出现轮廓不清的液性或混合性回声区，或该区查有胚芽或原始心管搏动，或腹腔内存在无回声暗区或子宫直肠窝有积液。

2.类证鉴别

参考西医鉴别诊断。

3.证候诊断

(1)未破损期：辨证分为两证。

①胎元阻络证：不规则阴道流血或下腹隐痛，β-HCG阳性，妇科检查或可触及一侧附件区局限性包块。舌质暗，苔薄白，脉弦滑。

②胎瘀阻滞证：胎元已亡，腹痛减轻或消失，可有小腹坠胀不适，β-HCG曾经阳性现转为阴性。舌质暗，苔薄白，脉弦涩。

(2)已破损期：辨证分为三证。

①气血亏脱证(休克型)：多见于输卵管妊娠破裂或流产，腹腔内出血量多，面色苍白，四肢厥冷，甚则冷汗淋漓，头晕目眩，恶心欲吐，血压下降，下腹剧痛拒按，移动性浊音阳性。脉沉细而弱，或细数无力。辅助检查：妊娠试验阳性，B超可探及一侧附件有囊性块物声象，腹腔大量积液，或盆腔包块较大者，宜手术治疗。

②正虚血瘀证(不稳定型)：输卵管妊娠破裂或流产，内出血量不多，或内出血量较多，经抢救后血压已回升至平稳。在此阶段，主要为腹痛腹胀，此期胚胎还可能成活，还有再次内出血的可能，而重新出现休克型。或有少量阴道出血，暗褐色。妇科检查：可触及子宫一侧有界限不清的包块。脉细缓。辅助检查：妊娠试验阳性，B超可探及一侧附件有囊性块物声象，腹腔积液，较以前明显减少。舌质暗，苔薄白，脉细弦。

③瘀结成癥证(包块型)：症情稳定，盆腔内有明显包块，下腹部有轻微胀痛或压痛，腹痛减轻或消失，小腹坠胀不适，妇科检查或可触及一侧附件区包块，β-HCG曾经阳性现转为阴性。舌质暗，苔薄白，脉弦涩。

4.输卵管妊娠的病情影响因子评分

见表2。

表2 输卵管妊娠的病情影响因子评分表

	1 分	2 分	3 分
妊娠周数	≤6 周	>6~8 周	>8 周
腹痛	无	隐痛	剧痛
β-HCG	<1000IU/L	1000~3000IU/L	>3000IU/L
(B 超)盆腔内出血量最大径	<3cm	3~6cm	>6cm
(B 超)输卵管妊娠包块最大径	<3cm	3~5cm	>5cm

三、中医适宜技术

1.适应证

(1)未破损期胎元阻络证，病情影响因子积分≤8分，β-HCG<1000IU/L、输卵管妊娠包块最大径≤3cm者。

(2)未破损期胎瘀阻滞证。

(3)已破损期正虚血瘀证，病情影响因子积分≤9分，β-HCG<1000IU/L者。

(4)已破损期瘀结成癥证，积分≤10分者。

除适应证为未破损期(输卵管妊娠未发生破裂或流产)外的患者，则需结合西药治疗或手术治疗(见表3)。

表3 输卵管妊娠总体治疗方案表

未破损期	胎元阻络证	积分≤8分： ①β-HCG<1000IU/L，输卵管妊娠包块最大径≤3cm 时，选择中医药治疗 ②β-HCG≥1000IU/L，或输卵管妊娠包块最大径>3~≤5cm 时，选择中西药结合治疗 ③见原始心管搏动时，或 β-HCG≥8000IU/L 时，选择手术治疗，术后中西药结合治疗
		积分=9~10分： ①选择中西药结合治疗 ②见原始心管搏动时，选择手术治疗，术后中西药结合治疗
		积分≥11分时：选择手术治疗，术后中西药结合治疗
	胎瘀阻滞证	无论积分多少：选择中医药治疗

	气血亏脱证	无论积分多少：都应及时手术治疗，术后中西药结合治疗
已破损期	正虚血瘀证	积分≤9分： ①β-HCG<1000IU/L 时，选择中医药治疗 ②β-HCG≥1000IU/L 时，选择中西药结合治疗 ③见原始心管搏动时，或 β-HCG≥8000IU/L 时，选择手术治疗，术后中西药结合治疗
		积分≥10分：选择手术治疗，术后中西药结合治疗
	瘀结成癥证	积分≤10分：选择中医药治疗
		积分≥11分：选择手术治疗，术后中西药结合治疗

2.辨证施药

治疗前签署"药物治疗知情同意书"；选用中成药、中药注射液治疗前签署"超说明书用药知情同意书"。

(1)未破损期。

①胎元阻络证。治法：化瘀消癥，杀胚止痛。主方：宫外孕 I 号方(山西医学院方，《中华医学杂志》，1975.6)加味。处方：

> 丹参15g   赤芍15g   桃仁9g   蜈蚣3条（去头足）
>
> 紫草15g   天花粉20g   田七10g（冲服）

每日1剂，水煎服，日服2次。

②胎瘀阻滞证。治法：消癥化瘀，活血散结。主方：宫外孕 II 号方(山西医学院方，《中华医学杂志》，1975.6)加味。处方：

> 丹参15g   赤芍15g   桃仁9g   三棱3~6g
>
> 莪术3~6g   田七10g（冲服）   水蛭6g   九香虫9g

每日1剂，水煎服，日服2次。

(2)已破损期(临床慎用中药治疗)。

①气血亏脱证(休克型)。治法：回阳固脱，活血化瘀。主方：参附汤(《重订严氏济生方》)、生脉散(《医学启源》)合宫外孕 I 号方(山西医学院方，《中华医学杂志》，1975.6)。处方：

> 人参50g（另炖）   附子10g（先煎）   麦冬20g   五味子20g
>
> 丹参15g   赤芍15g   桃仁9g

每日2剂，水煎分服，每3~4h 1次。

加减：痛剧者，加元胡6~9g，大汗淋漓不止，加山黄肉15~30g、龙骨30g(先煎)、牡蛎30g(先煎)，大便秘结，鼓肠腹胀，苔黑腻者，加生大黄6g(后下)、玄明粉9g(冲服)、积实9g；形寒，苔白腻者，加服《金匮》九种心痛丸，每次服3~10丸；寒热夹杂，苔黄白腻厚者，加生大黄6g(后下)、玄明粉9g(冲服)、肉桂3g(后下)。

注意事项：此型病人病情重，应立即采取输液、给氧、输血和补充血容量等抢救措施，并专人护理，密切观察病情，直至血压平稳。在治疗过程中，如果发现腹腔内出血增多，血压继续下降，或血HCG不降反而升高，或包块继续增大时，应立即放弃非手术治疗，改为手术治疗。还需强调指出，在缺乏抢救休克技术设备和随时可以开展手术的医疗单位，不宜开展非手术治疗异位妊娠。

②正虚血瘀证(不稳定型)。治法：扶正化瘀，消癥杀胚。主方：宫外孕Ⅰ号方(山西医学院方,《中华医学杂志》，1975.6)加味。处方：

丹参15g	赤芍15g	桃仁9g	蜈蚣3条(去头足)
紫草15g	天花粉15g	田七10g(冲服)	党参15g
黄芪30g	制首乌10g	鸡血藤30g	

每日1~2剂，水煎服，日服3次。

加减：出血多者，加云南白药1g(吞)，每日2~3次；或三七粉3g(吞)，每日3次。体质虚弱，加党参、黄芪各15g补气，以助气血运行。胚胎成活者，可用天花粉针剂、蜈蚣等杀胚。

注意事项：此型病人还有再次内出血的可能，故早期应按休克型护理，并做好随时抢救休克和手术的准备。

③瘀结成癥证(包块型)。治法：化瘀消癥，破坚散结。主方：宫外孕Ⅱ号方(山西医学院方,《中华医学杂志》，1975.6)加减。处方：

| 丹参12g | 赤芍10g | 桃仁9g | 三棱10g |
| 莪术10g | 乳香6g | 没药6g | 地鳖虫6g。 |

每日1剂，水煎分服。

加减：如包块较硬，加穿山甲9g、川牛膝9g，以加强消癥散结效果。体质虚弱，加黄芪、党参各15g，以扶正祛邪。低热，加丹皮9g、龟板18g(先煎)、地骨皮12g，以育阴补血，化瘀清热。有感染者，加金银花15g、连翘10g、红藤30g、败酱草30g；便秘者，加生大黄6g(后下)，或番泻叶9g泡茶饮。

3.中成药治疗

(1)血府逐瘀成方(炒桃仁、红花、当归、川芎、地黄、赤芍、牛膝、柴胡、麸炒枳壳、桔梗、甘草)：活血祛瘀，行气止痛。用于瘀血内阻、头痛、胸痛、内热瞀闷、失眠多梦、心悸怔忡、急躁善怒。胶囊：口服。一次6粒，一日2次。片剂：口服。一次6片，一日2次。泡腾片：口服。一次2片，一日3次。用温开水溶解后服用。颗粒：口服。一次1袋，一日3次。口服液：口服。一次20ml，一日3次。空腹服。水丸：口服。一次1~2袋，一日2次。空腹，用红糖水送服。水蜜丸：口服。一次6~12g，一日2次。空腹，用红糖水送服。小蜜丸：口服。一次9~18g(45~90丸)，一日2次。空腹，用红糖水送服。大蜜丸：口服。一次1~2丸，一日2次。空腹，用红糖水送服。

（2）散结镇痛胶囊(龙血竭、三七、浙贝母、薏苡仁)：软坚散结，化瘀定痛。用于痰瘀互结兼气滞所致的继发性痛经、月经不调、盆腔包块、不孕；子宫内膜异位症见上述证候者。4粒，口服，一日3次。偶见皮肤瘙痒、烦热、口渴、便秘、胃脘不适、头晕、恶心、腹泻、皮疹、心悸、皮肤多油、多汗，一般不影响继续治疗。偶见氨基转移酶、尿素氮轻度升高，心电图改变，尿中出现红细胞，目前尚不能肯定是由于药物所致。

（3）丹参注射液(丹参)：活血化瘀。用于本病瘀血闭阻证，腹部疼痛、痛处固定、舌质紫暗。静脉滴注。一次10~20ml(用5%葡萄糖注射液100~500ml稀释)，一日1次。

（4）断血流片(断血流)：凉血止血。主治功能性子宫出血，月经过多，产后出血，子宫肌瘤出血，尿血，便血，吐血，咯血，鼻衄，单纯性紫癜，原发性血小板减少性紫癜等。口服。一次3~6片，一日3次。

（5）风轮止血片：凉血、止血、固冲、化瘀。用于月经过多、产后流血、尿血、鼻衄等，亦可用于血小板减少性紫癜及宫外孕。口服。每服3~4片，一日3次。

（6）天花粉蛋白(天花粉)：终止12~26周妊娠。注射液：1ml:1.2mg。皮试液：1ml:0.05mg。用法用量：皮内试验，取0.05mg/ml皮试液0.1ml，用注射用水稀释至1ml，再从中吸取0.1ml同法稀释至1ml(即含0.5μg/ml的结晶天花粉蛋白)，抽取该液0.05ml做皮内注射，观察20min，皮试阴性者先用剩余皮试液(0.045mg：0.9ml)做试探性肌内注射，观察2h，如血压、心率等无异常反应，再注射全量。肌内注射，取本品1.2mg作臀部肌内注射。羊膜腔内注射，1.2mg/次。天花粉是我国传统中药，从葫芦科植物栝蒌的根茎中提取。首先被用于中期妊娠引产，并获得成功。从引产成功的病理切片中可见胎盘绒毛滋养层广泛坏死，提示天花粉有较强的杀胚作用，以后用于治疗异位妊娠，也获得了成功。尽管天花粉毒性较小，但有肝、肾功能不全或白细胞、血小板水平低、活动性结核及严重贫血等，均属此药禁忌证。由于该药为植物性蛋白的制剂，可引起过敏反应，因此，在用药前必须了解有无过敏史。对过敏性体质者和对青霉素过敏者禁用。同时用药前先做皮试，若皮试阴性，接着注射试探剂量。观察2h，如无反应者才可肌肉或宫颈注射天花粉蛋白1.2~2.4mg。用药后嘱病人卧床48h，每隔6h观察病人脉搏、血压与一般情况。用药后8h，开始发热、头痛、咽喉痛、关节酸痛等副反应，48h后自然消退。为了减轻副反应与可能发生的过敏反应，在用天花粉前半小时加用地塞米松5mg，每日2次，共4次，可使副反应明显减轻。用天花粉后12h妊娠反应与腹痛逐渐减轻，血或尿HCG滴定度逐日下降。若在第7d血HCG不下降，或反而上升、腹痛不减、附件包块不缩小反而增加者，为失败病例。注意事项：易发生过敏反应，必须经皮试呈阴性者再做试探性小剂量肌注，无反应后才用全量，且必须在具备严密的监护和抢救条件下使用。既往已有天花粉蛋白引产史者不宜再用本品。心、肝、肾功能不全者及严重贫血(血色素低于70g/L

者或血小板低于70×10⁹/L)和凝血功能障碍者、精神病、智力障碍者禁用。常见肌内注射局部次日出现红、肿、热、痛及胸腹部皮肤出现散在性红色丘疹，恶心、呕吐等胃肠道反应和窦性心动过缓、心动过速、游走心律、心律失常等心肌损害症状及发热、头痛、关节痛等全身反应亦常见。其他有胸闷、脑水肿、过敏性休克、肺水肿及凝血功能障碍等。

5.中药外敷疗法

选用具有化瘀消癥、散结止痛功效的中药封包/膏剂，加热至皮肤可接受的温度，敷于患侧下腹部。侧柏叶25g、黄柏25g、大黄20g、薄荷10g、泽兰20g，打粉后混合，水蜜调敷下腹痛处，每日1次。

6.中药灌肠疗法

选用具有消癥化瘀、活血散结功效的中药灌肠。紫草30g，蜈蚣2g，淮牛膝10g，丹参15g，赤芍12g，桃仁10g，当归10g，花粉30g，三棱10g，南星30g。水煎浓缩至150ml，药温30℃~40℃，每次100~150ml，每天灌肠1~2次。本方具有活血化瘀、消癥杀胚、散结止痛的作用，适用于治疗宫外孕。

7.中药敷贴疗法

樟脑6g，血竭9g，松香9g，银朱9g，麝香0.06g。前4味药共研细末，加热成糊状，然后将麝香撒布于药面，趁热贴于腹部疼痛处。具有破瘀消癥之效，适用于瘀血内结型宫外孕；也可用于陈旧性宫外孕。若包块兼炎症感染时禁用此药。

8.针药混合疗法

虎杖、熟石膏、冰片各等份，研细末做成药饼，外敷下腹部；同时电针足三里、三阴交(双侧)，留针20min，每天2次，配服汤药，休克型与不稳定型服用宫外孕Ⅰ号方；包块型服用宫外孕Ⅱ号方。

四、健康教育

(1)病人安全放在首位。无论采用什么方法治疗异位妊娠，都应把病人安全放在首位。在非手术治疗过程中，应严密观察血压、脉搏、腹痛情况，以及血红蛋白、红细胞计数、血β-HCG变化，必要时输液、输血、补充血容量，如有病情变化，及时改用手术治疗，以免贻误病情，造成不良后果。

(2)护理调摄要点。饮食：饮食宜富营养、清淡、易消化为原则，多吃新鲜蔬菜和水果等富含维生素及纤维素的食物，忌生冷、油腻、辛辣刺激之品。已破损期以流质、半流质饮食为宜。情志调理：安慰患者，解释病情，消除不良精神刺激，调节情绪。

(3)怀孕以及正确避孕。选择双方心情和身体状况俱佳的时机怀孕。如暂不考虑做母亲，就要做好避孕。良好的避孕从根本上杜绝了宫外孕的发生。

(4)及时治疗生殖系统疾病。炎症是造成输卵管狭窄的罪魁祸首，人工流产等宫腔操作更是增加了炎症和子宫内膜进入输卵管的概率，进而导致输卵管粘连狭窄，增加了宫外孕的可能性。子宫肌瘤、子宫内膜异位症等生殖系统疾病也都可能改变输卵管的形态和功能。及时治疗这些疾病都可以减少宫外孕的发生。

(5)尝试体外受孕。如果曾经有过一次宫外孕，可以选择体外受孕。精子和卵子在体外顺利"成亲"之后，受精卵可以被送回到母体的子宫安全孕育。

(6)注意经期、产期和产褥期的卫生，防止生殖系统的感染。停经后尽早明确妊娠位置，及时发现异位妊娠。治疗期间注意休息，减少咳嗽，不能用力排便，保持大便顺畅。保持外阴清洁，每次大小便后清洁外阴，防止感染。

(7)注意及时识别异位妊娠三大症状，停经后6~8周又出现不规则子宫出血、下腹部一侧突然出现疼痛或隐痛或撕裂样疼痛，伴有肛门坠胀感、不规则阴道出血。异位妊娠破裂时可引起晕厥和休克。

(8)向患者及家属简述各种检查、治疗的必要性、意义及治疗注意事项。

第十八章　胎儿宫内生长迟缓

胎儿宫内生长迟缓属于高危妊娠之一，如不及时治疗，不但影响胎儿发育，还可能导致堕胎、小产、胎死腹中，甚至影响出生后的体能与智力发育，因此，临床要高度重视。中医属于"胎萎不长病"。妊娠四五个月后胎儿虽存活，但是生长发育缓慢，孕妇腹形及宫体明显小于相应妊娠月份者，称为胎萎不长，也叫"妊娠胎不长""妊娠胎萎燥"。

一、西医诊断

1.诊断依据

参照《妇产科学》(第 7 版)(乐杰主编，人民卫生出版社，2008 年)、《临床诊疗指南·妇产科分册》(中华医学会主编，人民卫生出版社，2009 年)。

(1)孕妇体重、宫高增长缓慢：①妊娠28周以后，孕妇体重连续2周增加缓慢或停滞，应警惕有胎儿生长受限(FGR)的可能；宫高、腹围连续3周测量均在第10位百分数以下；②胎儿发育指数小于−3〔胎儿发育指数=宫高(cm)−3×(月份+1)〕。

(2)超声检查示胎儿生长各径线〔双顶径(BPD)、腹围(AC)、股骨长度(FL)及头围与腹围(HC/AC)比值〕及预测胎儿体重低于同孕龄胎儿平均值的第10位百分位数。

(3)彩色多普勒测量脐动脉搏动指数(PI)、阻力指数(RI)及收缩期峰值流速与舒张末期流速之比(S/D)，胎儿大脑中动脉(MCA)PI异常：①妊娠24周后S/D比值>4，晚期妊娠S/D比值>3；②脐动脉舒张期末波缺失或倒置；③大脑中动脉 PI降低。

(4)血清生化指标异常：母体尿雌三醇(E_3)值下降、尿雌激素/肌酐比值(E/C比值)下降、血清人胎盘生乳素(HPL)值下降、血清甲胎蛋白(AFP)上升，妊娠相关血浆蛋白A(PAPP−A)下降，妊娠特异性β_1糖蛋白(SP_1)下降，IGF−1下降有助于确诊FGR。

符合以上第(1)、(2)项，兼第(3)项中任一条，排除匀称型胎儿生长受限可确诊。

2.鉴别诊断

(1)胎儿宫内生长迟缓要与胎死腹中相鉴别。

(2)胎儿窘迫：胎儿在宫内有缺氧征象危及胎儿健康和生命者，称为胎儿窘迫。

(3)纸样胎儿：纸样胎儿是指双胎或多胎妊娠中，因胎儿生长受限，早期死亡被其他胎儿压成薄片的胎儿，这种纸样胎儿多发生在双胎输血综合征。故早期系统的产前监测是诊断双胎输血综合征的必要条件，正确的诊断、合理的干预，能减少胎儿围生期死亡率。

3.相关检查

(1)连续测定宫高、腹围及孕妇体重判断胎儿宫内发育状况。宫高明显小于相应孕周是胎儿生长受限最明显、最容易识别的体征，宫高测定是筛选FGR的基本方法。

(2)B超：胎儿存活，双顶径测定，孕36周前每2周增长少于2mm，则为宫内发育迟缓，如增长大于4mm，则可排除宫内发育迟缓。

二、中医诊断

1.诊断要点

参照《中医妇科学》(欧阳惠卿主编，人民卫生出版社，2008年)。妊娠中晚期，孕妇腹形小于相应妊娠月份，胎儿虽存活但生长迟缓者。有早妊史，或胎漏、胎动不安史，或有妊娠高血压综合征、慢性肾炎、慢性高血压、心脏病、贫血，或营养不良的病史，或孕期有接触致畸药物、毒物及放射线的病史等。临床表现为孕妇腹部增大不明显，小于孕月，胎动弱。妊娠中后期，孕妇子宫增大明显小于妊娠月份，可作为本病的诊断依据。B超检查，测量胎儿的各径线，可以助诊。

2.类证鉴别

(1)胎死不下：两者都有宫体小于妊娠月份的特点。但胎死不下，或有胎动不安病史，或有反复阴道出血，无胎动、胎心音；胎萎不下，胎儿虽小于停经月份，但有胎动、胎心音。B超可协助鉴别诊断。

(2)羊水过少：B超探查羊水暗区在3cm以下，腹部检查宫内羊水量少，胎儿肢体发育正常，胎动、胎心音存在；与胎萎不长的肢体发育偏小不同。B超检查可资鉴别。亦有学者认为羊水过少亦可参本病论治。

3.证候诊断

(1)气血虚弱证：孕妇腹形明显小于妊娠月份，胎儿存活，症见面色㿠白或萎黄，头晕心悸，少气懒言，纳少无力。舌淡、苔少，脉细弱无力。

(2)脾肾阳虚证：孕妇腹形明显小于妊娠月份，胎儿存活，症见腰膝酸冷，手足不温，纳少便溏，或形寒畏冷。舌质淡，苔白或薄白，脉沉迟。

(3)肝肾阴虚证：孕妇腹形小于妊娠月份，胎儿存活，症见头晕耳鸣，腰酸乏力，口干咽燥，手足心热。舌红苔少，脉细滑数等。

(4)气虚血瘀证：孕妇腹形小于妊娠月份，胎儿存活，症见面色苍白或晦暗，头晕心悸，少气懒言，腰膝酸软；舌质紫暗或舌边尖夹有瘀斑、瘀点。苔薄白或少，脉细涩。

三、中医适宜技术

1.辨证施药

(1)气血虚弱证。治法：益气补血，健脾养胎。主方：八珍汤(《正体类要》)加减。处方：

人参30g	白术30g	当归30g	川芎30g
白芍30g	熟地30g	茯苓30g	炙甘草30g

每次1剂，研细末装瓶。每次取药末9g，加生姜5片、大枣5枚，水煎服。

(2)脾肾阳虚证。治法：补益脾肾、填精养胎。主方：温土毓麟汤(《傅青主女科》)加减。处方：

巴戟天30g	覆盆子30g	淮山药15g	菟丝子24g
肉苁蓉15g	鹿角霜12g	人参9g(另炖)	益智仁12g
神曲12g	附子12g(先煎)	肉桂9g	

每日1剂，水煎服。

(3)肝肾阴虚证。治法：滋补肝肾，清热养胎。主方：左归丸(《景岳全书》)加减。处方：

熟地黄24g	炒山药12g	枸杞子12g	山茱萸12g
川牛膝9g	菟丝子12g	鹿角胶12g(烊化)	旱莲草10g
地榆炭12g	龟板胶12g(烊化)		

每日1剂，水煎服。

(4)气虚血瘀证。治法：益气活血，补肾安胎。主方：补肾益气活血方(经验方)加减。处方：

桑寄生30g	黄芪60g	当归10g	丹参10g
川芎10g	砂仁6g(后下)		

每日1剂，水煎服。

2.中成药治疗

(1)八珍颗粒(熟地黄、当归、党参、炒白术、炒白芍、茯苓、川芎、炙甘草)：补气益血。用于本病之气血两虚证，面色萎黄，食欲不振，四肢乏力。开水冲服。一次1袋，一日2次。

(2)人参养荣丸(人参、炒白术、茯苓、炙黄芪、当归、熟地黄、炒白芍、陈皮、制远志、肉桂、蒸五味子、炙甘草)：温补气血。用于本病之心脾不足，气血两亏，形瘦神疲，食少便溏，身体虚弱。水蜜丸：口服。一次1袋，一日1~2次。大蜜丸：口服。一次1丸，一日1~2次。小蜜丸：口服。一次9g，一日1~2次。本药宜餐前服用或进食时服用。用药期间不宜同时服用藜芦、五灵脂、皂荚或其制剂。本药不宜与感冒类药同时服用。

用药期间不宜饮茶和食用萝卜，以免影响药效。用药期间忌不易消化食物。用药2周后症状未改善，或用药期间出现尿少、头面及手足心热、血压增高、头痛、皮疹、发热、胃脘不适、下泻等症应谨慎。

(3)滋肾育胎丸(菟丝子、砂仁、熟地黄、人参、桑寄生、炒阿胶、首乌、艾叶、巴戟天、白术、党参、鹿角霜、枸杞子、续断、杜仲)：补肾健脾，益气培元，养血安胎，强壮身体。用于脾肾两虚，冲任不固所致的滑胎(防治习惯性流产和先兆性流产)。口服。一次5g，一日3次。淡盐水或蜂蜜水送服。感冒发热患者慎用。用药期间忌食萝卜、薏苡仁、绿豆芽。用药期间忌食肥甘厚味、辛辣之品。本药疗程不定，以用药后临床症状消除为原则，滑胎者一般应服至3个月后渐停药。

(4)左归丸(熟地黄、菟丝子、牛膝、龟板胶、鹿角胶、山药、山茱萸、枸杞子)：滋肾补阴。用于本病真阴不足，腰酸膝软，盗汗，神疲口燥。口服。一次9g，一日2次。感冒患者慎用。用药期间忌油腻食物。用药2周或用药期间症状无改善，或症状加重，或出现新的严重症状，应立即停药。

(5)丹参注射液(或丹参粉针)(丹参)：活血化瘀。用于瘀血闭阻所致的胎萎不长病，症见腹部疼痛、痛处固定、舌质紫暗、面色紫暗者。静脉滴注。一次10~20ml(用5%葡萄糖注射液100~500ml稀释)，一日1次。

(6)川芎嗪注射液(川芎)：活血化瘀。用于瘀血闭阻所致的胎萎不长病，症见腹部疼痛、痛处固定、舌质紫暗、面色紫暗者。静脉滴注。用5%葡萄糖注射液或0.9%氯化钠注射液250~500ml稀释本药小容量注射液或粉针剂。一次50~100mg，一日1次，宜于3~4h滴完，10~15d为1疗程。

3.针灸治疗

取穴：主穴取气海、血海、脾俞、肾俞、足三里。肾气亏虚者加三阴交、关元、膏肓、太溪、命门、志室；气血两虚者加关元、膏肓、二阴交、膈俞、气海；阴虚血热者加太溪、行间、三阴交；气滞血瘀者加膈俞、三阴交、行间。

操作：毫针刺，补虚泻实，虚者可加艾灸。气海沿任脉沿皮刺0.5寸，血海直刺1寸，脾俞向脊柱斜刺0.8寸，肾俞直刺1寸，足三里直刺1.2寸，关元温和灸10min。每日1次，每次留针30min，10次为1个疗程。

功效：补气养血育胎，滋养脾胃安胎。

4.胎教音乐治疗

选择原卫生部优生优育协会胎教专业委员会研制的《爱心胎教音乐全集·胎儿篇》实施胎教音乐治疗，每日1~2次，每次15~20min，选择在胎儿觉醒有胎动时进行。

5.基础治疗

门诊病人可选择补充叶酸、钙剂，左侧卧位等；住院病人定时吸氧，如营养不良可予以静脉营养(蛋白质提供能量比<25%)。

四、健康教育

1.转归预后

胎萎不长，经过精心调治，可继续顺利正常发育、生长，足月分娩。若未及早诊治或调治不当，则会影响胎儿生长发育，可导致过期不产，甚则胎死腹中。本病直接影响新生儿质量，故及早诊断和治疗。否则先天不足，影响后天的体能与智力。

2.预防调护

忌烟、酒。保持情怀舒畅，以使新陈代谢功能旺盛，脏腑气血和调。勿乱用药以防导致胎儿畸形或血氧供给障碍。饮食要五味调匀，勿偏食，保证摄取营养均衡。积极治疗妊娠剧吐及并发症，以防胎盘功能减弱。注意经常取左侧卧位休息，增加子宫血流量，改善胎盘灌注，定期吸氧。

3.定期作产前检查

及早发现异常，及早治疗，防止各种异常情况的发生与发展。

4.孕期保健

孕期加强卫生宣教及情志疏导，戒烟戒酒、避免接触放射性物质、防止滥用药物。加强营养，食用高热量、高蛋白、高维生素、易于消化的食物。

第十九章　产后恶露不绝

凡产后恶露持续3周以上仍淋漓不断者，称为恶露不绝。又称"恶露不尽"或"恶露不止"。《胎产心法》云："由于产时伤其经血，虚损不足，不能收摄，或恶血不尽，则好血难安，相并而下，日久不止。"中医以气虚、血热、血瘀为主要病因，以冲任不固、血不归经为主要病机。本病相当于西医的晚期产后出血。出血的原因有子宫复旧不良、感染或胎盘部分残留(胞衣不下)等，后者有时需刮宫治疗。产后恶露淋漓不止可能诱发感染，导致子宫内膜炎，也可能是滋养叶细胞疾病。孕妇产后，由阴道排出的瘀血、黏液等称为产后恶露，产妇分娩后子宫蜕膜特别是胎盘附着物处蜕膜的脱落，含有血液、坏死蜕膜等组织。临床分为三种，一是红色恶露。产后第一周，恶露的量较多，颜色鲜红，含有大量的血液、血小板和坏死的蜕膜组织，一般持续3~4d，子宫出血量减少，浆液增加，转变为浆液恶露。二是浆液恶露。一周以后至半个月内，恶露中的血液减少，较多的是坏死的蜕膜、宫颈黏液、阴道分泌物及细菌，使得恶露变为浅红色的浆液，一般持续10d左右，浆液逐渐减少，白细胞增多，变为白色恶露。三是白色恶露。半个月以后至3周以内，恶露中不再含血液了，但含大量的白细胞、退化蜕膜、表皮细胞和细菌，使得恶露变得黏稠，色泽较白，一般持续3周即干净。如果超过3周，恶露还不干净，即为恶露不尽，需要积极治疗。否则，可能导致局部和全身感染，严重者可发生败血症；恶露不尽还容易诱发晚期产后出血，甚至大出血休克，危及产妇的生命；剖宫产所导致的产后恶露不尽还容易引起切口感染裂开或愈合不良，甚至需要切除子宫。

一、西医诊断

1.诊断依据

(1)根据产后恶露持续3周以上不止者即可诊断。

(2)病因诊断。①胎盘部分残留：以黑色恶露为主要表现，诊断性刮宫可帮助确诊；②子宫内膜炎：主要表现为内热，有时伴低热、腹痛，有时炎症明显时，查血常规可见白细胞升高。

2.鉴别诊断

(1)绒毛膜癌：绒毛膜癌是一种高度恶性的肿瘤，继发于葡萄胎、流产或足月分娩以后。少数可发生于异位妊娠后，多为生育年龄妇女。可查血HCG和诊刮。若为绒癌则

β-HCG明显升高，诊刮病理报告见到大量滋养叶细胞及出血坏死。若见到绒毛结构，则可排除绒癌的诊断。B超有助本病的诊断。

(2)子宫黏膜下肌瘤：临床表现为不规则阴道出血，严重的甚至出现贫血症状，常引起白带增多，可呈脓血样，伴有臭味，腰背酸痛、下腹坠胀，肌瘤蒂发生扭转或肌瘤红色变性及恶变时，可出现剧烈腹痛，因为肌瘤压迫膀胱可出现尿频、排尿障碍，压迫直肠可致便秘、大便不畅等症状。B超和病理检查有助于诊断。

3.相关检查

(1)妇科检查：子宫复旧不良，或伴有压痛。

(2)实验室检查：血常规检查，血红蛋白降低，或白细胞升高。宫颈分泌物培养。尿或血HCG定量检查。

(3)B超检查：B超显示子宫较正常产褥期同期子宫大或宫内有残留物。

(4)病理检查：有助于找到病因，另外可以排除全身血液系统疾病。

二、中医诊断

1.诊断要点

(1)产后恶露，淋漓不断超过20d。

(2)小腹空坠，神疲懒言，或小腹疼痛拒按。①气虚：表现为气虚证候，无腹痛、发热者。②胎盘部分残留：以血瘀证候为主要表现。诊断性刮宫可帮助确诊。③子宫内膜炎：主要表现为血热证候，有时伴低热、腹痛，有时炎症明显时，查血常规可见白细胞升高。

2.类证鉴别

产后血崩：为产妇分娩7d(以产后24h为主)内突然阴道大量出血。与产后气虚、血瘀及产伤有关，为产后危急重症之一。

3.证候诊断

(1)气虚证：产后恶露不止，量多或淋漓不断，色淡红，质稀薄，无臭气，小腹空坠，神倦懒言，面色㿠白。舌淡，脉缓弱。

(2)血热证：恶露不尽，量多，色深红，质稠黏，有臭秽气，伴面色潮红，口燥咽干。舌质红，脉虚细而数。

(3)血瘀证：产后恶露淋漓不尽，量少，色紫暗有块，小腹疼痛拒按。舌紫暗或边有瘀点，脉弦涩或沉而有力。

三、中医适宜技术

1.辨证施药

(1)气虚证。治法：补气摄血。主方：补中益气汤(《脾胃论》)加味。处方：

党参10g	黄芪18g	当归12g	陈皮10g
升麻12g	柴胡12g	白术12g	阿胶10g^(烊化)
乌贼骨10g	仙鹤草10g	甘草5g	

每日1剂，水煎服。

(2)血热证。治法：养阴清热止血。主方：保阴煎(《景岳全书》)加减。处方：

生地黄15g	熟地黄15g	白芍15g	山药15g
续断15g	牡蛎10g^(先煎)	地榆炭10g	黄芩5g
黄柏5g	甘草5g		

每日1剂，水煎服。

(3)血瘀证。治法：活血化瘀。主方：生化汤(《傅青主女科》)加味。处方：

当归24g	川芎9g	桃仁9g	益母草30g
炒蒲黄9g^(包煎)	炮姜1.5g	炙甘草1.5g	

每日1剂，水煎服。

2.中成药治疗

(1)十全大补成方(党参、炒白术、茯苓、炙甘草、当归、川芎、酒白芍、熟地黄、炙黄芪、肉桂)：温补气血。用于本病气血虚弱之产后恶露不绝。水蜜丸：口服。一次1袋，一日2~3次。大蜜丸：口服。一次1丸，一日2~3次。小蜜丸：口服。一次9g，一日2~3次。浓缩丸：口服。一次8~10丸，一日3次。片剂：口服。一次6片，一日2次。颗粒：开水冲服。一次15g，一日2次；或30g加白酒250ml化服，一次10~20ml，一日2次。糖浆：口服。一次10ml，一日2次。合剂：口服。一次10ml，一日2~3次。口服液：口服。一次10ml，一日2~3次。膏剂：温开水冲服。一次10~15g，一日2次。酒剂：口服。一次15~30ml，一日2次。过敏体质者、外感风寒、风热和实热内盛者、高血压、心脏病、肝病、糖尿病、肾病等慢性病严重者慎用。本药宜餐前服用或进食时服用。用药期间出现口干、便干、舌红、苔黄等应谨慎。用药2周症状无缓解，应谨慎。用药期间不宜同时服用藜芦、赤石脂或其制剂。本药不宜与感冒类药同时服用。用药期间忌食辛辣、生冷、油腻、不易消化食物。

(2)补中益气成方(炙黄芪、党参、炙甘草、炒白术、当归、升麻、柴胡、陈皮，浓缩丸加生姜、大枣)：补中益气，升阳举陷。用于本病气血虚弱之产后恶露不绝。小蜜丸：口服。一次9g，一日2~3次。大蜜丸：口服。一次1丸，一日2~3次。浓缩丸：口服。一次8~10丸，一日3次。水丸：口服。一次6g，一日2~3次。片剂：口服。一次4~5片，一日3次。颗粒：口服。一次3g，一日2~3次。口服液：口服。一次10ml，一日2~3次。合剂：口服。一次10~15ml，一日3次。膏剂：温开水冲服。一次10g，一日2次。本药不适用于恶寒发热表证者，暴饮暴食脘腹胀满实证者。过敏体质者、高血压、心脏病、肝病、糖尿病、肾病等慢性病严重者慎用。本药宜空腹或饭前服，也可进食时同服。服药期间如出现头痛、头晕、复视等症，或皮疹、面红、血压有升高倾向应立即停药。用药期间不宜同时服用藜芦或其制剂。用药期间不宜同时服用感冒药。用药期间忌食生冷油腻、不易消化食物。

（3）生化成方（当归、川芎、桃仁、炒炭干姜、甘草）：养血祛瘀。用于本病血瘀之产后恶露不绝。颗粒：开水冲服。一次1袋，一日3次，7d为1疗程。小蜜丸：口服。一次9g，一日3次。水蜜丸：口服。一次4.5g，一日3次。大蜜丸：口服。一次1丸，一日3次。产后出血量多者慎用。

（4）新生化颗粒/产妇安颗粒（当归、益母草、川芎、桃仁、红花、炮干姜、甘草）：祛瘀生新。用于产后血瘀腹痛，恶露不尽。开水冲服。一次1袋，一日2次。产后出血量多者慎用。用药期间忌生冷食物。

3.针灸疗法

（1）气虚证针灸。

取穴：关元、足三里、三阴交。

操作：针刺加灸，采用补法。每日1次。10次1疗程。

（2）血热证针灸。

取穴：气海、中极、血海、中都、阴谷。

操作：补泻兼施。每日1次。5次1疗程。

（3）血瘀证针灸。

取穴：中极、石门、地机。

操作：采用泻法。每日1次。5次1疗程。

4.耳针疗法

取穴：子宫、神门、交感、内分泌、脾、肝、肾、皮质下等穴。

操作：每日1次，每次选2~3穴，中等刺激，留针15~20min。以上耳穴亦可用油菜籽贴穴按摩。用于虚证恶露不绝。

5.单方治疗

（1）益母草30g，红糖30g。前者水煎，取汁加红糖饮用，用于血瘀型恶露不绝。

（2）仙鹤草30g、益母草15g、生姜3g，煎服。用于产后气虚血瘀之产后恶露不止。

（3）蒲公英30g，生蒲黄12g（包煎），败酱草15g，薏苡仁9g，煎服。用于湿热病邪侵入子宫引起的恶露不绝。

6.贴脐疗法

药物：益母草、红花、桃仁各100g。

用法：将上药择净，共研细末，装瓶备用，使用时每次取药末10g，用黄酒调为稀糊状，外敷于肚脐处，敷料覆盖，胶布固定。每天换药1次，连续用药5~7d，腹痛可止。可活血化瘀、通络止痛。

四、健康教育

(1)防止产程延长和并发症发生，减少气血耗损，防止产后子宫收缩乏力发生。产后应注意休息，以利子宫恢复和恶露排出。

(2)临产分娩时注意保暖，防止因寒致瘀血留滞导致的产后恶露不绝。要调节饮食，加强营养，心情愉快。新产后应严禁房事，避免感染。

(3)正常恶露有血腥味，但无臭味，持续4~6周，总量500ml，血性恶露约持续3d，逐渐转为浆液性恶露，约2周后变为白色恶露，并再持续2~3周干净。如发现血性恶露1周以上，量多或如月经量就应到医院去检查和治疗。

(4)绒毛膜癌是一种高度恶性的肿瘤，继发于葡萄胎、流产或足月分娩以后，三种情况其发生比例约是2:1:1。故可疑产后恶露不绝者，应该做妇科检查、B超、β-HCG，以及诊断性刮宫。如伴咳嗽、血痰或反复咯血者，应作肺部X摄片检查等。

第二十章　产后尿潴留

产后尿潴留是指产后膀胱充盈而不能自行排尿或排尿困难者，是产后常见并发症。因膀胱过度膨胀影响子宫收缩，可引起产后出血，故应积极处理。中医称本病为"产后小便不通""产后小便频数与失禁""产后癃闭"。中医学认为，本病的主要病机是膀胱气化失司。一是气虚：素体虚弱，产时劳力伤气，或失血过多，气随血耗，以致肺脾气虚，上虚不能制下，不能通调水道，下输膀胱，膀胱气化不利而致小便不通。二是肾虚：先天禀赋不足，肾气素亏，复因产时损伤肾气，肾阳不足，命门火衰，膀胱失其温煦，气化不利，故小便不通。三是肝郁：素性抑郁，产后情志不遂，肝气郁结，气机阻滞，膀胱气化不利而致小便不通。四是血瘀：产程过长，膀胱受压过久，气血运行不畅，膀胱气化不利而致小便不通。

一、西医诊断

1.诊断依据

根据分娩史，产后8h以上不能自动排尿，且膀胱胀满，腹部可触及胀大的膀胱，压之有胀痛，膀胱区叩诊呈浊音，腹部B超检查测定膀胱残余尿量可诊断。但应与下列情况进行鉴别，个别产妇由于分娩过程中体力消耗过大，又未及时补充饮食及水分，产后一段时间可能因尿量过少而未排尿，此时检查膀胱是空虚的，应及时补充水分。另外，产妇主诉已多次排尿，但每次排尿量较少且不畅，此时应注意是否有尿潴留引起的假性尿失禁，原因是膀胱过度充盈，压力增加，当膀胱内压力超过尿道内括约肌张力时便有尿液溢出。

2.鉴别诊断

(1)产后小便淋痛：以小便频急涩痛、欲出未尽为特征，每天排出尿总量一般正常，尿常规检查有红、白细胞。

(2)小便生成障碍所致尿少或无尿：特点为无尿可排，故腹软无胀急痛感。

3.相关检查

下腹部膨隆，膀胱充盈，有触痛。尿常规检查无异常。超声检查尿潴留。

二、中医诊断

1.诊断要点

产褥期间，小便点滴而下或闭塞不通，小腹胀急疼痛，常有滞产或手术产史。

2.类证鉴别

淋证：特点是小便涩痛，小便灼热疼痛，而小腹不胀不痛，只是尿道疼痛。

3.证候诊断

(1)气虚证：产后小便不通，小腹胀急疼痛，倦怠乏力，少气懒言，面白少华，语言低微。舌淡，苔薄白，脉缓弱。

(2)肾虚证：产后小便不通，小腹胀急疼痛，腰膝酸软，面色晦暗。舌淡，苔薄润，脉迟弱。

(3)气滞证：产后小便不通，小腹胀急疼痛，精神抑郁，或胸胁胀痛，烦闷不安。舌苔正常，脉弦。

(4)血瘀证：产后小便不通或点滴而下，小腹胀满刺痛，乍寒乍热。舌黯，苔薄白，脉沉涩。

三、中医适宜技术

1.辨证施药

(1)气虚证。治法：益气盛清，化气行水。主方：补气通脬饮(《女科辑要》)加减，或用补中益气汤(《脾胃论》)加通关丸(《兰室秘藏》)。处方：

黄芪30g	白术10g	陈皮6g	升麻5g
党参10g	麦冬9g	通草9g	当归10g
柴胡9g	黄柏10g	知母9g	肉桂3g
甘草6g			

每日1剂，水煎分服，连服6剂。

加减：若产妇多汗，烦渴咽干，加生地黄9g、沙参10g、石斛10g、五味子9g；若伴腰膝酸软者，加杜仲15g、巴戟天9g。

(2)肾虚证。治法：补肾温阳，化气行水。主方：济生肾气丸(《济生方》)加减。处方：

熟地黄15g	炒山药30g	山茱萸30g	泽泻30g
茯苓30g	牡丹皮30g	炮附子15g^(先煎)	桂枝15g
车前子30g^(包煎)	牛膝15g		

每日1剂，水煎服。

加减：小腹下坠者，酌加黄芪30g、党参12g、白术10g、升麻6g；若腰痛甚者，酌加巴戟天9g、炒杜仲15g、续断15g。

（3）气滞证。治法：理气行滞，利水通淋。主方：木通散（《妇人大全良方》）加减。处方：

木通30g	青皮30g	川楝子30g	炒小茴香30g
枳壳9g	槟榔6g	滑石15g	冬葵子30g
甘草6g			

每日1剂，水煎服。

加减：木旺克土，纳少便溏者，加白术10g、茯苓15g、薏苡仁20g、木香6g、白芍12g。若产后气滞湿热者用利尿通窍汤：茯苓12g，泽泻10g，炒白术、木通、皂刺各10g，桂枝6g，猪苓、杏仁、桔梗各9g，当归、黄芪各12g，红藤、败酱草各15g，甘草3g。水煎服。

（4）血瘀证。治法：养血活血，祛瘀利尿。主方：四物汤（《太平惠民和剂局方》）加味。处方：

当归30g	川芎30g	白芍30g	熟地黄30g
蒲黄15g	瞿麦12g	桃仁10g	牛膝15g
滑石30g	甘草梢9g	木香9g	木通9g

每次1剂，研细末，每次取药末9g，加生姜5片、大枣6枚，水煎服。

2.中成药治疗

（1）补中益气成方（炙黄芪、党参、炙甘草、炒白术、当归、升麻、柴胡、陈皮、姜、大枣）：补中益气，升阳举陷。用于本病气虚证。小蜜丸：口服。一次9g，一日2~3次。大蜜丸：口服。一次1丸，一日2~3次。浓缩丸：口服。一次8~10丸，一日3次。水丸：口服。一次6g，一日2~3次。片剂：口服。一次4~5片，一日3次。颗粒：口服。一次3g，一日2~3次。口服液：口服。一次10ml，一日2~3次。合剂：口服。一次10~15ml，一日3次。膏剂：温开水冲服。一次10g，一日2次。

（2）金匮肾气成方（地黄、酒炙山茱萸、山药、茯苓、牡丹皮、泽泻、桂枝、炙附子、去头牛膝、盐炙车前子）：温补肾阳，化气行水。用于本病肾虚证。水蜜丸：口服。一次4~5g，一日2次。小蜜丸：口服。一次6g，一日2次。大蜜丸：口服。一次1丸，一日2次。

（3）血府逐瘀成方（炒桃仁、红花、当归、川芎、地黄、赤芍、牛膝、柴胡、麸炒枳壳、桔梗、甘草）：活血祛瘀，行气止痛。用于本病瘀血证。胶囊：口服。一次6粒，一日2次。片剂：口服。一次6片，一日2次。泡腾片：口服。一次2片，一日3次。用温开水溶解后服用。颗粒：口服。一次1袋，一日3次。口服液：口服。一次20ml，一日3次。空腹服。水丸：口服。一次1~2袋，一日2次。空腹，用红糖水送服。水蜜丸：口服。一次6~12g，一日2次。空腹，用红糖水送服。小蜜丸：口服。一次9~18g(45~90丸)，一日2次。空腹，用红糖水送服。大蜜丸：口服。一次1~2丸，一日2次。空腹，用红糖水送服。

3.针灸疗法

(1)方一。

取穴：中极、三阴交、阴陵泉、膀胱俞、肾俞等穴。

操作：中极向曲骨方向透刺，施捻转或提插泻法，使针感传至会阴部。膀胱俞针尖向脊柱方向斜刺，命门向上斜刺，肾俞向后正中线斜刺，均进针1~1.5寸，施捻转补法。三阴交、阴陵泉刺法同上述。本法适用于肾气不足型。

(2)方二。

取穴：足三里、气海、阴陵泉、三阴交穴。

操作：足三里、阴陵泉、三阴交均直刺，进针1~2寸，施提插平补平泻法，三阴交针感以过膝传至大腿内侧为佳。气海直刺，针深1~2寸，使针感达会阴部。本法适用于脾肺气虚型。

(3)方三。

取穴：中极、归来、曲骨、三阴交、阴陵泉穴。

操作：中极、归来、曲骨行快速捻转提插泻法，持续1min，使针感放射至会阴部。三阴交、阴陵泉，行捻转提插泻法，使针感传至大腿内侧，若能放射到小腹部则疗效更佳。留针15~30min，中间行针2~3次，每日1次。虚证可先针后灸，或温针灸。肝郁气滞者加曲池、外关；郁热蕴结者加复溜、膀胱俞、水道、至阴，其中至阴用点刺放血法。若少腹胀急甚，可再加气海；欲解不得加三焦俞；尿时无力或无尿意加灸关元、肾俞；插导尿管时间长或尿道水肿者可加太冲。

(4)神阙穴艾灸。

取穴：神阙穴。

操作：将盐放在神阙穴填平，取两根葱白捣烂成泥后制成葱饼并置于盐上，再将艾炷放在葱饼上，尖朝上点燃，使火力由小到大，缓缓深燃，待皮肤有灼痛感时，即换1炷，连灸5~7炷。

4.耳针疗法

取穴：膀胱、肾、外生殖器、交感、皮质下穴。

操作：每次选2~3穴，毫针中度刺激，留针20~30min。

5.指按疗法

(1)用左手中指指腹点按脐耻连线中点(或关元穴)，用右手中指按压左手中指指甲，并逐渐用力向下加压，以病人能耐受为度，1~3min即可奏效。或以双手重叠，逆时针旋转点按水道穴，由轻到重，以病人能耐受为度。

(2)嘱产妇端坐或平卧，腹部放松，医者用两手拇指有节奏地按压产妇双侧足三里穴，每分钟60次，1min后再按压关元穴。手法由轻到重，至产妇有尿意感即可。

(3)热按摩推压刺激膀胱肌壁，可使逼尿肌收缩，引起排尿。方法是用60℃~65℃热水袋，装入布套，将热水袋横放在耻骨联合上4横指范围内，轻轻上下推压，15~30min便可顺利排尿，若尿量不多可重复1次。

6.穴位注射疗法

取穴：中极、阴陵泉、足三里、三阴交、关元、气海穴。耳穴选膀胱、肾。

药物：维生素B$_1$、维生素B$_{12}$、新斯的明注射液。

操作：每次选1~2穴，常规消毒，任选一种药液，每穴注入0.5~1ml，一般一次可使尿通。未效可再次穴位注射。

7.推拿疗法

(1)掌揉小腹。掌根附着于腹部膀胱充盈处上方，用力斜向内下方，环转摩揉5min，以通利小便。

(2)在关元穴推压并间断向耻骨联合方向下推，手法按逆时针方向，先轻后重，5~15min。适用于产后尿潴留而膀胱胀大不甚严重者。

8.灌肠疗法

药物：枳实、厚朴各12g，生大黄20g(后下)。

用法：水煎取汁，大便干者加芒硝20g，冲入煎好的药液中。取以上药汁100~200ml做保留灌肠，每日1~2次，每次间隔4~6h，每次保留30~60min。疗程1d，无效者改用导尿管保留导尿。适用于产后尿管保留而无膀胱损伤者。

9.敷贴疗法

(1)炒盐150g，加150mg麝香末，混匀，填脐中，外用葱白十余根作一束，切如半指厚，置盐上，用艾灸，觉热气入腹难忍为止，小便即通。适用于产后尿潴留。

(2)鲜青蒿200~300g捣碎，不让汁流失，即时敷于脐部，纱布覆盖，胶布固定。敷后病人腹部有清凉感，一般30~60min内即可排尿。

(3)粗盐0.5kg炒热，用布包裹后，久熨下腹部，可使尿通。

(4)用葱白3根，加食盐4~6g，捣烂为葱泥，将葱泥均匀贴敷于脐下气海穴及关元穴，其范围以8cm×8cm为宜。葱泥上可覆盖塑料薄膜，其上置热水袋热敷，以促使葱泥局部渗透发挥作用。

10.坐浴疗法

陈瓜蒌60g，煎汤坐浴20min，可使尿通。

11.TDP治疗仪治疗

利用特定波长电磁波作用于机体，使照射部位温度升高，血液循环加速，促进炎症消退，减轻肌肉紧张和痉挛。方法是将探头对准产妇下腹部，相距30~40cm，照射30min，可取得良好效果。

12.饮食疗法

蝉衣汤：蝉蜕9g(去头足)，加水500~600ml，煎至400ml，去渣加红糖适量，一次服完。服后5h不排尿，可再服1剂。

四、健康教育

(1)解除病人的顾虑和紧张情绪。做好解释工作，鼓励起床自解小便，或用温热水熏洗外阴及水声诱导排尿。

(2)加强围产期保健，及时发现泌尿系感染并给予治疗。

(3)严密观察产程，积极处理各种原因造成的产程延长，纠正产妇的一般情况，以免产妇过度疲劳。

(4)尽量减少不必要的阴道检查和反复导尿，以防外阴、尿道水肿及泌尿系感染。

(5)第2产程手术助产牵引力应适当，避免暴力向下挤压子宫。

(6)产后2h内应督促和鼓励产妇按时排尿，避免因膀胱充盈过度引起尿潴留。

(7)当诱导排尿和针灸等治疗无效时，要予以导尿。

(8)做好日常护理。消除患者不必要的焦虑和紧张情绪，使患者心情放松，以最佳的心情状态配合并参与治疗。患者及家属掌握诱导排尿的方法，如听流水声、热敷、按摩下腹部等。产后早期下床活动，自行下床排尿。注意保暖，避免着凉受寒。

(9)饮食调理。注意合理饮食，以清淡、易消化为主，忌辛辣、刺激性饮食。多饮水，以利排尿。

第二十一章　产后缺乳

产妇在哺乳期，或哺乳开始即乳汁全无；或乳汁分泌稀少，乳房不胀；或开始哺乳正常，因发热或情志所伤，乳汁骤减，不够或不能喂养婴儿，称为"产后缺乳"。亦称"产后乳无汁""产后乳汁不行"。产后缺乳是妇产科常见疾病。中医也叫缺乳，其病名见于《诸病源候论·妇人产后病诸候·产后乳无汁候》。又名乳汁不行、无乳。中医认为素体气血虚弱，产时失血耗气，或脾胃虚弱，生化无源，而致气血亏虚，不能化血生乳；产后七情所伤，肝失条达，气机不畅，经脉涩滞，阻碍乳汁运行，皆可导致缺乳或乳汁不行。《景岳全书·妇人规》中所说："妇人乳汁，乃冲任气血所化，故下则为经，上则为乳。若产后乳迟乳少，由气血不足，而乳或无乳者，其为冲任之虚弱无疑也。"《傅青主女科》说："乳乃气血之所化而成也，无血固不能生乳汁，无气亦不能生乳汁。"又《儒门事亲》说："或因啼哭悲怒郁结，气溢闭塞，以致乳脉不行。"

一、西医诊断

1.诊断依据

（1）病史：有无产时失血过多史，有无产后情志不遂，并了解患者平素体质情况及有无贫血等慢性病史。

（2）临床表现：产妇在哺乳期中，乳汁甚少，不足以喂养婴儿，或乳汁全无，无发热、恶寒等症。亦有原本泌乳正常，突然情志过度刺激后缺乳者。

2.鉴别诊断

本病应与乳腺炎缺乳相鉴别。后者有初起乳房红肿热痛、恶寒发热，继之化脓成痈等临床特征。

3.相关检查

要检查乳房及乳汁。检查乳房柔软、无乳汁感，挤压时仅有点滴乳汁。血液检查无异常。此外，应注意有无乳头凹陷和乳头皲裂造成的乳汁壅塞不通、哺乳困难等。

二、中医诊断

1.诊断要点

产后排出乳汁量少，甚或全无，不够喂养婴儿。虚证者，乳房柔软，不胀不痛，挤出乳汁点滴而下，质稀；实证者，乳房胀满而痛，挤压乳汁疼痛难出，质稠；虚实夹杂者，乳房胀大而柔软，乳汁不多。

2.类证鉴别

乳痈：虽乳汁不通或缺乳，但有恶寒发热、乳房局部红肿热痛。

3.证候诊断

(1)气血虚弱证：产后少乳或无乳，乳汁清稀，乳房柔软，无胀感，面色少华，神疲食少。舌淡少苔，脉虚细。

(2)肝郁气滞证：产后乳少，甚或全无，胸胁胀闷，情志抑郁，或有微热，食欲减退。舌正常，苔薄黄，脉弦细或数。

(3)痰湿壅阻证：乳汁甚少或无乳可下，乳房硕大或下垂不胀满，乳汁不稠，乳房胀痛，胸闷不舒，形体肥胖，纳谷不香，厌油腻厚味，嗜卧倦怠，头晕头重。舌胖，苔白腻，脉沉细。

三、中医适宜技术

1.辨证施药

(1)气血虚弱证。治法：补气，养血，通乳。主方：通乳丹(《傅青主女科》)加减。处方：

人参30g^(另煎)	黄芪30g	酒当归60g	麦门冬15g
木通0.9g	桔梗0.9g	七孔猪蹄2只^(去爪壳)	

每日1剂，水煎服，连续吃2剂。

(2)肝郁气滞证。治法：疏肝解郁，通络下乳。主方：下乳涌泉散(清·太医院配方)加减。处方：

当归9g	白芍9g	川芎6g	生地黄15g
柴胡9g	青皮9g	天花粉9g	漏芦9g
通草9g	桔梗9g	白芷6g	王不留行9g
炮山甲9g	木通6g	甘草6g	

每日1剂，水煎服。

(3)痰湿壅阻证。治则：健脾利湿，化痰通乳。主方：苍附导痰丸(《广嗣纪要》)合漏芦散(《太平惠民和剂局方》)加减：

苍术15g	香附10g	枳壳9g	陈皮9g
茯苓20g	胆南星9g	半夏9g	瓜蒌9g
当归15g	厚朴15g	漏芦10g	王不留行10g
桔梗12g	穿山甲8g	生薏苡仁30g	甘草6g

每日1剂，水煎服。

2.中成药治疗

(1)八珍益母丸(益母草、党参、熟地黄、当归、白芍、茯苓、麸炒白术、川芎、甘草):益气养血,活血调经。用于本病气血虚弱之缺乳。丸剂:口服。一次8丸,一日2次。大蜜丸:口服。一次1丸,一日2次。小蜜丸:口服。一次9g,一日2次。水蜜丸:口服。一次6g,一日2次。膏剂:口服。一次10g,一日2次。片剂:口服。一次2~3片,一日2次。胶囊:口服。一次3粒,一日3次。本品有出现超敏反应,四肢、口唇、颈部出现大小不等的紫红色的斑疹及水疱,局部轻度瘙痒,稍有全身不适的报道。过敏体质者、高血压、心脏病、肝病、糖尿病、肾病等慢性病严重者及感冒发热患者慎用。肝肾不足,阴虚亏损所致月经不调者不宜单用。治疗气血不足导致的妇科疾病,有时需要长期服用。服药过程中出现不良反应应停药,长期用药需谨慎。用药期间忌辛辣、生冷食物。

(2)十全大补丸(党参、炒白术、茯苓、炙甘草、当归、川芎、酒白芍、熟地黄、炙黄芪、肉桂):用于本病气血虚弱之缺乳。温补气血。水蜜丸:口服。一次1袋,一日2~3次。大蜜丸:口服。一次1丸,一日2~3次。小蜜丸:口服。一次9g,一日2~3次。浓缩丸:口服。一次8~10丸,一日3次。片剂:口服。一次6片,一日2次。颗粒:开水冲服。一次15g,一日2次;或30g加白酒250ml化服,一次10~20ml,一日2次。糖浆:口服。一次10ml,一日2次。合剂:口服。一次10ml,一日2~3次。口服液:口服。一次10ml,一日2~3次。膏剂:温开水冲服。一次10~15g,一日2次。酒剂:口服。一次15~30ml,一日2次。过敏体质者、外感风寒、风热和实热内盛者、高血压、心脏病、肝病、糖尿病、肾病等慢性病严重者慎用。本药宜餐前服用或进食时服用。用药期间出现口干、便干、舌红、苔黄等应谨慎。用药2周症状无缓解,应谨慎。用药期间不宜同时服用藜芦、赤石脂或其制剂。本药不宜与感冒类药同时服用。用药期间忌食辛辣、生冷、油腻、不易消化食物。

(3)逍遥成方(柴胡、当归、白芍、炒白术、茯苓、薄荷、生姜、炙甘草):疏肝健脾,养血调经。用于本病肝郁气滞证。丸剂、大蜜丸、小蜜丸:口服。一次9g,一日2次。浓缩丸:口服。一次8丸,一日3次。微丸:口服。一次1袋,一日3次。水丸:口服。一次6~9g,一日1~2次。胶囊:口服。一次4粒,一日2次。软胶囊:口服。一次4粒,一日3次。片剂:口服。一次4片,一日2次。颗粒:开水冲服。一次1袋,一日2次。口服液:口服。一次10ml,一日2次。合剂:口服。一次10~15ml,一日2次。用时摇匀。本品有连续服用逍遥丸后出现头昏、身倦、嗜睡、恶心、呕吐、心慌、大汗淋漓、血压升高等的报道,其中还有引起药物性肝损害的个案。另有常规服用逍遥丸后引起白带过多的个案报道。过敏体质者、感冒患者、高血压、心脏病、肝病、糖尿病、肾病等慢性病严重者及肝肾阴虚所致胁肋胀痛、咽干口燥、舌红少津者慎用。服药期间忌食寒凉、生冷、辛辣、油腻难消化食物。服药3d症状无改善,应谨慎。

3.针灸疗法

（1）方一。

取穴：足三里、合谷、乳根、少泽、膻中。食欲不振配中脘；失眠配三阴交。

操作：针刺足三里、合谷、乳根（加灸）、少泽（点刺放血加灸）、膻中（加灸）。每日1次，10次1疗程。

（2）方二。

取穴：乳根、膻中、天池、天溪、期门、少泽穴。

操作：乳母取仰卧位，嘱其身体完全放松，得气后留针30min，平补平泻，每隔10min行针1次。亦可艾灸足三里、肝俞、脾俞穴，取坐位，每天灸20min。每日1次，10次为1个疗程，休息3d再行第2个疗程。

（3）方三。

取穴：主穴选膻中、乳根、少泽。若气血虚弱者，加足三里、三阴交、脾俞、胃俞、膈俞；肝气郁结者，加太冲、合谷、内关、肝俞。

操作：针法为膻中、乳根平刺，针尖向乳头刺入 1~1.5寸，以乳房部有胀感为宜，施予泻法或平补平泻法。少泽穴平刺。气血虚弱者，所加诸穴均用补法，可加艾灸；肝气郁结者，所加诸穴均用泻法或平补平泻法，7~10d为1疗程。

4.艾灸疗法

取穴：膻中穴。

操作：点燃艾条的一端，用温和灸的方法艾灸膻中穴，每次5min，每天1~2次。

5.牙签点按疗法

取穴：少泽穴。

操作：用牙签的钝头点按揉少泽穴至酸麻胀痛感，每天刺激1~2次。注意不要烫伤和刺破皮肤。

6.推拿按摩疗法

（1）乳房的清洁与按摩。

可以起到改善泌乳的作用。用干净的毛巾蘸些温开水，由乳头中心向乳晕方向成环形擦拭，两侧轮流热敷，每侧各5min，同时配合下列按摩手法。环形按摩：双手置于乳房的上、下方，以环形方向按摩整个乳房；螺旋形按摩：一手托住乳房，另一手食指和中指以螺旋形向乳头方向按摩；指压式按摩：双手张开置于乳房两侧，由乳房向乳头挤压。

（2）乳头矫正法。

可增加乳汁的分泌。将左手或右手的食指及拇指放在乳晕两旁，先往下压，再向两旁推开；或以乳头为中心，采取左右、上下对称的方式按摩，这种方法会使乳头较易突出。

（3）按摩穴位。

取穴：膻中穴，是任脉穴位，在胸部正中线两乳头连线中点，能疏通全身之气，调整乳汁少。少泽穴，属手太阳小肠经，在手小指末节外侧，有调气血、通血脉、通乳的功能。太冲穴，属足厥阴肝经，位于足背侧第一、二跖骨结合部之前的凹陷处，是疏解肝气的必选。

操作：最初3d多按揉膻中穴，直到按起来不怎么痛了，说明气通畅了；每天下午1~3点用牙签尖刺激两侧少泽穴3min，这时小肠经最旺，催乳同时还能促进营养吸收；每晚睡前按揉两侧太冲穴3min。

（4）辨证推拿。

虚证：取膻中、中堂、步廊、乳中、膺窗、神藏、胸乡等穴及乳房。用拇指、四指揉，双手扭揉及拇指按摩等手法，顺着经络方向施行。

实证：取食窦、膻中、灵墟、库房、乳中、乳根、中府、天池、极泉及乳房等。用拇指推压、四指揉压、双手扭揉、中指点压等手法，逆着经络方向稍用力施行。每日1次，每次1min。

7.梅花针疗法

取穴：肺俞至三焦俞、天宗、乳房周围、膻中。

操作：操作时根据证候虚实，分别给予轻、重叩刺，每次10min，每日1次。

8.耳针疗法

（1）耳穴贴压。

取穴：胸、乳、内分泌、交感、神门、皮质下、脑、肝、脾、胃。

操作：上述耳穴辨证伍用，每次双侧各选取3~5个穴位，用王不留行籽或磁珠贴压，于哺乳前30min按压1次，每次约5min，每日按压5~6次。

（2）耳针治疗。

取穴：同上述"耳穴贴压"。

操作：上述耳穴辨证伍用，每次双侧各选取3~5个穴位。选用26~28号0.5~1寸毫针，常规消毒，针刺得气后，施先泻后补手法，每隔10min行针1次，留针30min，出针后用乙醇棉球按压针孔。每日治疗1次。

9.穴位注射疗法

取穴：主穴取膻中、乳根。配穴取肝俞、脾俞、液门、期门、足三里、三阴交。

药物：当归注射液、复方丹参注射液或胎盘组织液。

操作：每次选用主穴及1~3个配穴，上述注射液各选一种(亦可将当归注射液和复方丹参注射液混合使用)，于注射针刺入穴位得气后，每穴各注入1ml药液。每日1次，一般3~5次为1疗程。

10.走罐疗法

取穴：颈后脊椎两边、腰部、足三里、足阳明经至内踝。

操作：嘱病人脱去上衣，骑在椅子上，两手交叉放在椅把上，下颌压住上肢，头尽量向下低，两腿向前伸。从颈后脊椎两边，由内向外排着拔罐，每罐向下走至腰部，连走3~4遍。再用中型罐于下肢足三里穴拔罐，向下顺着足阳明经的循行至内踝。每日1次或隔日1次，一般3~5d可见效。

11.熏蒸疗法

(1)川椒酒熏蒸。

药物：川椒50g，白酒150ml。

用法：将川椒洗净，研为细末，与白酒装入酒壶内，文火煮沸后，将酒壶嘴对准乳头，以酒壶中的热气熏蒸，每天1~2次，连用5~7d可有乳汁下。此方治疗产妇初起乳络不畅，乳汁壅塞或寒热之邪所致乳汁不通。

(2)橘叶葱白汤熏蒸。

药物：橘叶、葱白适量。

用法：诸药煎汤熏洗双乳，每日1次。洗后用手掌来回轻揉乳房。

12.淋洗疗法

(1)炒麦芽120g，加水500ml，煎煮数沸，洗双侧乳房20min，复用木梳由周围向乳头梳理数遍。适宜乳汁少或不通。

(2)淘米水一盆，煮沸待温后用。将乳头放在温热的淘米水内浸泡片刻，旋以手慢慢揉洗，如发现乳头中有白丝，可将其扯出，并挤出淡黄色液体少许，乳汁即可畅通。适用于乳汁少而不通。

(3)三棱15g，置于锅内，加水适量，煎煮取汁，洗乳房处，每日3~8次。连续洗数日，以乳出为度。本方有通气血之功，适用于少乳及乳汁不通。

13.中药敷贴疗法

乳房结块胀痛者可用以下贴敷法。

(1)用仙人掌(剪去刺)切薄片贴敷局部，或生马铃薯捣烂成糊状外敷患处，干则调换，不可中断，1~2d可消肿痛。

(2)局部用金黄膏外敷，每日1次。

(3)局部用蒲公英捣烂外敷，每日2次。

(4)金银花根30g，通草20g，当归6g，芙蓉花叶60g。将上药捣烂，敷贴于乳房胀痛部位，每日2次，3d为1疗程。

14.药膳食疗法

(1)《备急千金要方》猪蹄饮食疗法。

材料：猪蹄1只去毛，黄芪20g，当归10g，炮山甲6g，通草6g。

做法：猪蹄煮熟烂后，将猪蹄汤加入适量黄酒煎余药，水沸1h后取汤服用，每日1剂。这些食疗方一直沿用至今。本方补气血以增乳，用于产后乳少的治疗。

（2）鲫鱼山甲汤。

材料：鲫鱼500g，炙穿山甲10g，王不留行10g，通草5g，桔梗10g。

做法：后4味用纱布包，与鱼共煲，食肉饮汤。

（3）猪蹄章鱼木瓜汤。

材料与做法：猪蹄1只，章鱼（即百爪鱼）适量，木瓜1只，共煮汤。

（4）乌鸡凤尾菇汤。

材料：乌鸡500g，白凤尾菇50g，料酒、大葱、食盐、生姜片各适量。

做法：乌鸡宰杀后，去毛，去内脏及爪，洗净。砂锅添入清水，加生姜片煮沸，放入已剔好的乌鸡，加料酒、大葱，用文火炖煮至酥，放入白凤尾菇，加食盐调味后煮沸3min即可起锅。补益肝肾，生精养血，养益精髓，下乳。适用于产后缺乳、无乳或女子乳房扁小不丰、发育不良等。

（5）猪蹄黄豆汤。

材料：猪蹄1只，黄豆60g，黄花菜30g。

做法：猪蹄1只洗净剁成碎块，与黄豆60g、黄花菜30g共煮烂，入油、盐等调味，分数次吃完。2~3d 1剂，连服3剂。滋补阴血，化生乳汁。

（6）归芪鲫鱼汤。

材料：鲫鱼1尾（约250g），当归10g，黄芪15g。

做法：将鲫鱼洗净，去内脏和鱼鳞，与当归、黄芪同煮至熟即可。饮汤食鱼，每日服1剂。应用于产后气血不足，食欲不振，乳汁量少。

（7）猪蹄茭白汤。

材料：猪蹄250g，白茭100g，生姜2片，料酒、大葱、食盐各适量。

做法：猪蹄于沸水烫后刮去浮皮，拔去毛，洗净，放净锅内，加清水、料酒、生姜片及大葱，旺火煮沸，撇去浮沫，改用小火炖至猪蹄酥烂，最后投入茭白片，再煮5min，加入食盐即可。益髓健骨，强筋养体，生精养血，催乳。可有效地增强乳汁的分泌，促进乳房发育。

（8）赤小豆鸡蛋汤。

材料：赤小豆50g，糯米甜酒酿250g，鸡蛋4个，红糖适量。

做法：赤小豆洗净，加水煮烂，入甜酒酿，烧沸，打入鸡蛋，待蛋凝熟透加红糖。吃蛋喝汤。尤适用于血虚所致的乳汁不下。

（9）黄花菜炖肉汤。

材料：金针菜30g，猪瘦肉60g，调料少许。

做法：将金针菜洗净，猪肉切成片，同放陶瓷锅内，用旺火隔水炖熟，加入调料，吃肉、菜，喝汤。适应于肝气郁滞导致的产后乳汁少。

(10)猪骨西红柿粥。

材料：西红柿3个(重约300g)，山楂50g，猪骨头500g，粳米200g，精盐适量。

做法：将猪骨头砸碎，用开水焯一下捞出，与西红柿和山楂一起放入锅内，倒入适量清水，置旺火上熬煮，沸后转小火继续熬0.5~1h，端锅离火，把汤滗出备用。粳米洗净，放入砂锅内，倒入西红柿山楂骨头汤，置旺火上，沸后转小火，煮至米烂汤稠，放适量精盐，调好味，离火即成。有通利行乳、散结止痛、清热除瘀血的作用。

(11)猪蹄通草粥。

材料：猪蹄2只，通草5g，漏芦15g，大米100g。

做法：将猪蹄洗净切块，通草、漏芦煎汤代水，与猪蹄、大米煲粥，粥成加葱白两根、油盐少许调味，分次服食。本方具有疏肝理气、通乳之功，适用于肝气郁滞型产后缺乳。

(12)黄芪通草鸡。

材料：炙黄芪50g，通草10g，母鸡1只。

做法：将净膛鸡切块，再将黄芪、通草洗净放入，撒上细盐，淋入黄酒一匙，旺火隔水蒸3~4h，空腹吃。有补气养血、健脾和胃、通乳利尿之功，产后体虚乳汁不足者，食之甚佳。

(13)赤小豆饮。

材料：赤小豆500g。

做法：煮汤去豆，熬浓汤，连服3~5d。治气血不足乳少证。

四、健康教育

1.从源头预防避免发生产后缺乳

"三分治疗、七分调理"，正确的哺乳喂养习惯以及母亲在生活、饮食、精神上的调理对缺乳的防治至关重要。

一是正确掌握开奶的最佳时机。早接触、早吸吮是开奶的最佳方式，建议产后半小时内开始哺乳，可以第一时间刺激垂体释放泌乳素，使乳房泌乳；每次哺乳时间不超过15min，两侧轮流，尽量排空乳房，这些都是保证最大泌乳量的重要因素。

二是按需哺乳和纯母乳喂养。有些妈妈限制喂哺次数或每次喂哺时间过短都会造成哺乳减少，妈妈不必有固定的时间表，每次喂哺的时间也由宝宝来决定；过早添加配方奶也是造成奶水少的原因之一，宝宝喝了配方奶会自然减少吸奶的时间，乳房便会自动调节减少产量。频繁的吸吮是刺激乳汁分泌最佳方式。

三是合理饮食和愉悦情绪。妈妈选择营养易消化的饮食，保证充足的休息和愉悦的心情，避免精神刺激。及早发现缺乳，把握治疗的最佳时间，一般在产后15d内治疗效果最明显，用中药、经络等方法调理体质，通经催乳，同时喂养、起居都要配合。

四是母乳喂养需要得到家庭尤其是丈夫的支持。帮助母亲树立母乳喂养成功的信心和母乳喂养的热情，使母亲感到能用自己的乳汁喂养孩子是最伟大的工作，应感到自豪和快乐。少数母亲感到喂奶太麻烦、太累，心里不情愿则乳汁会减少。同时要消除母亲焦虑的情绪，多休息，生活有规律，保持愉快心情。

五是增加哺乳次数，这是增加乳量的最重要措施。尤其在婴儿4个月以前每天可哺乳10~12次，并适当延长每侧乳房的吸吮时间，如能保证晚间喂哺则更理想。因为婴儿对乳头的吸吮可通过神经反射刺激脑垂体分泌大量的催乳素，使乳汁分泌增加。

六是增加妈妈的营养，这对营养不良的母亲来说是最重要的物质基础。应多吃富含蛋白质、碳水化合物、维生素和矿物质的食物，如牛奶、鸡蛋、鱼肉、蔬菜、水果，多喝汤水如酒酿蛋、火腿鲫鱼汤、黄豆猪蹄汤等。

七是及时补充水分。哺乳妈妈常会在喂奶时感到口渴，这是正常的现象。妈妈在喂奶时要注意补充水分，或是多豆浆、杏仁粉茶(此方为国际母乳会推荐)、果汁、原味蔬菜汤等。水分补充适度即可，这样乳汁的供给才会即充足又富含营养。

八是充分休息。夜里因为要起身喂奶好几次，晚上睡不好觉。睡眠不足当然奶水会少，哺乳妈妈要注意抓紧时间休息，白天可以让他人照看一下宝宝，自己抓紧时间睡个午觉，还要学会如何在晚间喂奶的同时不影响自己睡眠。

2.发病前预防

一是劳逸结合，增强体质。母亲体质素虚弱会引起气血不足而难以化生乳汁，而劳累会影响脏腑阴阳平衡，加重气血不足，所以平时乳母当注意不要过于疲劳，保持充足的睡眠，适当锻炼，增强体质，令气血充足方能乳汁充盈。

二是调畅情志，肝气调达。肝经与乳房关系密切，又与精神活动有关，如果精神过度刺激，郁怒则伤肝，影响肝的疏泄与条达、乳汁分泌，故乳母平时应心情舒畅，勿烦躁郁怒。

三是合理饮食，注意营养。产后一般为了哺乳，需要注意饮食的营养，但并非大补肥甘厚味，那样反而容易脾胃损伤，痰湿阻滞，乳汁不下。脾为后天之本，气血生化之源，乳汁的产生很大程度依靠脾胃运化气血，故应注意多吃容易消化的食物，鼓励产妇少食多餐，多食新鲜蔬菜、水果，多饮汤水，多食催乳食品，如花生米、黄花菜、木耳、香菇等。避免油腻食物。

四是早期哺乳，早期治疗。早期有无母乳及泌乳量多少，在很大程度与哺乳开始的时间及泌乳反射建立的迟早有关。有人通过比较发现，产后1h内即予哺乳，产妇的泌乳量较多，哺乳期也较长。一般产后2d即可哺乳，养成良好的哺乳习惯对预防乳汁减少有益。有些产妇因为过迟开始哺乳，或者早期中断和减少哺乳导致缺乳。故应及时排空乳房以促进乳汁分泌。哺乳期乳时一侧乳房吸空后再吸另一侧。若乳儿未吸空，应将多余乳汁挤出。而早期发现乳汁缺少，及时治疗效果也比较好。

五是乳房保健，按摩疏通。每位产后妈妈都应注意乳房卫生、乳头清洁，及时处理乳头凹陷和乳头皲裂，适当做乳腺的按摩疏通，这样不仅奶量充足，还会避免哺乳期产生的一系列乳房问题。

3.发病后养护

一是食疗调理。按照以上药膳食疗方选择适合对症的药膳进行调理。

二是居家治疗。热水或葱汤洗乳房，乳房胀痛或用旧木梳从乳头出向上轻梳，可疏通气血。鲜柑皮或陈皮煎汤外洗乳房，用于乳房有硬块的缺乳。芙蓉叶捣烂调醋，外敷乳房胀痛硬结处，可用于实证缺乳。

附录：断乳

正常婴儿吃奶达10~12个月时须断乳(回乳)。断乳过晚，则乳汁成分已不能满足婴儿的需要，会影响婴儿的发育；也可使母亲子宫萎缩。但断奶时，往往因乳汁暂时不易回退，使乳汁壅积，而导致乳房胀痛难忍。

断乳方：

(1)炒麦芽200g，煮水代茶饮。一般3~5d即可。

(2)红花10g，赤芍10g，蝉蜕10g，川牛膝60g。水煎服，每日1剂，一般3剂即可。

(3)生麦芽90g，蝉蜕20g，金银花10g，枳壳20g，白术15g，甘草6g。水煎服，每日1剂，一般3剂即可。

(4)芒硝300g，纱布包好外敷乳房。每日3次，每次2h。

第二十二章　产后风湿病

产后风湿病也叫产后痹，是指在产褥期或产后百日内产妇肢体经络为风、寒、湿、热之邪所闭塞，导致气血不通，经络痹阻，引起肌肉、关节、筋骨发生疼痛、酸楚、麻木、重着、灼热、屈伸不利为主要临床表现的病证。风、寒、湿、热、瘀、痰等邪气滞留筋脉、关节、肌肉，经脉痹阻，不通则痛是其基本病机，因人的禀赋素质不同而有寒热转化。素体阳气偏盛者，易从阳化热，成为风湿热痹；阳气虚衰者，多从阴化寒，成为风寒湿痹。痰浊、瘀血闭阻经络、血脉，流注关节，导致关节肿胀、僵硬、变形。痹证日久，耗伤气血，可损及脏腑。中医古医籍多以"产后身痛""产后关节痛""产后痛风""产后中风""产后筋脉拘急""产后鸡爪风"等相称。

一、西医诊断

1.诊断依据

西医学无此病名。本病证范围较广，凡是西医的风湿性关节炎、骨性关节炎等风湿性疾病发生于产褥期或产后百日内者，均可以参考本病治疗或调护。

2.鉴别诊断

根据临床表现、实验室检查、影像学检查等诊断清楚是何风湿类疾病，比如类风湿性关节炎、强直性脊柱炎、骨性关节炎、反应性关节炎、多肌炎、肩周炎等等。

3.相关检查

查体无关节肿胀畸形、功能障碍，临床影像学检查、风湿免疫相关抗体检查均为阴性。

二、中医诊断

1.诊断要点

参照《实用中医风湿病学》(王承德、沈丕安、胡荫奇主编，人民卫生出版社，2009年)。发病在产褥期，或产后百日内；有产后体虚感受外邪史；主要临床表现为周身关节、肌肉疼痛不适、酸胀沉重、麻木、恶风畏寒，遇寒冷阴雨天病情加重；查体无关节肿胀畸形、功能障碍，临床影像学检查、风湿免疫相关抗体检查均为阴性；舌质淡或舌嫩，或舌质暗有瘀斑点；脉细濡，或沉濡而数，或沉涩。

2.类证鉴别

应与痿证、产后痉证加以鉴别。痿证以肢体痿软无力而关节不痛。痉证以四肢抽搐、项背强直，或口噤不语、角弓反张等，没有肢体关节疼痛之症。

3.证候诊断

(1)气血亏虚，风邪偏胜证：肢体、关节、筋脉疼痛，痛处游走不定。以周身关节、肌肉酸痛为主，受风加重。面色无华，体倦乏力。初起伴有发热、恶风汗出等症。舌淡嫩苔白，脉阳浮阴弱，或浮细而缓。

(2)气血亏虚，寒邪偏胜证：周身关节疼痛，屈伸不利，或冷痛如掣，甚者痛如刀割，遇冷加重，得热则缓。并有神倦乏力、腰痛畏寒、四肢逆冷等症。舌质淡苔白，脉细弱而弦，或浮细而紧。

(3)肝肾不足，寒湿偏胜证：关节肌肉疼痛，或关节屈伸不利，时有筋脉拘急，伴腰膝酸软，头晕耳鸣，关节冷痛、喜温，形寒肢冷，冷痛以腰膝为甚。舌质淡，或淡胖，苔薄白，脉沉细。

(4)气阴两虚，风湿热痹证：产后气虚阴虚，感受湿热之邪，关节、肌肉疼痛呈游走性，痛处灼热红肿，痛不可触，得冷稍舒，可见皮下结节或红斑，常见有发热、恶风、汗出、口渴、烦躁不安。舌质红，苔黄或黄腻，脉滑数或浮数。

(5)气血瘀阻，痰瘀痹阻证：发病日久，关节、肌肉疼痛如刺，固定不移，或关节紫暗、肿胀，肌肤顽麻或重着，或关节僵硬，有硬结、瘀斑，面色暗黑，眼睑浮肿，或胸闷多痰。舌质紫暗或有瘀斑、瘀点，苔白腻，脉弦涩。

三、中医适宜技术

1.辨证施药

(1)气血亏虚，风邪偏胜证。治法：补气养血，祛风止痛。主方：防风汤加减(《宣明论方》)加减。处方：

防风15g	生黄芪30g	当归15g	茯苓24g
川芎15g	秦艽24g	炒白术15g	羌活15g
桂枝30g	姜黄10g	薏苡仁30g	威灵仙15g
葛根30g	甘草9g	鲜生姜5片	大枣12枚

每日1剂，水煎，分3次服。

加减：关节痛重者，加海桐皮15g、丹参15g；周身关节痉挛麻木疼痛者，加伸筋草30g、木瓜15g；容易出汗者，加煅牡蛎30g、黄芪30g。

(2)气血亏虚，寒邪偏胜证。治法：补气养血，祛寒除湿。主方：黄芪桂枝五物汤(《金匮要略》)加减。处方：

生黄芪40g	桂枝15g	白芍15g	当归15g

党参15g　　　鸡血藤30g　　　荆芥穗15g　　　防风15g

巴戟天10g　　　鹿衔草30g　　　鲜生姜6片　　　大枣12枚

每日1剂，水煎，分3次服。

加减：上肢疼痛重者，加姜黄10g、威灵仙15g；下肢疼痛重者，加独活30g、防己15g、怀牛膝15g；膝关节疼痛重者，加松节15g、地龙10g、伸筋草30g；出汗多者，加重黄芪至60g，加浮小麦60g。

(3)肝肾不足，寒湿偏胜证。治法：补益肝肾，祛风散寒。主方：独活寄生汤(《千金要方》)加减。处方：

独活30g　　　桑寄生20g　　　秦艽20g　　　防风20g

细辛6g　　　当归20g　　　川芎20g　　　生地黄20g

白芍20g　　　桂枝20g　　　杜仲20g　　　牛膝20g

党参20g　　　茯苓20g　　　甘草10g

每日1剂，水煎，分3次服。

加减：寒邪重者，加制附片15g(先煎)、乌头10g(先煎)、麻黄9g(煎去沫)；兼风邪者，加白僵蚕10g、乌梢蛇15g；湿邪重者，加薏苡仁30g、茯苓30g、苍术15g；关节不利者，加白芥子15g。

(4)气阴两虚，风湿热痹证。治法：清热通络，祛风除湿。主方：白虎加桂枝汤(《金匮要略》)合宣痹汤(《温病条辨》)加减。处方：

石膏30g^(先煎)　　　知母9g　　　黄柏9g　　　连翘15g

桂枝15g　　　防己9g　　　杏仁9g　　　滑石15g

赤小豆9g　　　甘草6g　　　蚕沙9g^(先煎)

每日1剂，水煎，分3次服。

加减：气阴虚重者，加黄芪30g、麦冬15g、五味子10g；咽痛者，加荆芥6g、薄荷3g(后下)、牛蒡子9g、桔梗6g；皮肤红斑者，加赤芍15g、牡丹皮10g、生地黄15g、紫草9g；热盛伤阴，口渴心烦者，加生地黄15g、玄参15g、麦冬15g。

(5)气血瘀阻，痰瘀痹阻证。治法：化痰行瘀，蠲痹通络。主方：双合汤(《杂病源流犀烛》)加减。处方：

桃仁9g　　　红花9g　　　当归9g　　　川芎6g

赤芍15g　　　茯苓15g　　　法半夏9g　　　陈皮6g

白芥子9g　　　姜汁9g^(冲服)

每日1剂，水煎，分3次服。

加减：皮下结节者，加胆南星6g、天竺黄6g、白芥子9g；瘀血明显者，加莪术6g、三七3g(冲服)、土鳖虫6g；痰瘀交结，疼痛不已者，加白花蛇3g、全蝎3g、蜈蚣3g、地龙9g；有化热之象者，加黄柏、牡丹皮各9g。

2.中成药治疗

(1)痹祺胶囊(马钱子调制粉、地龙、党参、茯苓、白术、甘草、川芎、丹参、三七、牛膝):益气养血,祛风除湿,活血止痛。用于气血不足,风湿瘀阻,肌肉关节酸痛,关节肿大,僵硬变形或肌肉萎缩,气短乏力,风湿、类风湿性关节炎,腰肌劳损,软组织损伤属上述证候者。每粒装0.3g。口服。一次4粒,一日2~3次。

(2)风湿液(独活、寄生、羌活、防风、秦艽、木瓜、鹿角胶、鳖甲胶、牛膝、当归、白芍、川芎、红花、白术、甘草、红曲):补养肝肾,养血通络,祛风除湿。用于肝肾血亏、风寒湿痹引起的关节疼痛,四肢麻木。每瓶装250ml。口服,一次10~15ml,一日2~3次。本品宜饭后服用。忌寒凉及油腻食物。不宜在服药期间同时服用其他泻火及滋补性中药。热痹者不适用,主要表现为关节肿痛如灼、痛处发热,疼痛窜痛无定处,口干唇燥。

(3)风湿痹痛药酒(老鹳草、丁公藤、桑白皮、豨莶草):祛风除湿,通痹止痛。用于风寒湿痹,四肢麻木,腰膝酸软,骨节疼痛。500ml/瓶。口服。一次15~30ml,一日2~3次。

(4)盘龙七片(盘龙七、壮筋丹、五加皮、杜仲、当归、珠子参、青蛙七、过山龙、秦艽、木香、祖师麻、络石藤、川乌、白毛七、铁棒锤、草乌、老鼠七、支柱蓼、红花、没药、竹根七、缬草、伸筋草、牛膝、丹参、羊角七、八里麻、重楼、乳香):活血化瘀,祛风除湿,消肿止痛。用于风湿性关节炎,腰肌劳损,骨折及软组织损伤。铝塑板,2×18片/板/盒。口服。一次3~4片,一日3次。孕妇及高血压病患者慎用。

(5)独活寄生丸(独活、桑寄生、熟地黄、牛膝、华细辛、秦艽、茯苓、肉桂、防风、川芎、党参、甘草、酒制当归、白芍、杜仲):养血舒筋,祛风除湿。用于风寒湿痹,腰膝冷痛,屈伸不利。水蜜丸:每丸重0.07g。口服。一次6g,一日2次。大蜜丸:每丸重9g。口服。一次1丸,一日2次。

(6)尪痹冲剂(地黄、熟地黄、续断、制附子、独活、骨碎补、桂枝、淫羊藿、防风、威灵仙、皂刺、羊骨、白芍、制狗脊、知母、伸筋草、红花):补肝肾,强筋骨,祛风湿,通经络。用于久痹体虚,关节疼痛,局部肿大,僵硬畸形,屈伸不利及类风湿性关节炎见有上述证候者。每袋装6g。开水冲服。一次6g,一日3次。

(7)抗风湿液(牛大力、两面针、七叶莲、半枫荷、黑老虎根、豹皮樟、路路通、血风根、香加皮、虎杖、千斤拔、毛冬青、鸡血藤):祛风去湿,活血通络,壮腰健膝。用于慢性风湿性关节炎,类风湿性关节炎,腰腿痛,坐骨神经痛,四肢酸痹及腰肌劳损等症。每支装20ml。口服。一次10~20ml,一日1~2次。

(8)瘀血痹颗粒(制乳香、制没药、红花、威灵仙、川牛膝、制香附、姜黄、当归、丹参、川芎、炙黄芪):活血化瘀,通络止痛。用于瘀血阻络所致的痹病,症见肌肉关节剧痛、痛处拒按、固定不移,可有硬节或瘀斑。每袋装10g。开水冲服。一次1袋,一日3

次。孕妇禁用；脾胃虚弱者慎用。

(9)养血荣筋丸(当归、鸡血藤、黑豆酒炙何首乌、赤芍、续断、桑寄生、酒炙铁丝威灵仙、伸筋草、透骨草、油松节、盐炒补骨脂、党参、麸炒白术、陈皮、木香、赤小豆)：养血荣筋，祛风通络。用于本病日久气血亏虚引起的筋骨疼痛，肢体麻木等。每丸重9g。口服。一次1~2丸，一日2次。

(10)八珍丸(党参、炒白术、茯苓、熟地黄、当归、酒白芍、川芎、甘草)：补气益血。用于本病气血两虚，面色萎黄，食欲不振，四肢乏力，关节疼痛的基础治疗。口服。一次6g，一日2次。

3.针灸疗法

取穴：肩部取穴肩髃、肩髎、臑俞；肘部取穴曲池、天井、尺泽、少海、小海；腕部取穴阳池、外关、阳溪、腕骨；脊背取穴大椎、身柱、腰阳关、夹脊；髀部取穴环跳、居髎、秩边；股部取穴伏兔、殷门、承扶、风市、阳陵泉；膝部取穴膝眼、梁丘、阳陵泉、膝阳关；踝部取穴申脉、照海、昆仑、丘墟。风邪盛者，加膈俞、血海；寒邪盛者，加肾俞、关元；湿邪盛者，加阴陵泉、足三里；热盛者，加大椎、曲池。

操作：实证针用泻法，虚证针用补法。风寒湿痹可加灸。每日1次，10次1疗程。

4.中药风痛散外敷疗法

药物：桂枝30g，细辛9g，白芷15g。

用法：研细末，纳入铁砂，透膜包裹，外敷，一日1次。

5.中医药浴疗法

(1)五虎汤熏洗。

药物：川乌15g，草乌15g，生附子15g，半夏15g，洋金花3~6g，冰片6g。

用法：煎汤熏洗，一次30~40min，一日2次。或研末，水或黄酒或醋调成薄饼，外敷疼痛关节处，一日1次。治疗本病寒湿偏胜者。

(2)半夏南星乳没汤熏洗。

药物：半夏30g，天南星30g，丁香9g，乳香、没药各6g，肉桂6g，冰片6g。

用法：煎汤熏洗，一次30~40min，一日2次。或研末，水或黄酒或醋调成薄饼，外敷肿痛关节处，一日1次。治疗本病疼痛严重，关节肿胀较甚者。

6.中药捉虎膏穴位贴敷疗法

药物：独蒜汁、韭菜汁、葱汁、艾叶汁、生姜汁各120g，50度以上白酒600ml。

用法：以上药煎至沸，加入麻油120g，煎熬至滴水成珠，加松香、东丹搅匀成膏，用布摊贴。气血亏虚、肝肾不足者贴于中脘、关元、合谷、足三里、大椎、脾俞、肾俞、命门等穴位。风寒湿痹者可贴于风池、外关、合谷、足三里、大椎等穴位。

7.中药离子导入疗法

药物：选用方药应遵循辨证外治的原则，随证选用如桂枝、当归、川芎、红花、蜀椒、伸筋草、透骨草、防风、制乳没等。或选用辨证论治之方药浸出液。

用法：常用蒸馏水制成50%乙醇溶液或50度的白酒浸泡中草药。在局部疼痛处用中草药离子导入治疗仪进行中药离子导入治疗。

8.穴位注射疗法

药物：用木瓜注射液或红花注射液，或复方当归注射液。

操作：在病痛部位选穴，每穴注入0.5~0.8ml，以舒经通络止痛。注意勿注入关节腔内。每隔1~3d注射1次。

9.推拿疗法

取穴：期门、日月、天门、天突、膻中、肩俞、大杼、中府、百会、率谷、风池、肩井、尺泽、曲池、内关、合谷、足三里、三阴交等穴。

操作：采用指弹、推揉、点按等手法推拿按摩。每日1次，每次30min，10d 1疗程。

四、健康教育

(1)情志调摄。本病患者多情绪低落，很容易进一步产生焦虑、绝望等，要加强心理治疗及安慰，让患者保持乐观向上的心境，保持心情舒畅，避免不良情志刺激。

(2)生活起居。本病与气候和生活环境有关，平素应注意避风、防寒、防潮，不可久居湿地。特别是气候骤变或天气寒冷时，更应注意保暖，免受风寒侵袭。劳作汗出之后，切勿当风贪凉，或汗出入水。平时注意生活调摄，坚持锻炼身体，增强体质，提高机体抵御外邪的能力。因此，产后注意保暖，室内通风，切忌汗出当风，特别注意头部和足部的保暖，避免接触冷水。室内保持干燥、卫生，避免潮湿。随气温变化增减衣被，衣物被服勤换洗。

(3)饮食调理。宜食用易消化且又富含营养的食物，高蛋白食物，如瘦肉、鸡蛋等；补血类食物，如肝、枣、木耳、莲子等；新鲜蔬菜和水果。禁食寒凉、辛辣及肥腻食物。

(4)建议哺乳期患者以外治为主，配合内服八珍汤加荆芥穗、防风，病情较重患者建议及早断奶，积极治疗。

第二十三章　急性乳腺炎

急性乳腺炎是哺乳妇女常见的问题，根据不同的定义与产后追踪时间，过去前瞻性研究中估计为3%~20%。乳腺炎可以发生于哺乳期间的任何时刻，大部分案例发生于产后6周内。初期乳房内有疼痛性肿块，皮肤不红或微红，排乳不畅，可有乳头破裂糜烂。化脓时乳房肿痛加重，肿块变软，有应指感，溃破或切开引流后，肿痛减轻。如脓液流出不畅，肿痛不消，可有"传囊"之变。溃后不收口，渗流乳汁或脓液，可形成乳漏。多有恶寒发热，头痛，周身不适等症。患侧腋下可有臀核肿大疼痛。患者多数为哺乳妇女，尤以未满月的初产妇为多见。初产妇急性乳腺炎的发病率高达2%~4%，比经产妇乳腺炎多1倍。乳汁瘀积伴发细菌感染而发病，呈急性炎症表现，红肿热痛，寒战高热，早期可以手法排乳，中药治疗，化脓以后则需要切开引流。发病后不仅产妇本人痛苦异常，而且不能继续哺乳，影响婴儿的健康，所以要从妊娠后期开始预防，做好产褥期保健，急性乳腺炎是可以预防的。中医属于产后"乳痈"范畴。俗称奶疮。根据发病时期的不同，又有几种名称：发生于哺乳期者，称外吹乳痈；发生于怀孕期者，名内吹乳痈；在非哺乳期和非怀孕期发生者，名非哺乳期乳痈。

一、西医诊断

1.诊断依据

参照《黄家驷外科学》（第7版）（吴孟超、吴在德主编，人民卫生出版社，2008年）、《克氏外科学》（中文版第15版）（David C. Sabiston主编，王德炳译，人民卫生出版社，2002年）。

（1）多发生在初产妇的哺乳期，尤其是产后第三或第四周。

（2）初期乳房肿胀、疼痛、结块，皮肤不红或微红，乳汁分泌不畅，或伴有高热、寒战。

（3）中期肿块变硬，有压痛，皮肤发红，常在短期内软化，形成脓肿。

（4）患侧乳房肿大，局部红、肿、热、痛，有搏动性疼痛，在哺乳时更剧。

（5）患侧腋下淋巴结肿大。

（6）白细胞及中性粒细胞计数增多。

（7）多为金黄色葡萄球菌感染，链球菌少见。

(8)病程往往延时甚久，严重的可并发全身化脓性感染。

2.疾病分期

(1)郁滞期：初起常有乳头皲裂，哺乳时感觉乳头刺痛，伴有乳汁郁积不畅或结块，有时可有一两个乳管阻塞不通。继而乳房局部肿胀疼痛，结块或有或无，伴压痛，皮色微红或不红，皮肤不热或微热。全身症状不明显或伴有全身感觉不适，恶寒发热，头痛胸闷，心烦易怒，食纳不佳，大便干结。

(2)成脓期：患乳肿块不消或逐渐增大，皮肤红肿焮热，局部疼痛明显加重，如鸡啄样或搏动性疼痛，患处拒按。伴高热不退，头痛，口苦咽干，恶心厌食，溲赤便秘，同侧腋淋巴结肿大压痛。此时肿块中央渐软，按之有波动应指感，查血象白细胞计数明显增高，局部穿刺抽吸有脓。

(3)溃后期：急性脓肿成熟时，可自行破溃出脓，或手术切开排脓。若溃后脓出通畅，局部肿消痛减，寒热渐退，疮口逐渐愈合。若脓腔部位较深，或有多个脓腔，溃后脓出不畅，肿势不消，疼痛不减，身热不退，而形成袋脓或传囊乳痈。若久治不愈，乳汁夹杂有清稀脓液自疮口溢出，则成乳漏，收口缓慢，至断奶后方能收口。

3.鉴别诊断

(1)急性乳腺癌(炎性乳腺癌)：本病是一种特殊类型的乳腺癌。多发生于年轻妇女，尤其在妊娠或哺乳时期。由于癌细胞迅速浸润整个乳房，迅速在乳房皮肤淋巴网内扩散，因而引起炎症样征象。然而炎性乳腺癌的皮肤病变范围较为广泛，往往累及整个乳腺1/3或1/2以上，尤以乳腺下半部为甚。其皮肤颜色为一种特殊的暗红或紫红色。皮肤肿胀，呈"橘皮样"。病人的乳腺一般并无明显的疼痛和压痛，全身症状较轻，白细胞计数增加及感染中毒症状也较轻微，或完全缺如。相反，乳腺炎有时可触及不具体压痛的肿块，特别是同侧腋窝常有明显肿大转移的淋巴结。

(2)晚期乳腺癌：浅表的乳腺癌因皮下淋巴管被癌细胞阻塞可有皮肤水肿现象，癌组织坏死将近破溃时，其表面皮肤也常有红肿现象，有时可被误诊为低度感染的乳腺脓肿。然而晚期乳腺癌一般并不发生在哺乳期，除了皮肤红肿和皮下硬结以外，别无其他局部炎症表现，尤其无乳腺炎的全身反应。晚期乳腺癌的局部表现往往非常突出，如皮肤粘连、乳头凹陷和方向改变等，腋窝淋巴结肿大，较急性乳腺炎的腋窝淋巴结炎性肿大更为突出。行穿刺细胞学检查或切取小块组织及脓肿壁做病理活检，即可明确诊断。

(3)浆细胞性乳腺炎：多发于非哺乳期妇女，哺乳期也可发生。其肿块发于乳晕部，多伴乳头凹陷内缩，乳晕皮肤红肿，有瘙痒感或烧灼感，后期转为疼痛，乳头溢出红棕色、绿色或黑色液体，乳晕下区可扪及边缘不清的软结节，偶为硬结节。

4.相关检查

急性乳腺炎，一般临床的望、触即可做出诊断。最常用的化验就是血常规，白细胞或中性粒细胞升高，彩超检查可判断脓腔位置与大小。穿刺或切开时取少量脓液做细菌培养加药敏试验，为应用抗生素提供指导。

二、中医诊断

1.诊断要点

参照国家中医药管理局发布的《中医病证诊断疗效标准》(南京大学出版社，1994年)。

(1)初期乳房内有疼痛性肿块，皮肤不红或微红，排乳不畅，可有乳头破裂糜烂。化脓时乳房肿痛加重，肿块变软，有应指感，溃破或切开引流后，肿痛减轻。如脓液流出不畅，肿痛不消，可有"传囊"之变。溃后不收口，渗流乳汁或脓液，可形成乳漏。

(2)多有恶寒发热，头痛，周身不适等症。

(3)患侧腋下可有臀核肿大疼痛。

(4)患者多数为哺乳妇女，尤以未满月的初产妇为多见。

2.类证鉴别

(1)乳疽：为乳房深部结块，疼痛较轻，皮色不变，既使酿脓，皮色亦不变，应指不显，酿脓、破溃及愈合均较缓慢。

(2)粉刺性乳痈：多有先天性乳头凹陷畸形，先在乳晕部出现肿块，乳头中常有粉渣样物排出，急性发作时红肿热痛，溃脓时脓液中夹有粉渣样物质。

(3)乳痨：初起乳房内结块如梅李，不痛不痒，边界不清，皮肉相连，肿块化脓破溃后流脓清稀，夹有败絮样物质，疮口不易收敛，多形成瘘管，病程缓慢，以年月计。

(4)炎性乳癌：是一种少见的特殊类型的乳腺癌。多发生于年轻妇女，尤其在妊娠或哺乳期。乳房迅速增大，常累及整个乳房，并可迅速波及对侧乳房。其皮肤颜色为一种特殊的暗红或紫红色，毛孔深陷呈橘皮样或猪皮样改变，局部肿胀有轻触痛，但患侧乳房多无明显肿块可触及，患侧腋窝常出现转移性肿大淋巴结，但全身的炎性反应较轻微。针吸细胞学病理检查可查到癌细胞。

3.证候诊断

(1)气滞热壅证(郁滞期)：乳汁瘀积结块，皮色不变或微红，肿胀疼痛。伴有恶寒发热，头痛，周身酸楚，口渴，便秘。苔黄，脉数。

(2)热毒炽盛证(成脓期)：壮热，乳房肿痛，皮肤掀红灼热，肿块变软，有应指感。或切开排脓后引流不畅，红肿热痛不消，有"传囊"现象。舌质红，苔黄腻，脉洪数。

(3)正虚毒恋证(溃后期)：溃脓后乳房肿痛虽轻，但疮口脓水不断，脓汁清稀，愈合缓慢或形成乳漏。全身乏力，面色少华，或低热不退，饮食减少。舌质淡，苔薄，脉弱无力。

三、中医适宜技术

1.辨证施药

(1)气滞热壅证(郁滞期)。治法：疏肝清胃，通乳消肿。主方：瓜蒌牛蒡汤(《医宗金鉴》)加减。处方：

瓜蒌15g	牛蒡子12g	柴胡6g	赤芍12g
蒲公英30g	橘叶10g	青皮9g	丝瓜络15g
天花粉30g	金银花15g	黄芩9g	生栀子9g
连翘12g	皂角刺12g	青皮9g	甘草6g

每日1剂，水煎服。

(2)热毒炽盛证(成脓期)。治法：清热解毒，托里透脓。主方：瓜蒌牛蒡汤(《医宗金鉴》)合透脓散(《外科正宗》)加减。处方：

全瓜蒌15g	炮山甲9g$^{(先煎)}$	皂角刺15g	赤芍15g
当归12g	黄芪50g	牛蒡子15g	连翘15g
蒲公英30g	丝瓜络15g	柴胡14g	甘草9g

每日1剂，水煎服。

(3)正虚毒恋证(溃后期)。治法：益气和营托毒。主方：托里消毒散(《外科正宗》)加减。处方：

黄芪50g	党参15g	白术12g	茯苓20g
当归10g	炮山甲6g$^{(先煎)}$	皂角刺15g	蒲公英30g
白芷10g	川芎10g	白芍15g	金银花15g
桔梗9g	甘草7g		

每日1剂，水煎服。

2.中成药治疗

(1)消炎片(蒲公英、紫花地丁、野菊花、黄芩)：清热解毒。用于本病气滞热壅证(郁滞期)。口服。一次4~6片，一日3~4次。忌烟、酒及辛辣、生冷、油腻食物。不宜在服药期间同时服用滋补性中药。

(2)蒲公英胶囊(蒲公英)：清热消炎。用于本病热毒炽盛证(成脓期)。口服。一次4粒，一日3次。忌烟酒、辛辣、鱼腥食物。不宜在服药期间同时服用温补性中药。孕妇慎用。糖尿病患者应在医师指导下服用。脾虚大便溏者慎用。属风寒感冒咽痛者，症见恶寒发热、无汗、鼻流清涕者慎用。扁桃体有化脓及全身高热，疮疖较重或局部变软化脓或已破溃者均应到医院就诊。服药3d症状无缓解，应去医院就诊。对本品过敏者禁用，过敏体质者慎用。

(3)蒲地蓝消炎口服液(蒲公英、苦地丁、板蓝根、黄芩)：清热解毒，消肿利咽。用于本病热毒炽盛证(成脓期)。口服。一次10ml，一日3次。

(4)精制银翘解毒片(桔梗、连翘、淡豆豉、甘草、淡竹叶、金银花、牛蒡子、荆芥穗、薄荷脑、对乙酰氨基酚)：清热散风，解表退烧。用于本病发病初期发热、疼痛、恶寒等症。口服。一次3~5片，一日2次。本药含有对乙酰氨基酚。对乙酰氨基酚为解热镇痛类药，单用时日服剂量一般不得超过1200mg。对乙酰氨基酚单独使用时不良反应较少，对胃无刺激性，不引起胃出血，偶见皮疹、荨麻疹、药热及白细胞减少等不良反应，长期大量用药会导致肝、肾功能异常。对阿司匹林过敏而发生喘息的病人中，少数服用本品后发生轻度支气管痉挛；不能同时服用含有本品及其他解热镇痛药的制剂；肝、肾功能不全者慎用。药物相互作用：应用巴比妥类(如苯巴比妥)或解痉药(如颠茄)的患者，长期使用本品时可致肝脏损害；本品与氯霉素同用时可增强后者的毒性。

(5)北芪口服液(黄芪)：补气健脾。用于本病正虚毒恋证(溃后期)康复治疗。口服。一次10ml，一日2次，早晚服用。

(6)黄芪颗粒(黄芪)：补气固表，利尿，托毒排脓，生肌。用于本病正虚毒恋证(溃后期)痈疽难溃，疮口久不愈合治疗。开水冲服，一次1袋，一日2次。

3.针灸疗法

取穴：肩井、期门、足三里。发热者加曲池。

操作：普通针刺，强刺激，留针15min，每日1次。

4.火针疗法

取穴：阿是穴(乳房肿块处)。

操作：局部酒精常规消毒，选用粗火针，将火针烧红烧透，速刺阿是穴。不留针。深度3~5分。出针后用消毒干棉球重按针孔片刻，每周治疗2~3次，5次为1疗程。

5.揉抓排乳手法疗法

(1)揉散法治疗急性乳腺炎初期技术。

①适应证：气滞热壅型乳痈，20~40岁，病程小于7d，哺乳期妇女，伴发热恶寒，体温39℃以下，乳汁排泄不畅，或有乳头破碎，乳房局部结块，肿胀疼痛，可有同侧腋窝淋巴结肿大，局部肿块经诊断尚无成脓。

②手法：揉法、散法(抹推、拿捏)。

③取穴及部位：肩井、膻中、乳根、灵墟、屋翳、期门、内关、梁丘、足三里、太冲、乳房。

④操作方法：患者取坐位或仰卧位，医者先在患部周围作轻摩，揉法5min，再用两手的四指托住乳房，两手的拇指在肿块上交替摩推数次，方向从肿块上方开始，向下到乳头，最后用左手托住乳房，右手拇指和食指捏拿肿块，由上向下到乳头。根据患者忍受程度，渐渐增强捏拿的力量，如此捏拿数遍，尽可能疏通为主，同时可辅以按揉膻中、乳根、灵墟、屋翳、期门、足三里穴，拿肩井，点按内关、合谷、梁丘、太冲穴5~

10min。每次治疗时间20min，每日1次，5d1个疗程。

⑤注意事项：严格掌握适应证；操作前后密切观察安全性指标；严格按照操作规程，保证安全性。

(2)直接揉抓技术。

直接作用于患处，除宿乳、消壅滞。患者取坐位，先在患乳搽以少量润滑剂(如食用油)，术者左手托起乳房，右手五指顺着乳络方向，首先轻拿提拉乳头及乳晕部，沿放射状从乳房基底部向乳晕方向按摩3~5min，待乳汁郁积于乳晕部时，再以右手拇指与食指夹持患侧乳晕及乳头部，不断轻拉揪提，宿乳即呈喷射状排出，直至结块消失、乳房松软、瘀乳排尽、疼痛明显减轻为度。可配合刮痧疗法、真空罐疗法排乳。

6.中药外敷疗法

(1)郁乳期。用金黄散或玉露散以冷开水或醋调敷；或用金黄膏或玉露膏敷贴；或用鲜野菊花、鲜蒲公英、鲜地丁草、仙人掌(去刺)等洗净捣烂外敷；或用20%芒硝溶液湿敷；或用大黄、芒硝各等份研末，适量凡士林调敷。或取芒硝500g，平均分成2份，分别装于布袋中，固定于双侧乳房上，潮湿更换。连续用药3~5d可愈。可清热解毒，消毒止痛。

(2)成脓期。局部按之有波动感或经穿刺抽脓抽得脓液者，应及时切开引流。

(3)溃后期。开排脓后用八二丹、九一丹药线或凡士林纱条引流，外敷金黄散或金黄膏；脓尽改用生肌散收口，外用红油膏或生肌玉红膏盖贴。

7.中药熏洗热敷疗法

根据病情需要选择，用蒲公英煎汤趁热在皮肤或患处进行熏蒸、淋洗的治疗方法(一般先用药汤蒸气熏，待药液温时再洗)；或用蒲公英煎汤沾湿毛巾趁热外敷于乳房或患处等中药塌渍治疗。适用于郁滞期。

8.穿刺抽脓排脓疗法

(1)中医辨脓法或超声定位乳房脓肿穿刺抽脓术。脓肿形成时，在中医辨脓法或超声定位后，在波动感及压痛最明显处及时穿刺抽脓，采用注射器针筒抽吸脓液。适用于成脓期。

(2)超声定位火针洞式烙口穿刺引流排脓术。应用电火针治疗仪予以洞式烙口引流，以针代刀排脓，刺烙后使引流通道内壁产生焦痂附着，形成内壁光滑的圆形通道，直达脓腔，防止引流口闭合，不出血或减少出血，提脓药捻插入脓腔引流，促使坏死组织液化排出。适用于成脓期。

(3)中医辨脓法或超声定位乳房脓肿切开排脓术。脓肿形成时，在中医辨脓法或超声定位后，在波动感及脓腔的低垂位及时切开排脓。适用于成脓期。

9.溃后期引流疗法

若溃后乳漏收口缓慢，可采用中药化腐清创术，药捻引流治疗，乳腺窦道搔刮术等。

10.产后断奶疗法

将芒硝200g，用纱布包好，分别敷于两侧乳房，24h更换1次，一般用药2~5d内乳汁吸收，乳房肿胀消退。可清热解毒，消肿回乳。

11.产后乳头皲裂疗法

药物：白及、生猪油各50g。

用法：将白及研细过筛，用生猪油调为糊状，外敷于患处，敷料覆盖，胶布固定。若在哺乳期，需用清水将患处洗净后哺乳。可活血润肤，适用于产后妇女血热津亏所致的乳头皲裂。

四、健康教育

1.常规护理

负责入院介绍、入院评估、健康宣教。

2.心理护理

应有针对性地进行疏导、解释，以消除患者忧虑和恐惧，保持乐观的情绪。

3.饮食护理

饮食宜清淡、低脂食品，多食新鲜蔬菜，忌食辛辣油腻食物，保持大便通畅。

4.外治疗法护理

患乳外敷中药时，应注意观察有无皮肤过敏、浸渍等，保持皮肤清洁、干燥。

5.积极预防

急性化脓性乳腺炎是可以预防的，也是应当预防的，这是产褥期妇女保健工作不可或缺的一部分。

了解急性乳腺炎的病因，预防也就不困难了。关键就是两条：防止乳汁瘀积，保持乳房局部的清洁和产妇的身心健康。在怀孕最后两个月，就要做好哺乳的准备。首先要保持两侧乳房的清洁，经常用清水或3%的硼酸水清洗乳头。注意不要用香皂类清洁用品去清洗乳房，因为女性在怀孕期间，乳房上的皮脂腺以及大汗腺的分泌物会增加，这些物质可使皮肤表面酸化从而起到保护作用。如果经常用香皂等洗去保护层，甚至洗去了保护乳房皮肤润滑的油脂，就很容易使乳房表面形成破损、皲裂，病菌易于由此侵入导致感染。

争取产后30min内开始喂奶，俗称开奶，及早地婴儿吸吮会刺激泌乳，不仅可增加泌乳量，而且促进排乳通畅，防止瘀乳，这对预防乳腺炎十分重要。

如果乳头有先天性畸形，比如乳头凹陷、分裂等，在妊娠早中期就要想办法进行纠正。经常用手牵拉乳头，或用吸乳器或负压拔罐器吸出乳头，每天1~2次。睡觉的姿势以仰卧最好，以免侧身挤压乳房。选择合适的胸罩，以不使乳房有压迫感为宜，平时活动时也要避免外力碰撞乳房。

在哺乳期，做好以下五方面的预防工作，对于防治急性乳腺炎尤为重要。

一是要因人而异，按需进补。有些产妇在开奶时不顺利，家人急忙炖鱼汤、猪蹄汤给产妇补身体。其实这种做法并不一定合适。首先是要分清奶少的原因是什么？究竟是奶汁分泌量少，还是奶汁瘀积乳管不通造成的？即辨清是属于真性乳少，还是假性乳少。因为很多情况是乳汁已经在不断分泌，在乳房内越积越多，但是由于乳腺管尚未通畅，不能顺利排出来，给人的表现是"奶不多"，也就是假性乳少，这个时候进补下奶的食物只能起到反作用，极易导致急性乳腺炎的发生。

二是要保持乳房清洁。哺乳期可以用纱布蘸温水进行清洗后再哺乳，哺乳结束后，要用温清水将乳房和乳头擦拭干净。切忌使用香皂和酒精之类的化学用品来擦洗乳头，否则会使乳头局部防御能力下降，乳头干裂导致细菌感染。

三是正确哺乳。提倡定时哺乳，每隔2~3h为宜。两个乳房交替喂乳，机会最好均等，以防哺乳后两侧乳房不对称。排空乳房，不要积奶。当一侧乳房即可喂饱婴儿时要将另外一侧的乳房用吸奶器吸空，不要吝惜，因为奶是"越吃越有"，当然奶水不足时也可以放入冰箱保存。喂奶后不要让婴儿口含乳头睡觉，婴儿唾液中含有消化酶，会使乳汁形成乳酪样物，堵塞乳管口，造成排乳不畅乃至瘀积。哺乳姿势要正确，最好采用坐位，少用卧姿。喂奶后应将婴儿直立抱起，让婴儿的头靠在母亲的肩部，轻轻地拍背，这样能够让婴儿把吃奶时吸入的空气通过打嗝的方式排出，防止吐奶。哺乳后佩戴合适的胸罩，既能托起乳房，保持乳房内部血液循环畅通，也有利于矫正乳房下垂。

四是开奶按摩。剖宫产的产妇经常下奶缓慢，初期奶水不足，需要及时开奶按摩。手法排奶时间每次应以20~30min为宜，单次时间不要过长。如果一次排奶不通，单纯增加按摩时间，只能增加局部水肿的概率。按摩的正确手法是先涂上石蜡油或开塞露润滑皮肤，手指从乳房四周外缘滑向乳晕，数次后再上下提拉乳头，造成乳晕下局部负压，达到类似婴儿吸吮的作用。除了按摩手法的刺激外，按摩结束后可让孩子吸吮，增加排乳反射，这样经过按摩加吸吮双重作用，效果会更好，可以减少急性乳腺炎的发生。

五是要保持环境清净，情绪稳定，避免发怒生气。产妇居室温度、湿度都要合适，一般以22℃~24℃为宜，室内空气要新鲜。有人以为产妇怕风，容易出汗，着凉感冒。所以把门窗关得严严实实，室内空气污浊，这样对产妇和婴儿都不利。另外，饮食适当，大便通畅，情绪安定对产妇都很重要。中医认为，急性乳腺炎是肝郁气滞、胃火雍盛所致。肝气郁结，乳管不通。惊恐暴怒，泌乳停止。所以保持心情舒畅，情绪稳定，平时注意防止乳房被挤压、撞击等外伤，以上这些对防止乳腺炎十分重要。

第二十四章　浆细胞性乳腺炎

　　浆细胞性乳腺炎是一种以导管扩张、浆细胞浸润为病变基础的慢性乳腺炎症性疾病，归属于中医"粉刺性乳痈"范畴。多发生在非哺乳期或非妊娠期的女性。单侧乳房发病多见，也可双侧发病。大多伴有先天性乳头全部或部分凹陷，并有白色带臭味的粉渣样分泌物。临床表现复杂多样，常分为溢液期、肿块期、化脓期、瘘管期。初起肿块位于乳晕部，常可发生红肿疼痛，7~10d化脓。溃破后脓中夹杂粉渣样物质，久不收口。或反复红肿溃破，形成瘘管，常与输乳孔相通。若反复发作，可形成疤痕，残留僵块，乳头凹陷更明显。红肿化脓时可伴恶寒发热等全身症状，程度一般较轻。

一、西医诊断

1.诊断依据

　　参考《非哺乳期乳腺炎诊治专家共识》（中华预防医学会妇女保健分会乳腺保健与乳腺疾病防治学组，2016年）。浆细胞性乳腺炎缺乏诊断的金标准，主要结合临床表现、组织病理学和辅助检查进行综合分析，在排除乳腺结核和特异性肉芽肿性病变的基础上做出诊断。

　　（1）临床表现：浆细胞性乳腺炎发病可以影响各年龄段的成年女性。该类疾病临床主要表现为乳腺肿块和乳头内陷、乳头溢液、乳腺疼痛，其中乳腺肿块在慢性病变基础上可继发急性感染形成脓肿，终末期脓肿破溃可形成乳腺瘘管、窦道或者溃疡，经久不愈。

　　（2）根据相关辅助检查诊断。

2.鉴别诊断

　　（1）乳腺癌：粉刺性乳痈在急性炎症期易与炎性乳腺癌相混淆，炎性乳腺癌多见于妇女妊娠期，乳房迅速增大，发热，皮肤呈红色或紫红色，弥漫性肿大，质硬固定，病变进展迅速，可与一般粉刺性乳痈鉴别。

　　（2）乳晕部疖：粉刺性乳痈在急性期局部有红肿热痛等炎症反应，常被误诊为乳晕部的一般疖，根据素有乳头凹陷、反复发作的炎症以及切开排脓时脓液中夹杂有粉刺样或油脂样物等，可与乳晕部疖鉴别。

　　（3）导管内乳头状瘤：导管内乳头状瘤有乳头溢液，呈血性及淡黄色液体，有时乳晕部触到绿豆大圆形肿块，容易与粉刺性乳痈相混淆。但本病无乳头凹陷，乳孔无粉刺样物排出，肿块不会化脓。

（4）乳房部瘘管：多为急性乳腺炎、乳房蜂窝织炎或乳房结核溃后形成，病变在乳房部，瘘管与乳孔多不相通，无乳头凹陷。

此外，还应注意与乳房结核、乳腺增生病及乳腺纤维瘤相鉴别。

3.相关检查

（1）实验室检查：对于炎症急性期的患者应监测血常规，尤其注意其白细胞总数和分类的变化。部分病例血清催乳素水平明显增高。

（2）影像学检查。超声检查：B超在病灶处见不规则片状低回声，内见增强光点，如有多处低回声可互相连通。对所有疑似诊断为浆细胞性乳腺炎的患者，乳腺超声是首选的影像学检查方法。乳腺X线摄影：适用于乳腺肿块、乳头溢液、乳腺皮肤异常、局部疼痛或肿胀的患者，对于35岁以下，超声显示典型良性特征的患者，可不行该检查。

（3）病理学检查：对怀疑浆细胞性乳腺炎的患者应积极留取病原学标本，通过镜检或细菌培养的方法寻找病原微生物存在的证据，有条件者可行核酸测序鉴定未知病原菌。组织病理学检查是浆细胞性乳腺炎确诊的主要依据，取材方法推荐空芯针穿刺活检（CNB），不建议行细针穿刺细胞学检查。镜下可见乳腺导管高度扩张，囊腔内充满粉红色颗粒状浓稠物质；扩张导管周围可见淋巴细胞、浆细胞和中性粒细胞浸润。

（4）可选择的检查项目：无急性炎症表现的乳头溢液患者可选择乳管镜检查，检查中注意与导管内乳头状瘤、纤维囊性腺病和导管原位癌（ductal carcinoma in situ，DCIS）相鉴别。细胞学检查因取材量小且病理学来源不清楚，可作为浆细胞性乳腺炎初步诊断参考，但不应作为最终诊断依据。

磁共振成像（MRI）的诊断及鉴别意义不大，且检查费用高，可作为判断病灶的性质、范围以及评估治疗效果及随访。

二、中医诊断

1.诊断要点

参考《中医外科常见病诊疗指南》（中华中医药学会标准，2012年）。

多见于青春期后任何年龄女性，且多在非哺乳期、非妊娠期发病，病人多有先天性乳头全部凹陷或线状部分凹陷。多单侧乳房发病，亦有双侧乳房先后发病，呈慢性经过，病情表现多样，病程长达数月或数年。

（1）乳头溢液：乳头溢液是本病早期的一种表现。多表现为间歇性、自发性，并可持续时间较长。溢液性状多为浆液性，也可为乳汁样、脓血样或血性。数量有多有少。输乳孔多有粉刺样物或油脂样物分泌，并带有臭味。

（2）乳头肿块：最为常见。往往起病突然，发病迅速。患者乳房局部疼痛不适，呈刺痛或钝痛，并发现肿块。肿块多位于乳晕区，或向某一象限伸展。肿块大小不等，直径大多小于3cm，个别可达10cm以上。肿块形状不规则，质地硬韧，边界欠清，无包膜，常与皮肤粘连，但无胸壁固定，可移动。继而肿块局部出现红肿热痛，红肿范围可迅速扩大，若炎症得不到控制，则形成脓肿，可出现乳房皮肤水肿，呈橘皮样病；或伴有患侧腋下淋巴结肿大、压痛。一般无全身发热。也有些患者一直以乳房肿块为主诉，持续时间可长达数年，始终无明显的红肿表现。

(3)乳房部漏：脓肿自溃或切开后脓液中夹有粉渣样物，并形成与乳头相通的漏管，经久不愈，反复发作。

2.类证鉴别

(1)乳疬：为乳房深部结块，疼痛较轻，皮色不变，即使酿脓，皮色亦不变，应指不显，酿脓、破溃及愈合均较缓慢。

(2)产后乳痈：初期乳房内有疼痛性肿块，皮肤不红或微红，排乳不畅，可有乳头破裂糜烂。化脓时乳房肿痛加重，肿块变软，有应指感，溃破或切开引流后，肿痛减轻。如脓液流出不畅，肿痛不消，可有"传囊"之变。溃后不收口，渗流乳汁或脓液，可形成乳漏。多有恶寒发热，头痛，周身不适等症。患侧腋下可有臖核肿大疼痛。患者多数为哺乳妇女，尤以未满月的初产妇为多见。

(3)乳痨：初起乳房内结块如梅李，不痛不痒，边界不清，皮肉相连，肿块化脓破溃后流脓清稀，夹有败絮样物质，疮口不易收敛，多形成瘘管，病程缓慢，以年月计。

(4)炎性乳癌：是一种少见的特殊类型的乳腺癌。多发生于年轻妇女，尤其在妊娠或哺乳期。乳房迅速增大，常累及整个乳房，并可迅速波及对侧乳房。其皮肤颜色为一种特殊的暗红或紫红色，毛孔深陷呈橘皮样或猪皮样改变，局部肿胀有轻触痛，但患侧乳房多无明显肿块可触及，患侧腋窝常出现转移性肿大淋巴结，但全身的炎性反应较轻微。针吸细胞学病理检查可查到癌细胞。

3.证候诊断

(1)肝经郁热证：乳头溢液或乳头凹陷有粉刺样物溢出，乳房部结块红肿疼痛，或伴有溃破出脓，伴有发热、头痛。舌苔黄腻，脉滑数。

(2)余毒未清证：脓肿自溃或切开后脓水淋漓，久不收口，时发时敛，局部可有僵硬肿块。舌淡或红，苔薄黄，脉弦。

三、中医适宜技术

1.辨证施药

(1)肝经郁热证。治法：疏肝清热，和营消肿。主方：柴胡清肝汤(《外科正宗》)加减。处方：

柴胡10g　　黄芩9g　　连翘9g　　夏枯草15g

| 蒲公英30g | 皂角刺10g | 当归9g | 生地9g |
| 栀子9g | 赤芍9g | 生甘草7g | |

每日1剂，水煎服，每日2次。

(2)余毒未清证。治法：扶正托毒。主方：托里消毒散(《外科正宗》)加减。处方：

人参3g	生黄芪3g	白术3g	白芍3g
茯苓3g	川芎3g	当归3g	金银花3g
皂角刺2g	白芷2g	桔梗2g	生山楂3g
生甘草2g	白花蛇舌草6g		

每日1剂，研细末，水煎服，每日2次，饭后服。

2.药膏外敷疗法

(1)红肿热痛者，金黄散或青黛膏外敷。

金黄散(《外科正宗》)：天花粉500g，黄柏250g，大黄250g，姜黄250g，白芷250g，厚朴100g，陈皮100g，苍术100g，天南星100g，甘草100g。研细末，装瓶备用。用法：红肿热痛未成脓者用茶水同蜂蜜调敷；欲化脓者，用葱汁同蜂蜜调敷。

青黛膏(《中医外科讲义》，上海中医学院方)：青黛、黄柏各60g，石膏、滑石各120g。研细末，装瓶备用。用法：每次取药末少许，用麻油调敷患处，每日换药1次。

(2)局部僵肿，无红肿热痛者，冲和膏外敷。

冲和膏(《外科正宗》)：炒紫荆皮150g，炒独活90g，炒赤芍60g，石菖蒲45g，白芷30g。研细末，装瓶备用。用法：用葱头煎汤或用热酒调敷患处，每日换药1次。

3.特色疗法

(1)切开法：适用于单纯性、复杂性瘘管。单纯性瘘管可用局部麻醉，复杂性瘘管应用持续性硬膜外麻醉或全身麻醉。常规消毒后，在球头银丝探针引导下,切开瘘管和脓腔。酌情切开通向乳头孔的瘘管。

(2)乳头矫形法：一般与乳头楔形切开法相结合，适用于乳头先天凹陷，必须予以楔形切开，保留的乳头、乳晕组织应在3/5以上者，可直接采用1号丝线沿乳头乳晕切缘对位单纯缝合3~4针，对凹陷明显者，还可在乳头下做一"口"字形荷包缝合，但需掌握好松紧度。一般7d左右拆线。

(3)拖线法：适用于病灶范围较大，或病灶与乳头孔相通，但乳头凹陷不严重者。可用4~5股4号丝线或纱条(一般用红油膏纱条)，每天换药时可来回拖拉，清洗后再上九一丹拖回，能使药物充分接触未切开的内腔疮面，发挥提脓祛腐的作用，又起到引流的作用。一般10~14d拆线，拆线后多配合垫棉绑缚法促使内部创面黏合。

(4)药捻引流：多应用于脓肿切排后或瘘管期，根据脓腔深度及瘘管长度，选择相适宜的药线，蘸上八二丹或九一丹，提脓祛腐、引流排脓。一般手术扩创以后就不再使用。

(5)纱条引流：多应用于手术扩创以后，祛腐阶段采用红油膏纱条掺九一丹，腐去新生阶段改用红油膏纱布掺生肌散。

(6)冲洗法：运用于拖线拆除后，拆线后的1~2d内可采用1:5000呋喃西林溶液清洗出腔道内的残留脓液。若脓液已尽者，采用生肌收口油剂注入，可促进愈合、缩小疤痕。同时也可配合使用垫棉绑缚法。

(7)生肌法：创面腐脱新生，改用生肌类药物。

(8)垫棉绑缚法：适用于深层瘘管、创腔较大者，见到创面脓腐已净，渗出液转纯清，脓液培养提示无细菌生长，可用垫棉垫压空腔处，再予以加压绑缚，使患处乳房压紧，每天换药1次，促进腔壁黏合与愈合。

(9)穿刺抽脓法：多应用于脓肿期，在超声定位基础上，选择波动感最明显处或超声定位脓液聚集处作为穿刺点，穿刺针进行穿刺后给予负压抽吸将脓液抽吸完全，可在抽脓后配合垫棉绑缚法促进脓腔壁贴合。

(10)刺络拔罐法：多应用于肿块期、瘘管期，消毒皮肤后，用三棱针将肿块处或瘘管疮周点刺出血，然后以持针器或血管钳夹住95%的乙醇棉球，一手持点火工具，一手持罐，罐口朝下，点燃后将火迅速深入罐内旋转一周退出，迅速将罐扣在点刺的部位。

四、健康教育

(1)饮食调理：忌食辛辣炙煿之物。
(2)情志调理：保持心情舒畅。
(3)经常保持乳头清洁，清除分泌物；避免穿紧身上衣及佩戴过紧胸罩。
(4)若发现乳头内陷，应及时予以纠正回复。

第二十五章　乳腺增生病

　　乳腺增生病是指乳腺上皮和纤维组织增生，乳腺组织导管和乳腺小叶在结构上的退行性病变及进行性结缔组织的生长。乳腺增生是女性最常见的乳房疾病，占全部乳房疾病的75%。中国成年女性90%以上都患有乳腺增生，乳腺增生是乳腺癌的高危因素已成共识，乳腺癌是女性死亡的第二号杀手，近年来乳腺癌发病率正以每年近3%的速度递增。乳腺增生病属于中医"乳癖"范畴，其发病率占乳腺疾病的首位。该病临床上以乳房疼痛、乳房肿块为主要表现，且症状易反复，患者往往因担心其癌变而产生心理负担。中医药通过标本兼顾、辨证施治治疗乳腺增生病，可以有效减轻乳房疼痛，获得相对长期的症状缓解，同时可避免性激素类药物治疗可能引起的副作用。

一、西医诊断

1.诊断依据

　　参照中华医学会外科分会《临床诊疗指南·乳腺增生病诊断标准》(中华医学会外科分会，2006年)。

　　(1)临床表现。

　　乳房胀痛：特点是疼痛与月经周期有关。往往在月经前(一般月经来潮前7d左右)疼痛加重，月经来潮后减轻或消失，但病程较长者以上规律可消失。

　　乳房肿物：一侧或两侧乳腺有弥漫性增厚，呈颗粒状、结节状或片状，增厚区与周围乳腺组织分界不明显，质地韧，有弹性，可活动，以外上象限为多，可伴有触痛。少数病人可有乳头溢液，为无色或黄色。腋窝无肿大淋巴结。

　　(2)根据相关辅助检查结果明确诊断。

2.鉴别诊断

　　(1)乳腺纤维腺瘤：两者均可见到乳房肿块，单发或多发，质地韧实。乳腺增生病的乳房肿块大多为双侧多发，肿块大小不一，呈结节状、片块状或颗粒状，质地一般较软，亦可呈硬韧，偶有单侧单发者，但多伴有经前乳房胀痛、触之亦感疼痛，且乳房肿块的大小性状可随月经而发生周期性的变化，发病年龄以中青年为多；乳腺纤维腺瘤的乳房肿块大多为单侧单发，肿块多为圆形或卵圆形，边界清楚，活动度大，质地一般韧实，亦有多发者，但一般无乳房胀痛，或仅有轻度经期乳房不适感，无触痛，乳房肿块的大小性状不因月经周期而发生变化，患者年龄多在30岁以下，以20~25岁最多见。此外，在乳房的钼靶X线片上，乳腺纤维腺瘤常表现为圆形或卵圆形密度均匀的阴影及其特有的环形透明晕，亦可作为鉴别诊断的一个重要依据。

(2)乳腺癌：两者均可见到乳房肿块。但乳腺增生病的乳房肿块质地一般较软，或中等硬度，肿块多为双侧多发，大小不一，可为结节状、片块状或颗粒状，活动，与皮肤及周围组织无粘连，肿块的大小性状常随月经周期及情绪变化而发生变化，且肿块生长缓慢，好发于中青年女性；乳腺癌的乳房肿块质地一般较硬，有的坚硬如石，肿块大多为单侧单发，肿块可呈圆形、卵圆形或不规则形，可长到很大，活动度差，易与皮肤及周围组织发生粘连，肿块与月经周期及情绪变化无关，可在短时间内迅速增大，好发于中老年女性。此外，在乳房的钼靶X线片上，乳腺癌常表现为肿块影、细小钙化点、异常血管影及毛刺等，也可以帮助诊断。肿块针吸乳腺癌可找到异型细胞。最终诊断需以组织病理检查结果为准。

3.相关检查

(1)乳腺钼靶X线检查：显示病变呈现棉花团或毛玻璃状、边缘模糊不清的密度增高影，或见条索样结缔组织穿越其间。

(2)超声检查：双侧或单侧乳腺体积增大，但边界光滑完整；内部质地及结构紊乱，回声分布不均，呈粗大光点或光斑。

(3)病理学可明确诊断。

4.临床分类

(1)乳痛症：又称单纯性乳腺增生症。在少女和年轻患者中最为常见，其原因是由于性腺激素分泌旺盛及变化波动较大造成乳腺组织充血水肿的缘故，以明显周期性乳房胀痛为特征，月经后疼痛自行消失。疼痛以乳房局部为主，但有时疼痛可放射至同侧腋窝、胸壁。这类增生属于正常的生理现象。

(2)乳腺腺病：本类型的病变基础是乳房内的乳腺小叶和乳腺管均有扩张及腺体周围组织增生。

(3)囊性增生病：以乳管上皮细胞增生为主要病变，乳房内出现的肿块多为弥漫性增厚，有部分患者呈局限性表现，且呈椭圆形的囊状物居多，很容易与纤维腺瘤混淆。此类增生可能发展为癌变，常常引起患者的担心和恐慌。

二、中医诊断

1.诊断要点

参照中华中医药学会《中医外科常见病诊疗指南》(中华中医药学会，2012年)。

临床表现：乳房有不同程度的胀痛、刺痛或隐痛，可放射至腋下、肩背部，可与月经、情绪变化有相关性；一侧或双侧乳房发生单个或多个大小不等、形态多样的肿块，肿块可分散于整个乳房，与四周组织界限不清，与皮肤或深部组织不粘连，推之可动，有触痛，可随情绪及月经周期的变化而消长，部分患者可有溢液或瘙痒。

2.类证鉴别

(1)乳癌：多发生在40~60岁的妇女，肿块质地坚硬，表面凹凸不平，增长迅速，与周围组织粘连，皮肤呈橘皮样变，日久溃烂，形似岩穴，肿块作病理切片检查发现癌细胞。

(2)乳痨：发病缓慢，结块如梅李，边界不清，皮肉相连，不痛或隐痛，溃后脓出稀薄，夹有败絮样物质，疮口不易收敛，易后遗成漏管，脓液涂片检查可找到结核杆菌。

(3)乳核：多见于20岁左右的妇女，肿块多为单发，形如鸡卵，表面光滑，边界清楚，活动度好，不痛，与月经周期无关。

3.证候诊断

(1)肝郁气滞证：多见于青年妇女，乳房疼痛为主要表现，多为胀痛，偶有刺痛，肿块、疼痛与月经周期、情志变化密切相关，经前或情绪不佳时加重，经后减轻。常伴胸胁胀痛，烦躁易怒。舌质淡红或红，苔薄白或薄黄，脉弦。

(2)痰瘀互结证：一侧或双侧乳房出现边界不清的坚实肿块，质韧或韧硬，肿块可有刺痛、胀痛或无自觉痛，肿块和疼痛与月经变化不甚相关。月经可正常，部分月经愆期，或经潮不畅、色暗有块，或伴痛经。舌淡暗或暗红有瘀斑，舌下脉络青紫粗张，苔白或腻，脉涩、弦或滑。

(3)冲任失调证：多见于中老年妇女，肿块和疼痛程度与月经周期或情志变化关系不明显。常伴月经失调，如月经周期紊乱，月经量少色淡，或闭经，行经天数短暂或淋漓不绝。腰膝酸软，神疲乏力，夜寐多梦，面色晦黯或黄褐斑。舌淡苔白，脉濡细或沉细；或舌红少苔，脉细数。

三、中医适宜技术

1.辨证施药

(1)肝郁气滞证。治法：疏肝理气，散结止痛。主方：柴胡疏肝散(《医学统旨》)加减。处方：

| 柴胡6g | 芍药4.5g | 枳壳4.5g | 川芎4.5g |
| 香附4.5g | 陈皮6g | 炙甘草1.5g | |

每日1剂，研细末，水煎，饭前服。

(2)痰瘀互结证。治法：活血祛瘀，化痰散结。主方：血府逐瘀汤(《医林改错》)合逍遥蒌贝散(《中医外科学》)加减。处方：

当归15g	生地10g	桃仁10g	红花10g
枳壳10g	柴胡10g	桔梗9g	川芎10g
牛膝12g	芍药12g	茯苓12g	白术10g
瓜蒌10g	贝母9g	半夏9g	南星9g
生牡蛎30g	山慈菇12g	甘草9g	

每日1剂，水煎服，每日3次。

（3）冲任失调证：治法：调摄冲任，散结止痛。主方：二仙汤（《中医方剂临床手册》）加味或六味地黄汤（《小儿药证直诀》）合二至丸（《医方集解》）加味。处方：

仙茅9g	淫羊藿9g	当归9g	巴戟天9g
黄柏6g	知母6g	熟地12g	山萸肉12g
淮山药15g	牡丹皮9g	泽泻6g	茯苓15g
女贞子12g	旱莲草12g	甘草6g	

每日1剂，水煎服，每日3次。

2.中成药治疗

（1）逍遥丸成方（柴胡、当归、白芍、炒白术、茯苓、薄荷、生姜、炙甘草）：疏肝健脾，养血调经。用于肝郁脾虚、肝气不舒所致月经不调，胸胁胀痛，头晕目眩，食欲减退。丸剂、大蜜丸、小蜜丸：口服。一次9g，一日2次。浓缩丸：口服。一次8丸，一日3次。微丸：口服。一次1袋，一日3次。水丸：口服。一次6~9g，一日1~2次。胶囊：口服。一次4粒，一日2次。软胶囊：口服。一次4粒，一日3次。片剂：口服。一次4片，一日2次。颗粒：开水冲服。一次1袋，一日2次。口服液：口服。一次10ml，一日2次。合剂：口服。一次10~15ml，一日2次。用时摇匀。有连续服用逍遥丸后出现头昏、身倦、嗜睡、恶心、呕吐、心慌、大汗淋漓、血压升高等的报道，其中还有引起药物性肝损害的个案。另有常规服用逍遥丸后引起白带过多的个案报道。

（2）消乳散结胶囊（醋炙柴胡、炒白芍、醋香附、玄参、昆布、瓜蒌、夏枯草、牡蛎、当归、猫爪草、黄芩、丹参、土贝母、山慈菇、全蝎、牡丹皮）：疏肝解郁，化痰散结，活血止痛。用于肝郁气滞，痰瘀凝聚所致的乳腺增生，乳房胀痛。每粒装0.4g。口服。一次3粒，一日3次。

（3）血府逐瘀胶囊（柴胡、当归、地黄、赤芍、红花、炒桃仁、麸炒枳壳、甘草、川芎、牛膝、桔梗）：活血祛瘀，行气止痛。适用于本病痰瘀互结证。每粒装0.4g。口服。一次6粒，一日2次，一个月为1疗程。

（4）乳癖散结胶囊（夏枯草、川芎、僵蚕、鳖甲、柴胡、赤芍、玫瑰花、莪术、当归、延胡索、牡蛎）：行气活血，软坚散结。适用于本病痰瘀互结证。每粒装0.53g。口服。一次4粒，一日3次，45d为1疗程，或遵医嘱。孕妇忌服。月经量过多者，经期慎服。

（5）岩鹿乳康片（岩陀、鹿衔草、鹿角霜）：彝医认为补知凯扎诺，且凯色土。传统医学认为益肾，活血，软坚散结。用于肾阳不足、气滞血瘀所致的乳腺增生。适用于本病冲任失调证。薄膜衣片。每片重0.4g。口服。一次3~5片，一日3次；饭后服用。月经前15d开始服，至月经来时停药。

（6）乳增宁片（艾叶、淫羊藿、天冬、柴胡、川楝子、土贝母）：疏肝解郁，调理冲任。用于肝郁气滞、冲任失调引起的乳痛症及乳腺增生等症。每片含干浸膏0.6g。口服。一次2~3片，一日3次。

（7）乳康颗粒（牡蛎、乳香、瓜蒌、海藻、黄芪、没药、天冬、夏枯草、三棱、玄参、白术、浙贝母、莪术、丹参、炒鸡内金）：疏肝解郁，理气止痛，活血破瘀，消积化痰，软坚散结，补气健脾。用于乳腺增生病。口服。一次1袋，一日2次，饭后服用，20d为1疗程。间隔5~7d继续第2个疗程，亦可连续用药。偶见患者服药后有轻度恶心、腹泻、月经期提前、量多及轻微药疹。一般停药后自愈。孕妇慎服（前3个月内禁用），女性患者宜于月经来潮前10~15d开始服用。

（8）乳安胶囊（牡蛎、黄芪、三棱、麦芽、天冬、没药、淫羊藿、丹参、白术、海藻、柴胡、莪术、鸡内金、青皮、乳香）：理气化瘀，软坚散结。用于乳癖属气滞血瘀证者。每粒装0.3g。口服。一次5~8粒，一日2次。忌食辛辣油腻食物。

（9）乳核内消颗粒（浙贝母、赤芍、柴胡、夏枯草、郁金、当归、漏芦、橘核、香附、茜草、丝瓜络、甘草）：疏肝活血，软坚散结。用于经期乳房胀痛有块，月经不调或量少色紫成块及乳腺增生。温开水冲服。一次1袋，一日2次。乳块坚硬，经后无变化及月经量多，面白脉弱者慎用。

（10）乳核散结胶囊（柴胡、当归、黄芪、郁金、光慈菇、漏芦、昆布、海藻、淫羊藿、鹿衔草）：舒肝解郁，软坚散结，理气活血。用于治疗乳腺囊性增生，乳痛症，乳腺纤维腺瘤和男性乳房发育等。口服。一次4粒，一日3次。

（11）乳结康丸（柴胡、郁金、枳壳、川芎、皂角刺、乳香、三棱、莪术、当归、党参、白芍、海藻、昆布、玄参、夏枯草、浙贝母、牡蛎）：舒肝解郁，化瘀祛痰，软坚散结，通络止痛。用于肝郁气滞、痰凝血瘀所致的乳房肿块、胀痛、有触痛，或固定痛，胸肋胀痛，胸闷不适，抑郁易怒，诸症随情绪变化而加重，以及乳腺增生病见于上述证候者。口服。一次6g，一日3次，8周为1疗程；或遵医嘱。偶见消化道反应及月经过多。孕妇、哺乳期妇女禁用。经期停服；服药后胃脘不适者可饭后用；有胃溃疡、胃炎史者请遵医嘱。

3.针灸疗法

（1）体针疗法。

取穴：乳根、肝俞、丰隆、行间、足三里、肾俞、关元、三阴交、血海、阿是穴。

操作：穴位普通针刺，乳房肿块周围围刺。每日1次，每次20min，3次1疗程。

（2）耳针疗法。

取穴：内分泌、交感、皮质下、乳腺、垂体、卵巢、肝。

操作：用王不留行籽贴压，隔日1次，两耳交替，每日自行按压2~3次。

（3）皮内针疗法。

取穴：屋翳穴。

操作：皮内针由内向外平刺入皮下，以患者活动两臂无胸部疼痛为宜，用胶布固定，留针2~3d。留针期间每日按压2~3次。

（4）穴位注射疗法。

取穴：肝俞、膈俞。

操作：局部皮肤常规消毒后，斜刺肝俞、膈俞，可少许提插捻转，回抽无回血后，即可将丹参注射液2ml推入，隔日治疗1次，10次为1疗程。

（5）穴位埋线疗法。

取穴：足三里、三阴交、肾俞、肝俞、胃俞、太冲、丰隆、乳根。

操作：在卵泡期（经期第5~8d）进行埋线治疗，每月1次，3个月为1个疗程。

（6）艾灸疗法。

取穴：阿是穴、乳根（患侧）、膻中、足三里、肝俞、太冲穴。

操作：清艾条交替灸增生结节的正中及四周以及乳根（患侧）、膻中、足三里、肝俞、太冲穴，每日1次，每次15min。

4.贴敷疗法

（1）散结止痛膏。

药物：药店、医院有售。

用法：一侧乳房一贴，贴于乳房最痛处。揭去隔黏纸，贴于患处。

（2）药物乳罩。

① 复方川乌乳罩。

药物：川乌、商陆、大黄、王不留行各等份，樟脑适量。

用法：诸药研细末，制作成小药袋。选择与患者胸围合适的特殊乳罩，将药袋插入与病变部位相应的夹层内，务使佩戴乳罩时药袋能紧贴乳房患处。每次月经前15d开始用药，7~10d换药袋1次，经期停用，1~3个月经周期为1疗程。

②消癖乳罩外敷。

药物：柴胡、乳香、没药、海藻、昆布、当归、淫羊藿、生牡蛎各等份。

用法：以上药物共碾成细末，过100目筛，将药物30g装入用纯棉细布制成的形似罩杯（中心是空的防止压迫乳头）的布袋中，将药袋放入乳罩内紧贴于患处。每周更换药袋1次。

(3)磁片贴敷。

取穴：膻中、乳根、期门及乳房局部阿是穴。

操作：采用磁贴，以上穴位各敷1贴，1次/d，1个月为1个疗程，治疗2~3个疗程。

(4)药物穴贴。

药物：乳香15g，皂角刺、山慈菇、生白芷各10g，鹿角霜25g，黄酒500ml。以上药物研粉，装瓶备用。

功效：消肿散结，行气止痛。

用法：主穴取阿是穴(肿块)，配穴取肩井，主配穴同取。将药粉少许和黄酒调成药糊放在纱布上，面积和肿块面积等大，厚约0.4cm，直接贴在乳房肿块位置，用胶布固定，2d换1次药，7次为1疗程，连用4个疗程；同时用白芥子末敷患者双侧肩井穴，贴4~6h，令其发泡，半月左右皮肤恢复正常，再重复1次，一般贴3次。

(5)耳穴贴敷法。

药物：王不留行籽或磁珠。

功用：通络止痛，安神助眠。

取穴：内分泌、胸椎(乳房)、肝、皮质下、子宫(卵巢)等。

方法：清洁耳部皮肤预贴部位，探寻耳部较强反应点，用胶布将王不留行籽或磁珠贴于反应点。留穴按摩，每日3~4次，每次按摩1~2min。每3~4d更换1次，治疗14d为1个疗程。

(6)金黄散加味外敷。

药物：天南星12g，苍术15g，白芷12g，姜黄9g，乳香10g，没药10g，川芎15g，厚朴9g，天花粉15g，黄柏10g，醋炒香附9g，大黄9g。

用法：研细末，用布包好，放入砂锅内加水适量，煎沸15min后取出药包，待温度适中时热敷患处，每日1次，每次20min。

5.药浴疗法

(1)方一。

药物：防风10g，桂枝10g，大黄10g，芒硝10g，木香10g，昆布10g，海藻10g，三七10g，青皮10g，枳实10g，乌药10g，香附10g，柴胡10g，海蛤壳10g，浙贝母10g，山慈菇10g。

用法：水煎外洗局部或足浴，一日1次。

功效：疏肝解郁，发汗散结。

适应证：适用于妇女单侧或双侧乳房出现的肿块，大小不一、形态不一、质地不硬、活动良好的乳腺疾病。

(2)方二。

药物：芒硝30g，炒麦芽30g，川椒6g。

用法：每日1剂，水煎先薰后洗患部，每日2次。

6.物理疗法

（1）微波理疗。

药物：五灵脂、三棱、莪术、三七各15g，75%酒精300ml。诸药加入酒精中制成酊剂备用。

方法：用酊剂浸湿棉垫敷于乳房，借助微波照射，将中药离子透入增生部位，每日1次，每次15min，10次为1疗程。

功用：活血通络、消癖散结。

适应证：用于治疗乳腺增生合并囊肿者。

（2）神灯理疗。

适用于痰瘀互结、冲任失调证，通过特定电磁波的谐振作用，改善微循环，促进囊肿吸收、结块消散。每次30min，每日1次，10d为1疗程。

（3）三才配穴理疗。

运用乳腺治疗仪，根据中医辨证，选用穴位组合，对乳腺进行局部治疗，10d 1疗程，治疗3~5个疗程。

（4）光电离子乳腺治疗仪中药离子导入治疗。

药物：川芎、桃仁、红花、王不留行、白芍各1份，当归、郁金各2份，鸡血藤3份，研末加蜂蜜与水制成粥状备用。

用法：光电离子乳腺治疗仪治疗时用粥状药分别装入四个电极头内，将装有药物的电极头直接作用于病灶，通过红外线光热辐射，离子导入，促进药物吸收。每次治疗时间30min，每天1次，10次为1疗程，疗程间休息5d。

7.塞鼻疗法

药物：公丁香少许。

用法：取公丁香少许研末塞鼻，药物可随呼吸进入所属经脉，起到疏肝、健脾、温肾、调和冲任之功。

8.推拿疗法

取穴：肩井、天宗、内关、公孙、三阴交、阴陵泉、足三里、膻中、乳根、手三里、背俞穴、太溪、阿是穴。

操作：用揉法、点法、按法、提拿法、按揉法、振腹法等手法治疗。

四、健康教育

乳腺增生病的健康管理需要医生和患者相互协作、共同管理。医务工作者在日常工作中应注重开展乳腺增生健康教育，普及乳腺增生防治知识，指导患者进行乳房自我检查，并指导对危险因素进行干预。

1.生活起居

生活规律，起居有常，劳逸结合，睡眠充足，少熬夜，减少人工流产次数，以减少乳腺小叶增生的概率，适当参加体育运动，适当进行跑步、扩胸等可以增强胸部健美的运动。适龄婚育，提倡母乳喂养。家庭和睦，夫妻生活和谐。慎用含雌激素的保健品及美容护肤品。最好不要佩戴过紧或是有挤压隆胸效果的胸罩，重视乳房疾病普查与自我检查。

2.饮食调理

提倡低脂肪膳食，可选番茄、胡萝卜、菜花、芦笋、黄瓜、丝瓜及绿叶蔬菜等；常食新鲜水果、食用菌类。限制动物性脂肪的摄入量，控制糖类的摄入量。少用油炸食物、烟酒、咖啡及木瓜等。

3.情志调理

解除心理压力，保持心情舒畅。及时缓解紧张、忧郁、恼怒、悲伤等情绪，有助于减少乳癖的发生。

4.定期检查

18~39岁的女性每月1次乳房自我检查，3年1次临床体检；40岁以上每年1次包括乳房X线检查临床体检。对于高危人群(乳腺病家族史、卵巢癌、腺体癌，没有生育或生育年龄大于35岁，长期使用雌激素药物，年龄大于40岁)，应进行定期的正规检查，包括选择B超，或X线钼靶照片。有重度增生的女性应半年检查1次，进行动态观察。

第二十六章　乳　腺　癌

乳腺癌是女性最常见的恶性肿瘤之一。我国女性乳腺癌发病率逐年升高，每年新发患者约27万例，其中3%~8%的乳腺癌患者初诊时即为转移性。即便是接受了手术及规范治疗的早期患者，仍有30%~40%会复发转移。近30年来，随着临床诊疗水平的提高和乳腺癌筛查的普及，乳腺癌的生存率迅速提高，乳腺癌现患数量明显增多。我国女性乳腺癌患者的5年相对生存率估计为73.0%（71.2%~74.9%），在医疗条件较好的大城市可达80%。乳腺癌的总体生存状况明显好于其他常见恶性肿瘤，使得癌症生存者中乳腺癌患者比例较高，中国乳腺癌患者占全球乳腺癌患者的11.1%，占中国女性癌症患者的27.4%。目前认为，乳腺癌还不能被治愈，但可以被治疗，所以，治疗是以延缓疾病进展、改善生活质量、延长生存为目的的，还是强调早发现、早诊断、早治疗。乳腺癌属于中医之"乳岩"范畴。在经络关系上，女子"乳头属肝，乳房属胃"。中医认为，人体脏腑机能的平衡有赖于一身气血运行的调畅，乳腺疾病的发生多因情志失调、肝气郁滞、胃热壅滞，或冲任失调、气滞血瘀凝聚乳房成块所致，发病的基础与正气不足有关。临床治疗当扶正祛邪、辨证论治，并讲究个体化治疗。

一、西医诊断

1.诊断依据

（1）围手术期：参照原卫生部医政司制定的《乳腺癌诊疗规范》（卫办医政发〔2011〕78号）。

①症状：早期乳腺癌不具备典型症状，不易引起病人重视，常通过体检或乳腺癌筛查发现。乳房无痛性、质硬肿块或乳头单孔血性溢液是常见的临床症状，偶伴有乳房疼痛。

②体征：部分早期乳腺癌临床触诊阴性；乳房肿物，质硬，表面不光滑，活动差，可与皮肤或胸壁粘连固定；单孔乳头血性溢液；乳房皮肤可见酒窝征，橘皮征，皮肤卫星结节；乳头回缩或抬高，乳头皮肤瘙痒、糜烂、破溃、结痂、脱屑，伴灼痛，甚至乳头回缩。约1/3的患者初诊时可触及同侧腋窝淋巴结肿大，晚期可在锁骨上和对侧腋窝触及转移的淋巴结。

③根据辅助检查确诊。

（2）巩固期：参照中国抗癌协会乳腺癌专业委员会发布的《中国抗癌协会乳腺癌诊治指南与规范》（2017年版）。

乳腺癌术后，化疗和放疗均结束1个月后的5年时间，或5年内出现复发转移之前的时间，出现以下临床症状：全身无力、头晕、易出汗、发热、口干口苦、关节疼痛、睡眠障碍、存在情绪反应等。辅助检查血常规、生化、肿瘤标志物、凝血、心电图、胸部CT、骨扫描等指标未见明显异常。

2.鉴别诊断

(1)乳腺增生：病史较长，多伴有乳腺疼痛，并向腋窝、肩部放射，可伴有肿块，肿块质地较韧，边界不规则，随月经周期变化。

(2)纤维腺瘤：多见于年轻女性，病史较长，肿块边界清，光滑。

(3)分叶状肿瘤：鉴别诊断较困难，需病理学检查证实。

(4)乳腺脂肪坏死：有外伤史，肿块质地较硬，难与乳腺癌区别，一般肿块比较表浅，有皮肤受累症状，鉴别诊断需病理学检查。

3.相关检查

(1)乳腺钼靶摄影：乳房内局限性肿块、成簇微小钙化、局限致密浸润、乳腺结构扭曲、两侧乳腺结构不对称等；皮肤增厚或回缩、乳头及乳晕异常、瘤周水肿、异常增粗的血管等。

(2)乳腺彩超：乳腺内低回声结节或肿物，往往回声不均匀，肿物的前后径往往大于横径，轮廓不规则。多普勒超声扫描可以观察到肿物的血供情况，但良、恶性的表现重叠范围大。

(3)乳腺核磁共振成像(MRI)：可用于乳腺癌分期评估，确定同侧乳腺肿瘤范围，判断是否存在多灶或多中心性肿瘤。初诊时可用于筛查对侧乳腺肿瘤。同时，有助于评估新辅助治疗前后肿瘤范围、治疗缓解状况，以及是否可以进行保乳治疗。

(4)组织病理学诊断：组织病理学诊断是乳腺癌的确诊和治疗依据，是通过综合分析临床各种信息及病理形态得出的最后诊断。见表4。

表4 乳腺癌解剖学分期(AJCC第8版)

T 原发肿瘤	N 区域淋巴结	M 远处转移	解剖学分期
Tis	N0	M0	0
T1	N0	M0	IA
T0	N1mi	M0	IB
T1	N1mi	M0	IB
T0	N1	M0	II A
T1	N1	M0	II A
T2	N0	M0	II A
T2	N1	M0	II B
T3	N0	M0	II B
T3	N1	M0	III A

(5)实验室检查：乳腺癌的肿瘤标记物在诊断方面均只能作参考。在术后复发和转移的监测方面可能更有价值。常用的有CA153、CEA、CA125等。

二、中医诊断

1.诊断要点

参考《中华人民共和国行业标准·中医病证诊断疗效标准》(ZY/T 001.2—94)。

(1)大多数发生在45~60岁的女性，尤以未婚或婚后未曾生育者多见。

(2)初期：乳房内有一肿块，多见于外上方，质地坚硬，表面高低不平，逐渐长大。

(3)中期：经年累月，始觉有不同程度的疼痛。肿块形如堆栗或覆碗，与周围组织粘连，皮核相亲，推之不动，皮肤呈"橘皮样"改变，乳头内缩或抬高。若皮色紫褐，上布血丝，即将溃烂。

(4)后期：溃后岩肿愈坚，疮口边缘不齐。有的中间凹陷很深，形如岩穴；有的高突，状如翻花，常流臭秽血水。患侧上肢肿胀。

(5)可在患侧腋下、缺盆上下凹处触到质地坚硬的肿块，或转移至内脏或骨骼。可出现发热，神疲，心烦不寐，形体消瘦等症。

(6)钼靶X线乳房摄片、液晶热图像检查、乳头血性分泌物细胞学检查有助诊断。必要时作组织病理检查。

(7)巩固期：以乏力、头晕、自汗、面部烘热、畏寒或畏热、口干、口苦、手足麻木、关节痛、情绪不宁、失眠或嗜睡为主要临床症状。各系统检查和理化检查正常，可以排除器质性疾病。

2.类证鉴别

(1)乳癖：好发于30~45岁女性，月经期乳房疼痛，胀大，有大小不等的结节状或块状肿块，边界不清，质地柔韧，常为双侧性，肿块和皮肤不粘连。

(2)乳核：多见于20~30岁的女性，肿块多发生于一侧，形如丸卵，表面坚实光滑，边界清楚，活动度好，可推移，病程进展缓慢。

3.证候诊断

(1)术前。

①肝郁痰凝证：随月经周期变化的乳房胀痛，乳房肿块皮色不变，精神抑郁或性情急躁，胸闷胁胀。脉弦，喜太息，痛经行经后可缓解，舌淡。

②痰瘀互结证：乳房肿块坚硬，乳房刺痛、痛处固定；舌质紫黯，脉涩或弦滑。痛经行经不能缓解，月经色黯或有瘀块；舌下脉络青紫粗胀或暗瘀，苔腻。

③冲任失调证：乳房疼痛无定时，月经失调(推迟或提前超过7d)；舌淡紫，苔薄，脉细。面色晦黯，黄褐斑，腰膝酸软，耳鸣，多次流产史。

(2)术后。

①脾胃不和证：食欲不振，脘痞腹胀，恶心欲呕或呕吐，舌胖大，边有齿痕。嗳气频作，面色淡白或萎黄，神疲懒言，精神萎靡，大便溏薄或排便无力。舌质淡，苔薄白，脉细弱。

②气血两虚证：神疲懒言，声低气短，面白无华或萎黄；舌淡，脉细弱无力。自汗，口唇、眼睑、爪甲色淡白，耳鸣，月经量少色淡、延期或闭经；苔薄白。

③气阴两虚证：神疲懒言，口燥咽干；舌红少津，少苔。声低气短，自汗，盗汗，虚烦失眠，潮热，颧红；脉细弱无力。

(3)巩固期。

①脾肾两虚证：神疲乏力，气短懒言，纳少，食后腹胀，头晕目眩，面色淡白，形寒肢冷，腰膝酸软，小便频数或夜尿频，大便溏。舌质淡，苔白滑，脉沉无力。

②肝肾阴虚证：潮热汗出，头晕目眩，两眼干涩，口干，咽喉肿痛，胸胁隐痛，腰膝酸软，五心烦热，烦躁易怒，耳鸣，失眠多梦。舌质红，苔少，脉细数。

③肾虚血瘀证：四肢麻木，腰膝酸痛，胸、腹局部刺痛，健忘，耳鸣，失眠多梦，口干。舌质淡暗，或有瘀斑，或舌下脉络青紫迂曲，苔薄，脉沉细。

④气血亏虚证：气短乏力，精神不振，语声低怯，易汗出。舌质淡，苔薄白，脉细。

三、中医适宜技术

1.辨证施药

(1)术前。

①肝郁痰凝证。治法：疏肝理气，化痰散结。主方：逍遥蒌贝散（《中医外科心得》）加减。处方：

当归10g	柴胡10g	白芍15g	茯苓10g
白术10g	瓜蒌15g	浙贝母10g	半夏9g
南星9g	生牡蛎15g	山慈菇12g	

每日1剂，水煎服，每日3次。

加减：乳房胀痛明显者，加川芎9g、橘核9g等；情志不畅，多怒抑郁者，加佛手、广木香各9g；伴有失眠者，加合欢皮15g(或合欢花10g)、夜交藤30g。

②痰瘀互结证。治法：活血化瘀，化痰散结。主方：血府逐瘀汤（《医林改错》）合逍遥蒌贝散（《中医外科心得》）加减。处方：

柴胡10g	赤芍10g	当归10g	丹参15g
莪术9g	益母草30g	郁金9g	青皮9g
全瓜蒌15g	浙贝母9g	山慈菇12g	桃仁9g

每日1剂，水煎服，每日3次。

加减：伴有痛经加香附9g、延胡索10g；伴有偏头痛者加天麻9g、白芷9g。

③冲任失调证。治法：滋补肝肾，调摄冲任。主方：偏阳虚者二仙汤(《中医方剂临床手册》,上海曙光医院方)加味，处方：

仙茅12g	淫羊藿12g	巴戟天6g	黄柏9g
知母9g	当归9g	肉苁蓉9g	制首乌9g
女贞子15g	枸杞子9g	熟地黄9g	麦稻芽30g
丹参9g			

每日1剂，水煎服，每日3次。

偏阴虚者六味地黄丸(《小儿药证直诀》)合二至丸(《医方集解》)加味，处方：

生地黄12g	熟地黄12g	怀山药9g	泽泻9g
山萸肉9g	茯苓9g	女贞子15g	墨旱莲15g
桑椹子12g	枸杞子9g	丹参9g	丹皮9g
菟丝子12g			

每日1剂，水煎服，每日3次。

加减：伴有腰酸，足跟疼痛，加杜仲12g、桑寄生15g、续断9g；伴有夜尿频数者，加台乌药6g、益智仁9g；潮热多汗者，加银柴胡12g。

(2)术后。

①脾胃不和证。治法：健脾和胃，降逆止呕。主方：香砂六君子汤(《时方歌括》)加减。处方：

人参6g(另炖)	茯苓6g	白术6g	法半夏6g
怀山药12g	陈皮3g	广木香3g	砂仁3g
炒麦芽9g	炒稻芽9g	山楂9g	苏梗6g
姜竹茹6g	炙甘草3g		

每日1剂，水煎服，每日3次。

加减：舌苔黄腻者，加藿香6g、佩兰6g、灯芯草3g；呕吐剧烈者，加旋覆花9g(包煎)、代赭石15g(先煎)。

②气血两虚证。治法：补气养血。主方：归脾汤(《济生方》)合当归补血汤(《内外伤辨惑论》)加减。处方：

白术30g	茯神30g	黄芪60g	龙眼肉30g
炒枣仁30g	人参15g	木香15g	当归头10g
炙远志10g	鸡血藤15g	黄精15g	炒麦芽15g
炒稻芽15g	炙甘草9g		

每次1剂，研细末，每次取药末12g，加红枣2枚、生姜5片，水煎服，每日3次。

加减：舌红少苔者用太子参15g，舌淡者用红参15g(或党参30g)；纳差者，加炒山楂

12g；皮瓣缺血、瘀血或坏死者，加川芎、红花各9g；伴有上肢肿胀者，加桂枝9g、姜黄9g、木瓜10g、威灵仙15g。

③气阴两虚证。治法：益气养阴。主方：生脉散（《景岳全书》引《医录》方）合增液汤（《温病条辨》）加减。处方：

人参15g^(另地)	麦冬24g	五味子9g	玄参30g
黄芪30g	生地黄24g	白芍10g	白术10g
茯苓12g	炙甘草9g		

每日1剂，水煎服，每日2次。

加减：伴有腰酸痛者，加女贞子15g、旱莲草15g；咽喉疼痛者，加千层纸10g、胖大海9g、麦冬15g；皮瓣缺血、瘀血或坏死者，加川芎、红花各9g；伴有上肢肿胀者，加桂枝9g、姜黄9g、木瓜10g、威灵仙15g。

（3）巩固期。

①脾肾两虚证。治法：益气健脾，补肾养精。主方：大补元煎（《景岳全书》）加减。处方：

党参15g	山药6g	杜仲6g	熟地黄9g
当归6g	枸杞子6g	山茱萸3g	炙甘草3g

每日1剂，水煎服，每日3次。

②肝肾阴虚证。治法：滋补肝肾，舒筋活络。主方：大补阴丸（《丹溪心法》）合黄连阿胶汤（《伤寒论》）。处方：

黄柏9g	知母6g	熟地黄12g	龟板9g^(先煎)
黄连9g	黄芩6g	白芍10g	阿胶9g^(烊化)
炙甘草6g			

每日1剂，水煎服，每日3次。

③肾虚血瘀证。治法：补肾益气，活血化瘀。主方：补阳还五汤（《医林改错》）加减。处方：

黄芪120g	当归6g	赤芍4.5g	地龙3g
川芎3g	桃仁3g	红花3g	

每日1剂，水煎服，每日3次。

④气血亏虚证。治法：益气补血，调和阴阳。主方：八珍汤（《正体类要》）加减。处方：

人参3g^(另地)	当归3g	熟地3g	白术3g
白芍3g	川芎3g	茯苓3g	甘草1.5g
生姜3片	大枣3枚		

每日1剂，水煎服，每日3次。

2.中成药治疗

(1)逍遥丸(柴胡、当归、白芍、炒白术、茯苓、炙甘草、薄荷)：疏肝健脾，养血调经。用于肝郁脾虚所致的郁闷不舒、胸胁胀痛、头晕目眩、食欲减退、月经不调。每100丸重6g。口服。一次6~9g，一日1~2次。忌生冷及油腻难消化的食物。服药期间要保持情绪乐观，切忌生气恼怒。有高血压、心脏病、肝病、糖尿病、肾病等慢性病严重者应在医师指导下服用。平素月经正常，突然出现经量过多、经期延长，或月经过少、经期错后，或阴道不规则出血者应去医院就诊。儿童、年老体弱、孕妇、哺乳期妇女及月经量多者应在医师指导下服用。服药7d症状无缓解，应去医院就诊。

(2)血府逐瘀丸(柴胡、当归、地黄、赤芍、红花、桃仁、麸炒枳壳、甘草、川芎、牛膝、桔梗)：活血祛瘀，行气止痛。用于气滞血瘀所致的胸痛、头痛日久，痛如针刺而有定处，内热烦闷，心悸失眠，急躁易怒。每丸重9g。空腹时用红糖水送服。一次1~2丸，一日2次。忌食辛冷食物；孕妇禁用。

(3)桂附地黄丸(肉桂、制附子、熟地黄、酒萸肉、牡丹皮、山药、茯苓、泽泻)：温补肾阳。用于肾阳不足，腰膝酸冷，小便不利或反多，痰饮喘咳。口服。一次6g，一日2次。忌不易消化食物。感冒发热病人不宜服用。治疗期间，宜节制房事。阴虚内热者不适用。有高血压、心脏病、肝病、糖尿病、肾病等慢性病严重者应在医师指导下服用。儿童、孕妇、哺乳期妇女应在医师指导下服用。本品宜饭前服或进食时服。服药2周后症状无改善，或出现食欲不振、头痛、胃脘不适等症状时，应去医院就诊。

(4)六味地黄丸(熟地黄、酒萸肉、牡丹皮、山药、茯苓、泽泻)：滋阴补肾。用于头晕耳鸣，腰膝酸软，盗汗。每10粒重2g。口服。一次5g，一日2次。忌辛辣食物。不宜在服药期间服感冒药。服药期间出现食欲不振、胃脘不适、大便稀、腹痛等症状时，应去医院就诊。服药2周后症状未改善，应去医院就诊。

(5)香砂六君子丸(木香、砂仁、党参、炒白术、茯苓、蜜炙甘草、陈皮、制半夏、生姜、大枣)：益气健脾，和胃。用于脾虚气滞，消化不良，嗳气食少，脘腹胀满，大便溏泄。每8丸相当于原生药3g。口服，一次12丸，一日3次。孕妇忌服。忌食生冷油腻不易消化食物。不适用于口干、舌少津、大便干和急性胃肠炎患者，主要表现为恶心、呕吐、大便水泻频频、脘腹作痛。服药3d症状无改善，或出现其他症状时，应立即停用，并到医院诊治。

(6)归脾丸(党参、炒白术、炙黄芪、炙甘草、茯苓、制远志、炒酸枣仁、龙眼肉、当归、木香、大枣)：益气健脾，养血安神。用于心脾两虚，气短心悸，失眠多梦，头昏头晕，肢倦乏力，食欲不振。用温开水或生姜汤送服。水蜜丸：一次6g，一日3次。忌不易消化食物。感冒发热病人不宜服用。有高血压、心脏病、肝病、糖尿病、肾病等慢性病患者应在医师指导下服用。有口渴、尿黄、便秘等内热表现者不宜服用。儿童、孕妇、哺乳期妇女应在医师指导下服用。服药4周症状无缓解，应去医院就诊。

(7)生脉饮(红参、麦冬、五味子):益气,养阴生津。用于气阴两亏,心悸气短,自汗。每支装10ml。口服。一次10ml,一日3次。忌不易消化食物。感冒发热病人不宜服用。糖尿病患者及有高血压、心脏病、肝病、肾病等慢性病严重者应在医师指导下服用。儿童、孕妇、哺乳期妇女应在医师指导下服用。心悸气短严重者应去医院就诊。服药4周症状无缓解,应去医院就诊。

(8)脾肾双补丸(党参、熟地黄、酒蒸山茱萸、盐制泽泻、茯苓、牡丹皮、麸炒山药、炙黄芪、炙甘草、当归、川芎、炒白芍、去芯莲子、枸杞子、土炒白术、去粗皮肉桂、麦冬、薏苡仁、芡实、牛膝、陈皮、白扁豆、酒蒸五味子):健脾开胃,补益肝肾。用于脾肾双亏,气阴两虚,面黄肌瘦,食欲不振。每丸重9g。口服。一次1丸,一日2次。忌油腻食物。外感或实热内盛者不宜服用。本品宜饭前服用。按照用法用量服用,小儿、高血压、糖尿病患者应在医师指导下服用。服药2周或服药期间症状无改善,或症状加重,或出现新的严重症状,应立即停药并去医院就诊。

(9)大补阴丸(熟地黄、盐知母、盐黄柏、醋龟甲、猪脊髓):滋阴降火。用于阴虚火旺,潮热盗汗,咳嗽,耳鸣。口服。水蜜丸:一次6g,一日2~3次。忌不易消化食物。感冒发热病人不宜服用。有高血压、心脏病、肝病、糖尿病、肾病等慢性病严重者应在医师指导下服用。儿童、孕妇、哺乳期妇女应在医师指导下服用。服药4周症状无缓解,应去医院就诊。

(10)八珍胶囊(党参、炒白术、茯苓、甘草、当归、白芍、川芎、熟地黄):补气益血。用于气血两虚,面色萎黄,四肢乏力。每粒装0.4g。口服。一次3粒,一日2次。孕妇慎用。不宜和感冒类药同时服用。服本药时不宜同时服用藜芦或其制剂。本品为气血双补之药,性质较黏腻,有碍消化,故咳嗽痰多、脘腹胀痛、纳食不消、腹胀便溏者忌服。本品宜饭前服用或进食同时服。按照用法用量服用,高血压患者、小儿及年老体弱者应在医师指导下服用。服药期间出现食欲不振、恶心呕吐、腹胀便溏者应去医院就诊。

3.手术疗法

根据原卫生部医政司制定的《乳腺癌诊疗规范》(卫办医政发〔2011〕78号)手术方式原则进行手术治疗。

(1)乳腺手术。

①乳房切除手术:适应证为AJCC分期中0、Ⅰ、Ⅱ期及部分Ⅲ期且无手术禁忌的患者。

②保留乳房手术:适用于患者有保乳意愿,乳腺肿瘤可以完整切除,达到阴性切缘,并可获得良好的美容效果,术后进行放疗。

(2)腋窝手术。

①乳腺癌前哨淋巴结活检:对于临床检查腋窝淋巴结无明确转移的患者,可以做前

哨淋巴结活检替代腋窝淋巴结清扫。

②腋窝淋巴结清扫：应切除背阔肌前缘至胸小肌外侧缘(Level Ⅰ)、胸小肌外侧缘至胸小肌内侧缘(Level Ⅱ)的所有淋巴结。清扫腋窝淋巴结要求在10个以上。

(3)即刻(Ⅰ期)乳房修复与重建手术。

若患者有乳房修复或重建的需求，在有条件的医院可开展乳腺癌根治性手术加即刻(Ⅰ期)乳房修复与重建或延迟(Ⅱ期)重建。

4.穴位贴敷疗法

(1)吴茱萸穴贴。

药物：吴茱萸粉9g，鲜生姜汁少许。

取穴：双侧足三里穴、双侧内关穴、中脘。

用法：把药末和生姜汁调成药膏，用一次性穴位贴贴于以上穴位，每日1次。适应于本病脾胃不和证。

(2)香附饼外敷贴。

药物：香附子120g，研细末装瓶备用，陈醋、酒各适量。

取穴：神阙穴。

用法：每次取药末6g和陈醋、酒酌量以拌湿为度，捣烂后制成饼，蒸热外敷神阙穴。药饼干燥后，加酒、醋复蒸，每贴用3~5次。适用于本病脾肾两虚证。

5.针刺疗法

取穴：脾胃不和证，取双足三里，双内关；脾肾两虚证取百会、膻中、关元、脾俞、足三里、三阴交；肝肾阴虚证取百会、膻中、关元、肝俞、足三里、三阴交；肾虚血瘀证取百会、膻中、肾俞、膈俞、血海、足三里、三阴交；气血亏虚证取足三里、三阴交、血海、关元、肝俞、肾俞。

操作：百会、膻中用平补平泻法，关元、脾俞、肝俞、足三里、三阴交用补法；肾虚血瘀证各穴均用平补平泻法；气血亏虚证各穴均用补法或平补平泻法。每日1次，每次20min，10次1疗程。

6.艾灸疗法

取穴：脾胃不和证取双侧足三里，双侧内关；气血两虚证取双侧内关穴、双侧足三里穴、双侧涌泉穴、双侧三阴交、中脘；脾肾两虚证取大椎、命门、关元、足三里、三阴交；肝肾阴虚证取大椎、命门、关元、膏肓、三阴交；肾虚血瘀证取大椎、命门、关元、三阴交；气血亏虚证取大椎、足三里、三阴交。

操作：用温和灸或隔姜灸的方法，每穴位灸10~20min，每日1次。10次1疗程。

7.耳穴压豆疗法

取穴：神门、内分泌、卵巢、乳腺等穴。

操作：清洁耳部皮肤，用王不留行贴压，每日自行按压3~5次，每次每穴按压30~

60s，3~7d更换1次，双耳交替贴压。适用于所有证型。

8.中药泡洗疗法

药物：佩兰、合欢皮、丹参、赤芍、威灵仙、络石藤、钩藤、苏木、罗布麻叶各20g。

用法：煎煮后洗按足部，每日1次，每次15~25min，水温宜37℃~40℃。皮肤破溃者禁用。适用于所有证型。

9.推拿疗法

医者以拇指揉按法或肘揉按法由远端向近端操作于上肢手三阴经、手三阳经循行部位，以揉法或按法操作于肩关节上面、后面及肩胛骨区域，并配合点按肩前、肩髃、肩井、肩贞、天宗、曲池、外关、内关、少海等穴。适用于乳腺癌术后相关性淋巴水肿患者。

10.运动疗法

(1)手法淋巴引流综合消肿防治淋巴水肿。

①热身，活动大关节，20~30次，中等速度。

②活动肩部和肩胛骨，增加肌肉活动以促进淋巴液向颈静脉回流。

③消肿锻炼：患侧上肢和双侧下肢同时活动屈伸或伸展活动。

④伸拉锻炼：上肢上举摸头部，伸拉胸肌和斜方肌。

⑤呼吸锻炼：做扩胸呼吸，将健侧手掌贴胸骨以感觉胸部运动。唱歌是最好的呼吸锻炼。

(2)上肢功能锻炼。

①握拳、伸指、屈腕、旋腕、深呼吸运动。

时间：术后24h内。

动作要点：肩关节内收固定，活动手指及腕部。

握拳、伸指：平卧于床上，患侧五指轻轻用力伸直，再轻轻用力握拳，反复4个八拍。或握紧橡皮球，持续2s，然后放松。

屈腕：患侧五指握拳，轻轻用力伸屈腕部，反复4个八拍。

旋腕：五指握拳，旋转一周为半个八拍，反复4个八拍。

深呼吸运动：手术后，病人会觉得喉咙有痰，在这个阶段可做深呼吸运动。坐位，用鼻子缓慢深吸气后用嘴缓慢呼气。呼吸时双手放在胸部感受胸廓的上抬及放松。一吸一呼为一个八拍，反复4个八拍。

注意事项：以不感觉劳累为宜，观察患肢有无肿胀、疼痛、麻木等症状。

②伸屈肘关节、向心性按摩。

时间：术后1~3d，在第1组功能锻炼基础上增加以下两组动作。

动作要点：肩关节内收固定。

伸屈肘关节：五指握拳，用力屈肘至肩部再伸直，反复4个八拍。

向心性按摩：健肢轻按患肢外侧，从手肘开始，由下至上轻按至肩部，重复10次。

③颈部运动米字操。

时间：术后3~5d，在第1、2组功能锻炼基础上增加以下动作。

动作要点：肩关节内收固定，坐位。

米字操：头部分别做前屈后伸，左右侧弯旋转头部运动，每旋转两次为一个八拍，反复4个八拍。

四、健康教育

1.生活调理

患者阶段性抗肿瘤治疗结束后，根据医师指导适当调整运动时间与运动强度，尽快恢复诊断以前的日常体力活动；患者应注意顺应四时气候变化，生活起居有节，劳逸结合，保持身体内环境的稳定，有利于提高机体免疫力，避免发生传变。同时要积极防治其他疾病。

2.饮食调理

(1)宜多样化合理平衡饮食：平衡膳食包括粗粮与杂粮搭配，富含热能，适量蛋白，富含纤维素、高无机盐及富含维生素A、C、E、K、叶酸等易于消化吸收的食物。

(2)乳腺癌患者忌食辛温、煎炒、油腻、荤腥厚味、陈腐、发霉等助火生痰有碍脾运的食物。

(3)乳腺癌术后可给予益气养血、理气散结之品，巩固疗效，以利康复。

(4)戒烟禁酒。

(5)谨慎使用保健品，禁忌胎盘制品及未知成分的保健品。

3.精神调理

正确认识疾病，减少错误想法，避免对疾病的恐惧；理性接受患病事实，建立生活的信心，避免紧张、焦虑、抑郁等不良情绪；保持健康心理和乐观情绪，有利于正常内分泌调节活动，是预防乳腺癌的发生和乳腺癌发展的重要方面。实践证明，凡精神乐观，自信心强，积极与医生配合，按方案治疗，定期复查，往往疗效显著，反之较差。

第二十七章 滴虫性阴道炎

滴虫性阴道炎是由毛滴虫引起，寄生人体的毛滴虫有阴道毛滴虫、人毛滴虫和口腔毛滴虫，分别寄生于泌尿生殖系统、肠道和口腔，与皮肤病有关的是阴道毛滴虫，引起滴虫性阴道炎。本病是一种主要通过性交传播的寄生虫疾病，具有传染性。

一、西医诊断

1.诊断依据

(1)临床表现：多数病例无症状，妇女有不适的感觉可能持续1周或几个月，然后会因月经或怀孕而明显好转，阴道黏膜发炎，呈鲜红色，上覆斑片状假膜，常伴泡沫样分泌物，自觉不同程度瘙痒，少数有灼热感。白带增多变黄绿色。偶可发生尿频、尿急、尿痛、血尿，或腹痛、腹泻、黏液便，或齿槽溢脓、龋齿。常引起尿道炎，可致膀胱炎、前庭大腺炎。

(2)诊断：只需将取自后穹隆的阴道分泌物经盐水混悬后，不必染色，用普通显微镜检查，可立即做出诊断。很容易观察到鞭毛的快速伸展运动和卵圆形原虫的冲刺活动。培养比直接镜检更敏感。滴虫性阴道炎也常用巴氏染色涂片做出诊断。应做有关化验以排除淋病、衣原体病及其他性传播疾病。

(3)根据病史、临床表现及实验室检查可明确诊断。阴道分泌物、尿液沉淀物及前列腺液中查见本虫滋养体为确诊依据。

2.鉴别诊断

(1)霉菌性阴道炎。①霉菌感染：霉菌性阴道炎由霉菌感染引起。其发病率仅次于滴虫性阴道炎。②念珠菌感染：最常见的症状是白带多，外阴及阴道灼热瘙痒，外因性排尿困难，外阴地图样红斑(霉菌性或念珠菌性外阴阴道炎)。典型的白带呈凝乳状或为片块状，阴道黏膜高度红肿，可见白色鹅口疮样斑块附着，易剥离，其下为受损黏膜的糜烂基底，或形成浅溃疡，严重者可遗留瘀斑。但白带并不都具有上述典型特征，从水样直至凝乳样白带均可出现，如有的完全是一些稀薄清澈的浆液性渗出液，其中常含有白色片状物。妊娠期霉菌性阴道炎的瘙痒症状尤为严重，甚至坐卧不宁，痛苦异常，也可有尿频、尿痛及性交痛等症状。另外，尚有10%左右的妇女及30%孕妇虽为霉菌携带者，却无任何临床表现。

(2)细菌性阴道炎：细菌性阴道炎主要是由阴道加特纳菌引起的一种阴道炎，可通过性关系传播。此病的典型临床症状为阴道异常分泌物明显增多，呈稀薄均质状或稀糊状，为灰白色、灰黄色或乳黄色，带有特殊的鱼腥臭味。由于碱性前列腺液可造成胺类释放，故表现为性交时或性交后臭味加重。月经期阴道pH升高，故经期时或经期后臭味也可加重。患者外阴有不适感，包括不同程度的外阴瘙痒，一般无明显时间性，但在休息状态及心情紧张状态下痒感更加明显。尚有不同程度的外阴灼热感，有的患者出现性交痛。极少数患者出现下腹疼痛、性交困难及排尿异常感。阴道黏膜上皮在发病时无明显充血表现。

(3)阿米巴性阴道炎：阿米巴性阴道炎多由阿米巴病原体随大便排出后直接感染外阴或阴道。阴道分泌物呈浆液性或黏液性，从中可找到大滋养体。当阴道黏膜形成溃疡、出血时，则分泌物可转成脓性或血性。有时质脆的溃疡可出现在宫颈、外阴，融合成大片坏死。个别病例由于结缔组织反应严重，可呈现不规则肿瘤样增生，质硬，溃疡面覆有血性黏液分泌物，易误诊为恶性肿瘤。

(4)非特异性阴道炎：凡不是白色念珠菌、阴道毛滴虫病或淋病所引起的阴道炎均称非特异性阴道炎，又称细菌性阴道病。急性期间可有体温稍升高，白细胞增多，全身乏力，下腹部坠胀不适感，阴道分泌物增多，呈脓性、浆液性或血性，阴道有灼痛感。窥器可见阴道黏膜充血，有时有浅表小溃疡，阴道内pH偏碱性。

(5)蛲虫性阴道炎：蛲虫性阴道炎是由于蛲虫寄生于人体而引起的一种传染病。在人群中通过间接接触和肛门-手-口的直接接触方式而感染。肛门周围和外阴剧烈瘙痒，或伴灼痛感，以夜间为甚。阴道分泌物增多，阴道流出多量的稀薄的黄脓性分泌物，有臭味。可有轻微的食欲不振、腹胀、腹痛及腹泻等。精神不安、失眠、夜惊、夜间磨牙等。

(6)过敏性阴道炎：过敏性阴道炎是指阴道黏膜出现类似于鼻、眼、肺及皮肤过敏反应的表现。阴道分泌物增多，为脓血性白带，并有腐烂组织排出，有臭味。合并有白色念珠菌感染，分泌物像脱脂乳粉制奶酪样。可有瘙痒、外阴烧灼样感，成年妇女可有性交困难。

(7)结核性阴道炎：结核性阴道炎是由结核杆菌感染而引起的阴道炎症性疾病。结核性阴道炎是属于生殖器结核的一种表现形式，多为继发感染，由于本病病程缓慢，表现形式不典型，故易被忽视。原发症状：部分患者外观正常，无明显不适主诉。常主诉阴道不适、疼痛、触痛，阴道有白色或棕黑色分泌物。部分病情较重患者可有食欲不佳、低热、消瘦等全身症状。继发症状：当同时伴有生殖器其他脏器的结核如输卵管、子宫结核等时，有不孕、下腹坠痛、月经异常、白带为大量脓性或浆液性白带等症状。当继发于肺、腹膜、肠、关节等脏器的结核以及泌尿系统的结核时，可有其他脏器所引起的症状如胸膜痛、腹痛、尿频、血尿、消瘦、低烧、乏力、腹泻便秘交替、干咳、咯血等。

(8)阴道嗜血杆菌性阴道炎：阴道嗜血杆菌性阴道炎由阴道嗜血杆菌所引起。主要症状有白带异常、增多，有鱼腥或胺的臭味。有时白带呈灰色乳状且稠度很高，很像滴虫性阴道炎症状。轻者仅白带多、臭，外阴潮湿不适。常伴有阴道灼热感、性交痛及外阴瘙痒。

(9)婴幼儿阴道炎：多发生在2~9岁的幼女，是女性婴幼儿的常见病。主要是外阴、阴道痒，外阴、阴蒂、尿道口、阴道口黏膜充血、水肿，阴道分泌物增多，甚至有脓性分泌物。大量分泌物刺激引起外阴痛痒，患儿哭闹、烦躁不安，甚至用手搔抓。通过手指及抓伤处，感染进一步扩散。部分可伴有尿急、尿频。急性期后可造成小阴唇粘连，粘连时上方或下方留有小孔，尿由小孔流出。

(10)老年性阴道炎：老年性阴道炎，又名萎缩性阴道炎，是一种非特异性阴道炎。阴道分泌物增多，分泌物稀薄，呈淡黄色，严重者呈脓血性白带，有臭味。分泌物刺激，外阴出现瘙痒、灼热感。阴道黏膜萎缩，可伴有性交痛。有时有小便失禁。感染还可侵犯尿道而出现尿频、尿急、尿痛等泌尿系统的刺激症状。妇科检查可见阴道黏膜呈萎缩性改变，皱襞消失，上皮菲薄并变平滑，阴道黏膜有充血、红肿，也可见黏膜有出血点或出血斑，以后穹隆及宫颈最明显，严重者也可形成溃疡或外阴潮红糜烂。

(11)月经性阴道炎：多由月经期不注意经期卫生，特别是使用不干净的月经用品致使外阴受不洁之物污染引起。表现为会阴部有下坠和灼热感，阴道分泌物增多。

(12)蜜月性阴道炎：多见于新婚妇女。主要由于不注意性器官和性生活卫生引起。表现为白带增多，阴道内外痒痛，黏膜红肿。

(13)化脓性阴道炎：多见于阴道撕裂或产伤的妇女。表现为白带增多，呈黄脓样，带有腥味，阴道有灼热和痛感，黏膜红肿。

(14)单纯性阴道炎：在月经来临前一周加重，在月经过后有一定缓解。皮肤潮红、肿胀，自觉剧烈瘙痒，可伴外阴、阴道烧灼感。大量白色稠厚呈凝乳状或豆腐渣样白带。可有阴道疼痛、刺激感及性交困难等。

(15)软下疳性阴道炎：大小阴唇发生一个或数个小红丘疹，很快破溃，扩大成黄豆大或更大的溃疡，基底较软，污秽、脓液多，有明显疼痛，逐渐扩大。

3.相关检查

(1)分泌物检查：采用涂片显微镜检查或培养的方法，取阴道分泌物、前列腺液、尿液查阴道毛滴虫。阴道分泌物常呈黄色脓性。

(2)粪便检查：取大便或胆汁查人毛滴虫。

(3)齿槽脓汁检查：取齿槽脓汁查口腔毛滴虫。

二、中医诊断

1.诊断要点

本病相当于中医的"阴痒""虫蚀"。根据阴痒、阴道分泌物呈脓性或泡沫状，质稀薄，有时有赤带，阴道黏膜充血或有红色斑点，作为临床诊断要点。白带实验室检查可找到活动的阴道毛滴虫即可确诊。

2.类证鉴别

（1）女阴湿疹：虽有外阴瘙痒，但以外阴局部皮肤潮红、肿胀、糜烂为基本特征。

（2）阴燥：以外阴皮肤和黏膜变白，甚至萎缩为主要表现，瘙痒为或有症。

（3）带下病：带下多或尿液浸渍而阴部不洁时，可致阴部瘙痒，但与阴痒有主次因果之别。

3.证候诊断

（1）湿热下注证：带下量多，色黄，呈泡沫状或脓性，甚或杂有赤带，其气腥臭；外阴灼热瘙痒，头晕目涨，心烦口苦，小便黄。舌质偏红，苔黄腻，脉弦数。

（2）肾虚湿盛证：带下量多，色白，呈泡沫状；伴外阴瘙痒，腰脊酸楚，神疲乏力。舌苔薄腻，脉细软。

（3）脾虚湿热证：外阴、阴道瘙痒，带多色黄如脓，或呈泡沫状，或夹赤带，神疲乏力，胸闷不舒，胃纳减少。苔薄腻，脉细弱。

三、中医适宜技术

1.辨证施药

（1）湿热下注证。治法：清热利湿，杀虫止痒。主方：龙胆泻肝汤（《医方集解》）加减。处方：

龙胆草10g	柴胡15g	栀子15g	黄芩15g
生地黄20g	当归10g	泽泻10g	木通10g
车前子15g(包煎)	甘草7g		

车前子15g$^{(包煎)}$　甘草7g

每日1剂，水煎服，每日2次。10d 1疗程，一般1~2个疗程可愈。

加减：若大便秘结者加大黄10g；阴痒剧烈者加白鲜皮15g、蛇床子15g、贯众10g、川楝子10g、鹤虱10g。

（2）肾虚湿盛证。治法：补肾壮腰，清热利湿。主方：肾气丸（《金匮要略》）加减。处方：

熟地15g	山茱萸12g	山药12g	丹皮9g
茯苓12g	泽泻12g	木通6g	通草9g
滑石15g	薏苡仁20g	萆薢12g	黄柏12g

每日1剂，水煎服，每日2次。

加减：便秘者，加大黄12g(后下)；湿热较盛者，加龙胆草、栀子各12g；剧痒者，加浮萍9g、白蒺藜15g。

（3）脾虚湿热证。治法：健脾利湿，清热除虫。主方：萆薢渗湿汤（《疡科心得集》）

加减。

草薢30g	黄柏9g	薏苡仁30g	土茯苓12g
丹皮9g	泽泻9g	苍术9g	地肤子9g
蛇床子10g	白术10g	炙甘草6g	

每日1剂，水煎服，每日2次。

2.中成药治疗

(1)龙胆泻肝成方(龙胆草、柴胡、黄芩、炒栀子、泽泻、木通、盐车前子、酒当归、地黄、炙甘草)：清肝胆，利湿热。用于肝胆湿热，头晕目赤，耳鸣耳聋，胁痛口苦，尿赤，湿热带下。龙胆泻肝胶囊，每粒装0.25g或每粒装0.5g。龙胆泻肝软胶囊，每粒装0.45g。龙胆泻肝片，素片：每片相当于总药材0.84g。薄膜衣片：每片重0.45g。糖衣片：每片重0.3g。龙胆泻肝丸，大蜜丸：每丸重6g。水丸：①每袋装3g。②每袋装6g。小蜜丸：每100丸重20g。浓缩丸：每8丸相当于总药材3g。龙胆泻肝颗粒，每袋装6g。龙胆泻肝口服液，每支装10ml。胶囊：口服。一次1g，一日3次。软胶囊：口服。一次4粒，一日3次。片剂：口服。一次4~6片，一日2~3次。大蜜丸：口服。一次1~2丸，一日2次。水丸：口服。一次3~6g，一日2次。小蜜丸：口服。一次6~12g，一日2次。浓缩丸：口服。一次8丸，一日2次。颗粒：开水冲服。一次1袋，一日2次。口服液：口服。一次1支，一日3次。少数患者服用后可见恶心、腹痛、腹泻。过敏体质者、大便溏软者、妊娠期妇女、年老体弱者慎用。服药后大便次数增多且不成形者，应酌情减量。服药3d后症状未改善，或出现其他严重症状时，应停药。用药期间不宜同时服用滋补性中药。用药期间忌烟酒及辛辣食物。

(2)金匮肾气成方(地黄、山药、酒萸肉、茯苓、牡丹皮、泽泻、桂枝、炙附子、去头牛膝、盐车前子)：温补肾阳，化气行水。用于肾虚水肿，腰膝酸软，小便不利，畏寒肢冷。用于本病肾虚证。金匮肾气片，薄膜衣片：每片重0.27g。金匮肾气丸，大蜜丸：每丸重6g。水蜜丸：每10丸重2g。小蜜丸：每100丸重20g。片剂：口服。一次4片，一日2次。大蜜丸：口服。一次1丸，一日2次。水蜜丸：口服。一次4~5g，一日2次。小蜜丸：口服。一次6g，一日2次。

(3)二妙丸(炒苍术、炒黄柏)：燥湿清热。用于湿热下注，阴痒，白带发黄，外阴湿痒。水丸：每100粒重6g。口服。一次6~9g，一日2次。过敏体质者慎用。用药期间忌烟、酒及辛辣、油腻、腥发食物。

(4)阿娜尔妇洁液(石榴皮、苦豆子、蛇床子、没食子、珊瑚、花椒、冰片)：清热燥湿，止痒。用于各种细菌性、霉菌性、滴虫性外阴炎、阴道炎所致妇女阴部瘙痒、红肿，白带过多。洗剂：外用。阴道炎：用温开水稀释成10%的溶液缓慢冲洗阴道，每次约5min，重症可加大浓度；外阴瘙痒、外阴炎：用温开水稀释成30%的溶液坐浴或湿敷，每次5~10min，重症患者可用原药液涂擦外阴。一日1~2次。

(5)妇炎灵成方(紫珠叶、樟脑、百部、仙鹤草、冰片、苦参、白矾、蛇床子、苯扎溴铵、硼酸)：清热燥湿，杀虫止痒。用于湿热下注引起的阴道瘙痒、灼痛、赤白带下或兼见尿频、尿急、尿痛等症，以及霉菌性、滴虫性、细菌性阴道炎见上述证候者。妇炎灵泡腾片，每片重0.45g。妇炎灵栓，每粒栓重2.0g(含硼酸120mg)。妇炎灵胶囊，每粒装0.4g。泡腾片：阴道给药。一次2片，一日1次。睡前洗净双手及阴部，将本药置于阴道前后各1片。栓剂：阴道给药。一次1粒，一日1次。睡前洗净双手及阴部，将本药置于阴道穹隆中。胶囊：阴道给药。一次2粒，一日1次。睡前洗净双手及阴部，将本药置于阴道前后或左右侧穹隆中各1粒。个别患者用药初期可能出现阴道烧灼、疼痛现象，停药或清洗阴部后可消除。外阴白色病变、糖尿病所致的阴道瘙痒不宜使用本药。未婚妇女、已婚妇女月经期和妊娠期不宜使用本药。过敏体质者慎用。本药禁止内服。用药期间禁止性生活，配偶如有感染应同时治疗。用药期间忌辛辣、生冷、油腻食物。

(6)妇炎平成方(苦参、蛇床子、苦木、珍珠层粉、枯矾、盐酸小檗碱、薄荷脑、冰片、硼酸)：清热解毒，燥湿止带，杀虫止痒。用于湿热下注所致的带下病、阴痒，症见带下量多、色黄味臭、阴部瘙痒；滴虫、霉菌、细菌引起的阴道炎、外阴炎见上述证候者。散剂还可用于皮肤霉菌、细菌感染，体癣、脚癣、湿疹等。妇炎平胶囊，每粒装0.28g。妇炎平阴道泡腾片，每片含盐酸小檗碱40mg。妇炎平散，每克含盐酸小檗碱71mg。妇炎平栓，每粒含盐酸小檗碱40mg。胶囊：阴道给药。睡前洗净阴部，置胶囊于阴道内，一次2粒，一日1次。阴道泡腾片：阴道给药。一次1片，一日1次。阴道炎：睡前洗净阴部，将泡腾片置入阴道深处。外阴炎：将泡腾片加灭菌生理盐水或开水3~4ml，待发泡停止后均匀涂于患处。散剂：①阴道给药。睡前洗净阴部，喷于阴道内。②外用。擦于外阴或皮肤患部，一日3次。栓剂：阴道给药。睡前洗净阴部，将栓剂放入阴道内，一次1粒，一日1次。

(7)妇炎消泡腾片(苦参、黄柏、蛇床子、金银花、野菊花、地肤子、白芷、石菖蒲、冰片、猪胆膏)：清热燥湿，祛带止痒。用于湿热下注所致的带下、阴痒证。症见带下量多，呈豆腐渣样，或色黄如脓，或呈黄色泡沫样，其气腥臭。阴部瘙痒、潮红、肿胀等；念珠菌性阴道炎、滴虫性阴道炎、细菌性阴道炎见上述证候者。阴道给药。每晚卧床前使用，将药片推入阴道深部(约一中指长)。老年或阴道分泌物少的患者可将药片蘸上少许凉开水后立即推入。一次1片，一日1次。7d为1疗程。妊娠期妇女慎用。月经期及经净后3d内应停用本药。

(8)洁尔阴成方(蛇床子、艾叶、独活、石菖蒲、苍术、薄荷、黄柏、黄芩、苦参、地肤子、茵陈、土荆皮、栀子、山银花)：清热燥湿，杀虫止痒。用于妇女湿热带下，症见阴部瘙痒红肿，带下量多、色黄或如豆渣状，口苦口干，尿黄便结；霉菌性、滴虫性及非特异性阴道炎见上述证候者。还用于急性湿疹(湿热型)、接触性皮炎(热毒夹湿型)、体股癣(风湿热型)。洁尔阴泡腾片，每片重0.3g。洁尔阴软膏，每支装4.6g或每支装20g。洁尔阴洗液，每瓶装350ml。泡腾片：阴道给药。将药片送至阴道深部后穹窿处。每晚1片，严重者可早、晚各1片。7d为1疗程。软膏：外阴、阴道炎外用或阴道给药。将软膏涂于外阴或用送药器将软膏送至阴道深处。一次4.6g，每晚1次或早、晚各1次。7d为1疗程。接触性皮炎、湿疹外用。取适量软膏涂于患处，一日2~4次。7d为1疗程。体股癣外用。取适量软膏涂于患处，一日3~4次。21d为1疗程。洗剂：外阴、阴道炎外用或阴道给药。用10%浓度洗液(取本药10ml加温开水至100ml混匀)擦洗外阴或将洗液用冲洗器送至阴道深部冲洗阴道，一日1次，7d为1疗程。接触性皮炎、湿疹，用3%浓度洗液(取本药3ml加冷开水至100ml混匀)湿敷患处，皮损轻者一次30~60min，一日2~3次；无溃破者，可直接用原液涂擦，一日3~4次。7d为1疗程。体股癣用50%浓度洗液(取本药50ml加冷开水至100ml混匀)涂擦患处，一日3次。21d为1疗程。使用后别患者皮损处出现皮肤潮红加重、刺痛。外阴白色病变、糖尿病所致的瘙痒患者不宜使用。过敏体质者慎用。本药为外用药，禁止内服，且不得接触眼睛、口腔等黏膜处。用药期间忌房事，配偶如有感染应同时治疗。用药期间出现刺痛、皮肤潮红加重时应停药。使用本药洗液时不可随意提高浓度，外阴、肛门等处勿直接用原液涂擦。用药期间忌食辛辣、生冷、油腻食物。

(9)康妇消炎栓(苦参、败酱草、紫花地丁、穿心莲、蒲公英、猪胆粉、新疆紫草、芦荟)：清热解毒，利湿散结，杀虫止痒。用于湿热、湿毒所致的带下病、阴痒，症见下腹胀痛或腰骶胀痛、带下量多、色黄、阴部瘙痒，或有低热、神疲乏力、便干或溏而不爽、小便黄，盆腔炎、附件炎、阴道炎见上述证候者。栓剂：直肠给药。一次1粒，一日1~2次。

3.熏洗疗法

(1)滴虫熏洗方。

药物：蛇床子30g，土槿皮、黄柏、百部、苦参各15g，花椒10g，明矾6g。

用法：煎汤熏洗坐浴，每日2次。

(2)蛇床白头翁汤。

药物：蛇床子60g，白头翁、苦参、黄柏、金银花各30g，黄药子、百部各20g，荜茇15g。

用法：水煎去渣，熏洗阴部。

(3)灭滴洗剂。

药物：苦参30g、百部15g、蛇床子15g、地肤子15g、石榴子10g、黄柏10g、紫槿皮15g、枯矾9g。

用法：煎汤熏洗外阴。

(4)蛇床子方。

药物：蛇床子15g、花椒子9g、黄柏10g、白矾6g、苦参15g。

用法：煎汤熏洗外阴或冲洗阴道。

（5）苍狼楝蒲汤。

药物：苍耳草60g，狼毒草20g，苦楝皮30g，蒲公英60g。

用法：煎汤，先熏后洗，每日2次，10d为1疗程。

（6）苦参白头翁汤。

药物：苦参15g，白头翁15g，蛇床子30g，仙鹤草15g，乌梅10g。

用法：上药加水2500ml，煎至2000ml；每剂煎煮2次，滤汁，合并滤液备用。用法：每次取药液约2000ml，煎沸，先熏外阴5~10min，之后可用消毒过的纱布蘸药液洗涤外阴、阴道10~15min。每日1剂，每剂洗2次，7~10d为1疗程。

（7）复方黄柏汤。

药物：黄柏、苦参、百部各10g，蛇床子30g。

用法：上药加水1000ml，煎沸30min，滤汁，再加入白酒约15ml。将药液趁热倒入盆中，先熏后洗15~30min，每日1次，每剂用2次，10d为1疗程。

4.坐浴疗法

（1）方一。

药物：金银花藤100g，蛇床子100g，大黄25g，乌梅25g，诃子25g，甘草25g。

用法：上药用纱布包好（防止药渣刺激局部），一剂煎2~3小盆，每次一小盆坐浴，且洗阴道内。每日1次，7d为1疗程，一般可连用2个疗程。

（2）方二。

药物：苦参30g，蛇床子30g，白鲜皮20g，狼牙草20g。

用法：煎水坐浴，每日1次，并用手指裹纱布蘸药液，尽可能地擦洗阴道深部。可用于滴虫阴道炎、阴道假丝酵母菌病。

5.冲洗疗法

（1）方一。

药物：苍术、百部、蛇床子、黄柏、苦参、连翘各15g，荆芥10g，枯矾5g，土槿皮15g。

用法：浓煎成250ml，冲洗阴道，每日2次，6d为1疗程。

（2）方二。

药物：白鲜皮、地肤子各60g，蛇床子30g。

用法：上药共加水1500ml，煎沸约30min，煎成1000ml药液，过滤去渣备用。每日1剂，每剂煎洗2次，10d为1疗程。

（3）方三。

药物：苦参、蛇床子、白鲜皮、黄柏、金龟莲、五倍子各等份。

用法：将上药研极细末，过筛，高压消毒后，按10%比例制成洗剂备用。用法：取150ml药液加热至体温，行阴道冲洗，之后再放5g药粉于阴道内。每日1次，7d为1疗程。

(4)方四。

药物：苦参30g，土茯苓50g，黄柏、当归尾各20g，枯矾12g，冰片3g，木槿皮、白鲜皮各30g。

用法：先将苦参、土茯苓、黄柏、归尾、木槿皮、白鲜皮洗净加入容器中，加水800ml，煎至500ml后滤汁，再将滤液与冰片、枯矾混溶备用。将上述药汁注入消过毒的阴道冲洗器内，行阴道内冲洗，每次20~30min，每日1次，每剂药用2~3次，7~10d为1疗程。

6.阴道纳药疗法

(1)紫金锭片。

药物：药店市售中成药(山慈姑、红大戟、雄黄、朱砂、千金子霜、五倍子、麝香等)。

用法：每次5片，研为细末。用窥阴器扩开阴道上药，每日1次，5d为1疗程。

(2)鹤草芽膏。

药物：鹤草芽适量。

制法：首先将鹤草芽制成浸膏。即取适量鹤草芽，洗净，加水煎煮，第1次1h，第2次1.5h，去渣，合并滤液，滤过，滤液在80℃以下减压浓缩成稠膏状，并在80℃以下干燥、粉碎、过筛，鹤草芽浸膏中鹤草酚含量不应低于30%。制备时，取甘油明胶加等量鹤草芽浸膏，在栓模中制成栓，每枚重3g左右。

用法：常规冲洗外阴、阴道，每日1枚，塞于阴道后穹隆部，10次为1疗程，月经期停用。

(3)复方蛇床子丸。

药物：蛇床子120g，白矾、母丁香、肉桂、杏仁、吴茱萸、北细辛、砂仁、牡蛎、菟丝子、薏苡仁、川椒各90g，麝香3g，蜂蜜适量。

制法：上药共粉碎为细粉，过100目筛，用30%生蜂蜜和匀，做成龙眼大的丸药。

用法：常规冲洗阴道，或用蛇床子、白矾、花椒、杏仁、艾叶等量煎水去渣，冲洗阴道。然后取药1丸纳入阴道后穹隆，每日1次，3d后则2~3d换药1次，直至症状消失，阴道分泌物涂片滴虫阴性为止。

(4)蛇床子苦参胶囊。

药物：蛇床子0.4g，苦参0.5g，枯矾0.1g，硼酸0.1g，糖粉0.1g，冰硼散0.05g。

制法：将蛇床子、苦参烘干，与其他药共研细粉，过80目筛，分装于0号胶囊。

用法：常规冲洗阴道，取一粒胶囊塞入阴道后穹隆，每日1次，4d为1疗程。

(5)白头翁仙鹤草胶囊。

药物：白头翁60g、仙鹤草40g，黄连15g，百部30g，苦参40g，冰片2g。

制法：将上药烘干粉碎，过80目筛，分装于2号胶囊。

用法：常规擦洗外阴、阴道，于每晚睡前将2~3粒胶囊放进阴道后穹隆，7~10d为1个疗程。

（6）灭滴丸。

药物：蛇床子9g，明矾3g。

制法：上药研细末，炼蜜为丸，丸如弹子大。

用法：每晚用药熏洗后，塞于阴道深部，24h后换药。10d为1疗程。适应于滴虫性阴道炎，带下夹血者不宜。

（7）复方滴虫粉。

药物：蛇床子粉200g，雄黄粉100g，葡萄糖100g，硼酸粉100g，将上药混合即成。

用法：先行阴道冲洗，后用干棉球擦干，用压舌板取滴虫粉1~2g，置于阴道后穹隆处，将药粉向阴道壁涂抹，再塞入一带线棉球，嘱病人自己在当晚或翌晨取出。每日1次，3~5次为1疗程。

7.浸洗疗法

药物：苦楝根皮100g。

用法：水煎成浓汁，浸灌阴道内，用纱布阻塞片刻，每晚1次至病愈。

8.湿敷疗法

药物：大蒜适量。

用法：取适量大蒜头，去皮洗净，捣汁，浸湿消毒布条，睡前塞入阴道深处，放置15~30min后取出。连用7d为1疗程。

9.针刺疗法

（1）体针疗法。

取穴：主穴取气海、归来、复溜、太溪、阴陵泉。阴痒重者，加风市、阳陵泉；分泌物脓血味腥臭者，加大敦。

操作：普通针刺，穴位均采取泻法。每日1次，每次20min。10次1疗程。

（2）耳针疗法。

取穴：内分泌、外生殖器、肾上腺、肾、三焦、脾。

操作：毫针中等刺激，每日1次。或采用王不留行埋豆法，每周3次。

四、健康教育

（1）改变不良的卫生习惯，避免接触传染。

（2）预防本病在于定期普查，积极治疗病人及带虫者以控制传染源。

（3）加强卫生宣传，改进公共卫生设施，提倡蹲位厕所和淋浴，废除公用浴具等。保持浴巾的清洁和干燥，并常在太阳下晾晒。

（4）严格执行阴道检查器械及用具的消毒。注意个人卫生，特别是经期卫生。进行诊治时，须注意男性配偶及患者家庭中其他成年女性的检查和治疗。

（5）经期禁用外治药及阴道冲洗或坐浴等。

（6）治疗期间禁房事，以防交叉感染，最好夫妇双方同时治疗，如同时用外洗方治疗。

（7）西药甲硝唑是治疗滴虫感染较好的药物。可以口服，每次1片（200mg），一日3次，连服7d为1个疗程。也可以阴道塞用，每晚阴道塞1片（200mg），用7d。停药2d后再赴医院复查白带常规，如果未找见滴虫，按常规再治疗2个疗程，每个疗程7~10d。

第二十八章　萎缩性阴道炎

萎缩性阴道炎是妇女绝经后，由于雌激素水平低下，阴道局部抵抗力降低，其他致病菌过度繁殖或入侵引起的阴道炎症。常见于自然绝经及卵巢切除后，也可见于产后闭经或药物假绝经治疗的妇女。临床上以阴部瘙痒，有灼热感，白带增多，呈黄水样，有臭味为主要表现。本病归属在祖国医学"带下病""阴痒"范畴中，中医认为妇女年过七七，肝肾亏损，冲任虚衰，阴虚内热，或湿热之邪内侵，致任脉不固，带脉失约而致本病。肾阴亏损者，年老绝经，或卵巢切除术后，肝肾亏损，精血匮乏，冲脉虚衰，任脉不固，带脉失约而致本病。湿热下注者，年老绝经或卵巢切除术后，肾亏体虚，湿热之邪乘虚入侵，流注下焦伤及任带二脉而致本病。治疗以滋肾阴清热为主要原则，兼湿热者，佐清热利湿，并结合外治法。

一、西医诊断

1.诊断依据

（1）病史：见于绝经后的老年妇女或未到绝经年龄的妇女，因某种因素行双侧卵巢切除，或哺乳时间过长等引起绝经。

（2）临床表现：绝经后有阴道分泌物量多，黄水样，严重时可有血样，脓样白带。阴道、宫颈黏膜发红，上皮较薄，有小出血点，有时有表浅溃疡。外阴有瘙痒或灼热感。

（3）妇科体查：阴道呈老年性改变，黏膜皱襞消失，上皮菲薄，黏膜充血，有小出血点，穹窿部及宫颈处明显，触之易出血，有时有浅表溃疡，甚至出现阴道粘连，初起易分离，易出血，久之粘连严重，阴道闭锁，分泌物潴留导致阴道积脓。

2.鉴别诊断

（1）滴虫性阴道炎：本病与滴虫性阴道炎均能引起白带异常，但二者病变性状不同。滴虫性阴道炎白带量多，质稀有泡沫并且无萎缩性阴道炎改变，分泌物涂片可查到滴虫，有助于鉴别诊断。

（2）霉菌性阴道炎：白带量多呈豆渣样或凝乳样，阴道黏膜无萎缩变薄的改变。

（3）阴道癌：当本病出现阴道黏膜的溃疡及肉芽组织形成时应与阴道癌做鉴别。阴道癌患者的阴道分泌物以水样或血水样为主，合并感染时可有恶臭。窥器检查时可见菜花状结节。若是溃疡型则边缘硬、溃疡深，病灶处组织做病理切片检查可确诊。

(4)子宫体癌：多见于老年妇女。特别是绝经前后与老年性阴道炎相似均有血性白带，但子宫体癌的患者有不规则阴道流血或排出水样白带。窥器检查，可见宫颈口流出血性分泌物，内诊查子宫稍大。刮宫可取出颈管内膜及子宫内膜送病理检查后可发现内膜的癌组织，晚期可累及颈管内膜。

3.相关检查

(1)妇科检查：阴道呈老年性改变，黏膜皱襞消失，上皮菲薄，黏膜充血，有小出血点，穹窿部及宫颈处明显，触之易出血，有时有浅表溃疡，甚至出现阴道粘连，初起易分离，易出血，久之粘连严重，阴道闭锁，分泌物潴留导致阴道积脓。

(2)阴道分泌物涂片：可见大量白细胞及阴道脱落上皮细胞。

二、中医诊断

1.诊断要点

参照中医药行业标准《中医病证诊断疗效标准》(ZY/T 001.1~001.9—94)。老年性阴道炎按其症状表现也归属在祖国医学"带下病""阴痒"范畴中，因此辨证时应以阴部瘙痒程度及带下的性状、气味及伴见全身症状作为重点，参合舌、脉之象做出全面分析辨证。老年性阴道炎有时带下中混有血迹，临证时应与来自其他部位的血性带下相鉴别。

2.类证鉴别

参考西医鉴别诊断。

3.证候诊断

(1)肾阴亏损证：高年带下，色白或色黄，质稀或黏，或夹血性白带；阴户干涩，灼热疼痛，腰膝酸软，头晕目眩，心慌心悸，潮热汗出，口干尿赤。舌红，苔薄，脉细数。

(2)湿热下注证：带下量多，色黄秽臭，甚则呈脓样，或夹血性白带；阴痒灼热，口干口苦，小便黄赤，大便干结。苔黄腻，脉弦数。

三、中医适宜技术

1.辨证施药

(1)肾阴亏损证。治法：滋补肝肾，清热止带。主方：知柏地黄汤(《医宗金鉴》)加减。处方：

| 熟地黄24g | 山药12g | 山茱萸12g | 茯苓9g |
| 牡丹皮9g | 泽泻9g | 黄柏24g | 知母24g |

每日1剂，水煎服，每日2次。

加减：白带多者，加金樱子15g、龙骨24g(先煎)、牡蛎24g(先煎)以固涩止带；心悸心慌者，加茯神15g、五味子10g、柏子仁12g、浮小麦30g以宁心安神。

（2）湿热下注证。治法：清热利湿，滋阴补肾。主方：易黄汤（《傅青主女科》）合知柏地黄丸（《医宗金鉴》）加减。处方：

炒山药30g	炒芡实30g	黄柏6g	车前子3g^(包煎)
白果12g	熟地黄24g	山萸肉12g	茯苓9g
泽泻9g	牡丹皮9g	知母6g	

每日1剂，水煎服，每日2次。

加减：湿甚者，加土茯苓24g、薏苡仁30g以祛湿；热甚者，加苦参10g、败酱草30g、蒲公英30g以清热解毒；带下不止，再加鸡冠花24g、墓头回30g以止带。

2.中成药治疗

（1）知柏地黄丸（知母、黄柏、熟地黄、制山茱萸、牡丹皮、山药、茯苓、泽泻）：滋阴降火。用于本病肾阴亏损证，症见阴虚火旺，潮热盗汗，口干咽痛，耳鸣，小便短赤。每次1~2丸，每日2次，口服。忌不易消化食物。感冒发热病人不宜服用。有高血压、心脏病、肝病、糖尿病、肾病等慢性病严重者应在医师指导下服用。儿童、孕妇、哺乳期妇女应在医师指导下服用。服药4周症状无缓解，应去医院就诊。对本品过敏者禁用，过敏体质者慎用。本品性状发生改变时禁止使用。如正在使用其他药品，使用本品前请咨询医师或药师。

（2）治带片（墓头回、金樱子、苦参、炒苍术、盐炒知母）：清利湿热，止带。用于湿热下注，赤带、白带、黄带。口服。每次5~8片，每日2~3次。

（3）乌鸡白凤丸（去毛爪肠乌鸡、鹿角胶、制鳖甲、煅牡蛎、桑螵蛸、人参、黄芪、当归、白芍、醋制香附、天冬、甘草、地黄、熟地黄、川芎、银柴胡、丹参、山药、炒芡实、鹿角霜）：补气养血，调经止带。用于气血两虚，身体瘦弱，腰膝酸软，月经不调，白带量多。口服。每次1粒，每日2次。忌辛辣、生冷食物。感冒发热病人不宜服用。有高血压、心脏病、肝病、糖尿病、肾病等慢性病严重者应在医师指导下服用。青春期少女及更年期妇女应在医师指导下服用。平素月经正常，突然出现月经过少，或经期错后，或阴道不规则出血者应去医院就诊。伴有赤带者，应去医院就诊。服药1个月症状无缓解，应去医院就诊。对本品过敏者禁用，过敏体质者慎用。本品性状发生改变时禁止使用。如正在使用其他药品，使用本品前请咨询医师或药师。服用前应除去蜡皮、塑料球壳；本品可嚼服，也可分份吞服。

3.针灸治疗

（1）体针治疗。

取穴：气海、曲骨、归来、风市、太冲、阴陵泉。奇痒难忍者，加神门、三阴交。

操作：均采取平补平泻法，每日1次，每次20min，10次1疗程。

（2）电针疗法。

取穴：①曲骨、太冲；②归来、阴陵泉；③气海、阳陵泉。

操作：每次选用1组，疏密波，中等强度，通电20min，每日1次。

（3）耳针治疗。

取穴：神门、内分泌、肝胆、皮质下、外生殖器、三焦。

操作：毫针中等刺激，每次选4~5穴，每日1次。耳穴埋针法，每次选3~4穴，隔日1次。

4.坐浴疗法

（1）黄金洗液。

药物：黄柏30g，金银花10g，仙灵脾30g。

用法：水煎，阴道冲洗或坐浴，每日1~2次。

（2）老年性阴道炎洗剂。

药物：野菊花、金银花、淫羊藿各30g，当归、黄柏、蛇床子、赤芍、牡丹皮各15g，紫草30g，冰片3g(兑入)。

用法：诸药加清水1500~2000ml浸泡1~2h，煎煮20~30min，先熏后洗，待水温适宜，坐浴15~20min，每日1~2次，每剂药可煎煮2次。适应于肝肾阴虚性萎缩性阴道炎。

5.阴道纳药疗法

（1）黄柏栓。

药物：黄柏3g，乙蔗酚0.125mg。

制法：以上药比例配方，粉碎，过100目筛，制粒，压片，备用。

用法：令病人每晚自行取1片药纳入阴道深部，10次为1疗程。

（2）复方蛇床子浸润液。

药物：蛇床子30g，百部30g，苦参30g，白鲜皮30g，地肤子30g，黄柏30g，龙胆草10g，川花椒10g，紫槿皮30g，苍术10g，白矾10g。

用法：上药加水2000~2500ml，煮10~15min，用核桃大消毒棉球，缚以长线，吸饱药液，于睡前塞入阴道内，次日晨起取出。每日1次，10次为1疗程。主治萎缩性阴道炎、老年性阴痒。

6.中药熏洗疗法

（1）复方菊花洗液。

药物：野菊花、紫花地丁、半枝莲、蛇床子、苦参、丝瓜叶各30g。

用法：诸药煎汤，先熏后洗，每日2次，10d为1疗程。

（2）复方舌草洗液。

药物：白花蛇舌草60~90g，冰片3g，苦参、黄柏、木槿皮、蛇床子各15g，花椒9g。

用法：上药除冰片外，余药加水1500ml，煎取1000ml，溶入冰片，先熏阴部，待水温适宜后，坐浴20~30min，每日2次，7~10d为1疗程。

7.中药涂搽疗法

（1）蛋黄油。

药物：熟蛋黄15~20个。

用法：将熟蛋黄放入勺内用文火熬煎，待蛋黄枯，去渣存油备用。涂阴道壁，每日1次，10d为1疗程。适用于肝肾阴虚之萎缩性阴道炎。

（2）黄连膏。

药物：黄连、姜黄、当归、黄柏各18g，生地黄72g，香油800ml，黄蜡120g。

用法：以香油浸药2d，文火煎熬去渣，再入黄蜡熔化成膏。先用0.5%醋酸或1%乳酸冲洗阴道后，用膏涂阴道壁。每天1次，10次为1疗程。

（3）柏黄膏。

药物：黄连7.5g，黄柏7.5g，归尾7.5g，姜黄 7.5g，生地黄30g，黄蜡50g。

用法：上方以香油浸药2d，以文火熬枯去渣，再煎入蜡成膏。冲洗阴道后，以此药涂阴道壁，每日1次，10次为1疗程。

四、健康教育

（1）注意个人卫生，保持外阴清洁；不与他人共用浴巾、浴盆。

（2）避免流产及产褥感染，避免分娩及妇科手术操作时损伤阴道，避免用刺激性强的药水冲洗阴道。

（3）治疗期间禁止性交，或采用避孕套以防治交叉感染。

（4）加强锻炼，增强体质，预防复发；饮食宜清淡，营养丰富，忌辛辣刺激。

第二十九章　子宫脱垂、阴道壁膨出

凡妇女子宫下垂，甚则挺出阴户之外，或阴道壁膨出者，统称阴挺。又称"阴菌""阴脱""阴痔""产肠不收""葫芦颓"等。前者现代医学称为"子宫脱垂"，后者称为"阴道壁膨出"。多由分娩损伤所致，常见于经产妇。明代张景岳《景岳全书·妇人规》中云："此或因胞络伤损，或因分娩过劳，或因郁热下坠，或因气虚下脱，大都此证。"应该以升补元气、固涩真阴为治疗原则。现代认为多以气虚、肾虚为主要病因，以中气下陷、不能提摄，或肾气不固、失于摄纳为主要病机。

一、西医诊断

1.诊断依据

（1）子宫脱垂：自觉腹部下坠，腰酸、走路及下蹲时更明显。轻度脱垂者阴道内脱出物在平卧休息后能自行还纳，严重时脱出物不能还纳，影响行动。子宫颈因长期暴露在外而发生黏膜表面增厚、角化或发生糜烂、溃疡。患者白带增多，并有时呈脓样或带血，有的发生月经紊乱，经血过多。伴有膀胱膨出时，可出现排尿困难、尿潴留、压力性尿失禁等。子宫脱垂为子宫沿阴道向下移位，根据脱垂的程度可分为3度。

Ⅰ度：指宫颈外口水平低于坐骨棘水平，未达到处女膜缘，宫颈及宫体仍位于阴道内。该程度子宫脱垂无须治疗，注意休息即可恢复。

Ⅱ度：指子宫颈已脱出阴道口之外，而子宫体或部分子宫体仍在阴道内。但因包括范围过大，轻者仅宫颈脱出阴道口外，重者可因宫颈延长，以致延长的宫颈及阴道壁全部脱出阴道口外。Ⅱ度子宫脱垂又分轻、重两型。①Ⅱ度轻型：子宫颈脱出阴道口外，宫体仍在阴道内。②Ⅱ度重型　宫颈与部分宫体以及阴道前壁大部或全部均脱出阴道口外。

Ⅲ度：指整个子宫体与宫颈已脱出阴道口外。

根据症状、体征和盆腔检查即可诊断。诊断时需同时判定是否合并其他周围脏器膨出及有无并发症。

（2）阴道壁膨出：阴道壁膨出轻者可无症状，尿排不净感系膨出严重的表现。阴道壁膨出的妇女最主要的症状就是阴道有脱出或有关的症状，自觉有物自阴道脱出。在劳动、咳嗽、用力等腹压增加或膀胱积尿时，该物增大并有尿液溢出；卧床休息或排尿后缩小，甚至消失。患者有阴道充实感、盆腔下坠感、压力性尿失禁或排尿不尽感、腰骶部痛久立后加重以及性交困难等。往往患者需自己上推膨出的阴道才能排空小便。

临床分度：Ⅰ度（轻度）：阴道前壁膨出已达处女膜缘，尚未出阴道口外。Ⅱ度（中度）：部分阴道前壁膨出已膨出阴道口外。Ⅲ度（重度）：阴道前壁已全部膨出于阴道口外。

2.鉴别诊断

（1）子宫脱垂的诊断鉴别。

①黏膜下肌瘤：在脱出物上找不到宫口，前后阴道壁不脱出，手插入阴道内可触到子宫颈。

②子宫颈延长症：多为未产妇。前后阴道壁不脱出，前后穹窿部很高，子宫体仍在盆腔之内，仅子宫颈极度延长如柱状，突出于阴道口外。

③慢性子宫内翻症：在肿块上找不到子宫口，但可找到两侧输卵管入口的凹陷，表面为红色黏膜，易出血，三合诊检查腔内空虚，触不到子宫体。

④阴道壁囊肿或肌瘤：常可误诊为膀胱膨出或子宫脱垂，经检查子宫仍在正常位置或被肿块挤向上方，而肿物与宫颈无关。

（2）阴道壁膨出的鉴别诊断。

①尿道和膀胱肿瘤：膀胱膨出柔软可还纳而肿瘤侧坚硬，固定。

②尿道憩室：虽然巨大的尿道憩室酷似膀胱膨出，但往往偏向一侧，有触痛，压迫块物可自尿道口溢出脓性分泌物。

③小肠膨出：极少数子宫切除术后病人，小肠可自阴道前壁膨出。可将探针经尿道插入膀胱膨出区，再以手经阴道触摸探针顶部，可以感觉膀胱壁与阴道壁之间有增厚的组织，甚至可以感到捻发音的存在。

3.相关检查

（1）妇科检查。嘱患者不解小便，取膀胱截石位。检查时先让患者咳嗽或屏气以增加腹压，观察有无尿液自尿道口溢出，以判明是否有张力性尿失禁，然后排空膀胱，进行妇科检查。首先注意在不用力情况下，阴道壁脱垂及子宫脱垂的情况。并注意外阴情况及会阴裂伤程度。阴道窥器观察阴道壁及宫颈有无溃烂，有无子宫直肠窝疝。内诊时应注意两侧肛提肌情况，确定肛提肌裂隙宽度、宫颈位置，子宫脱出重者需要还纳子宫后检查，然后明确子宫大小、在盆腔中的位置及附件有无炎症或肿瘤。最后嘱患者运用腹压，必要时可取蹲位，使子宫脱出再进行扪诊，以确定子宫脱垂的程度。

（2）实验室检查。

①尿常规检查：除外患者有无泌尿系感染。

②阴道细胞学刮片：估计成熟指数，对患者的雌激素水平进行评价。

③尿液动力学检查：在进行尿动力学试验之前要用子宫托放入阴道内，减轻脱垂。

如有压力性尿失禁或排空障碍时需进行该项检查。

(3)其他辅助检查。

①内镜检查：对膀胱完全排空的功能进行评估。通常在排尿后，及时测量残余尿。

②超声检查：测量残余尿情况。

二、中医诊断

1.诊断要点

(1)小腹下坠感及阴道口有块物脱出，劳动、行走、站立、咳嗽时明显，睡卧时可收回。

(2)重者不能自行还纳，可伴有腰背酸痛、带下增多、体倦乏力等。

(3)外阴潮湿瘙痒，带下增多，当脱垂严重不能自行还纳，与衣裤摩擦易发生溃疡、感染，使分泌物增多。

(4)气虚者常见身倦懒言，四肢乏力，面色不华等症；舌淡苔白，脉缓弱。肾虚者常见头晕耳鸣，腰膝酸冷，夜尿频数等症；舌淡苔白，脉沉弱。

2.类证鉴别

阴道内肿瘤、囊肿：阴道触诊，可扪及块状肿物，质地硬者为肿瘤，质地软者为囊肿。

3.证候诊断

(1)气虚证：子宫下垂或脱出于阴道口外，劳则加重，伴小腹下坠，四肢无力，少气懒言，面色少华，小便频数，带下量多，质稀色白。舌淡苔薄，脉虚细。

(2)肾虚证：子宫下垂，腰酸腿软，小腹下坠，小便频数，夜间尤甚，头晕耳鸣。舌淡红，脉沉弱。

三、中医适宜技术

1.辨证施药

(1)气虚证。治法：补气升提。主方：补中益气汤(《内外伤辨惑论》)加减。处方：

黄芪18g	人参6g	白术9g	当归3g
橘皮6g	升麻6g	柴胡6g	枳壳6g
炙甘草9g			

每日1剂，研细末，水煎服，每日3次。

(2)肾虚证。治法：补肾固脱。主方：大补元煎(《景岳全书》)加减。处方：

人参10g(另炖)	炒山药6g	熟地黄6~9g	杜仲6g
当归6~9g	山茱萸3g	枸杞子6~9g	菟丝子9g

升麻3g　　炙甘草3~6g

每日1剂，加水400ml，煎至280ml，空腹温服。

加减：若泄泻者，去当归；若畏酸吞酸者，去山茱萸；若元阳不足多寒者，加炮附片9g、肉桂9g、炮姜9g；如兼气虚者，加黄芪30g、白术10g；若血滞者，去山茱萸，加川芎9g。

2.中成药治疗

(1)补中益气成方(炙黄芪、党参、炙甘草、炒白术、当归、升麻、柴胡、陈皮，浓缩丸加生姜、大枣)：补中益气，升阳举陷。用于本病气血虚弱之证。小蜜丸：口服。一次9g，一日2~3次。大蜜丸：口服。一次1丸，一日2~3次。浓缩丸：口服。一次8~10丸，一日3次。水丸：口服。一次6g，一日2~3次。片剂：口服。一次4~5片，一日3次。颗粒：口服。一次3g，一日2~3次。口服液：口服。一次10ml，一日2~3次。合剂：口服。一次10~15ml，一日3次。膏剂：温开水冲服。一次10g，一日2次。本药不适用于恶寒发热表证者，暴饮暴食脘腹胀满实证者。过敏体质者、高血压、心脏病、肝病、糖尿病、肾病等慢性病严重者慎用。本药宜空腹或饭前服，也可进食时同服。服药期间如出现头痛、头晕、复视等症，或皮疹、面红、血压有升高倾向应立即停药。用药期间不宜同时服用藜芦或其制剂。用药期间不宜同时服用感冒药。用药期间忌食生冷油腻、不易消化食物。

(2)补肾口服液(人参、黄芪、鹿茸、肉桂、山药、锁阳、九香虫、蛇床子、枸杞子、巴戟天、肉苁蓉、蛤蚧、菟丝子、当归、龟甲、熟地黄、五味子、牛膝、山茱萸、杜仲)：温补肾阳。用于本病肾虚证。口服。一次20ml，一日1次。肝阳上亢、湿热内蕴者和孕妇禁用。用药期间忌食萝卜。本药不宜长期连续服用。

3.针灸疗法

(1)普通针灸。

取穴：主穴取维胞、子宫、三阴交。配穴：长强、百会、阴陵泉。

操作：针刺用补法，可同时灸百会。每日1次，每次20min，10次1疗程。

(2)辨证针灸。

①气虚针灸。

取穴：取督脉、足太阴、阳明经穴为主，主要取百会、气海、维道、足三里、三阴交。

操作：均用针刺补法并灸，每日1次，每次20min，10次1疗程。

②肾虚针灸。

取穴：取任脉，足少阴肾经穴为主，主要取关元、子宫、照海。

操作：普通针刺，用补法，并用艾灸，每日1次，每次20min，10次1疗程。

4.单方治疗

(1)棉花根60g、枳壳30g，水煎服。

(2)金樱子根60g，水煎，连服3~4d。

(3)枳壳15g、升麻30g，水煎服。

5.中药熏洗疗法

药物：五味子20g，乌梅10g，石榴皮30g。

用法：诸药水煎，先熏后洗阴部，每日1剂，反复熏洗2~3次，10d为1疗程。

6.运动锻炼康复疗法

病人取自然坐位，练习忍住大小便动作，继而放松，交替作提肛肌锻炼，每日2~3次，每次10min。

7.子宫托疗法

适用于Ⅰ、Ⅱ度子宫脱出且符合子宫托适应证者。常用的为塑料制的环形及喇叭形子宫托，放入阴道内将子宫上托，早放晚取，月经期、妊娠期停放，注意子宫托的清洁。

四、健康教育

(1)坚持新法接生，到医院分娩，会阴裂伤者及时修补，注意产褥期卫生保健，产后注意休息，调养身体，使全身各系统及生殖器官尽快恢复。

(2)脱垂者应该避免重体力劳动，减少负重活动，同时保持大便通畅。

(3)慢性咳嗽患者应该积极治疗。

(4)进行适当的体育锻炼，提高身体素质。

(5)日常饮食多吃益气健脾、补肾固脱之品，如芡实、薏苡仁、山药、金樱子、覆盆子等。

(6)保守治疗效果不佳者，可行手术治疗。

第三十章　外阴白色病变

外阴白色病变，又称慢性外阴营养不良，本病系指一组女阴皮肤、黏膜营养障碍而致的组织变性及色素改变的疾病。分增生型、萎缩硬化性苔藓型及混合型三型。本病以中年以上妇女为多见，是妇科常见而难治的病症之一。其发病原因至今不明，可能与过敏、慢性机械性刺激、局部神经营养失调或自身免疫代谢障碍等有关。本病癌变率为1%~5%。现代西医学目前尚缺乏理想的治疗方法，过去多采用手术治疗，但复发率高达50%。

本病在中医学中无特定名称，根据症状可属中医"阴痒""阴疮""阴蚀"等范畴。早在《金匮要略》中已有外阴病的记载："少阴脉滑而数者，阴中即生疮，阴中蚀疮烂者，狼牙汤洗方。"《古今图书集成·医部全录》收集了由汉代至清代历代医家的有关论述。所收集方剂中，除内服药外，还用外洗、坐浴及针灸等各种治法，说明中医学治疗外阴病已积累了丰富的经验。

现代中医对本病的认识，国内最早临床报道见于1973年，随后有关资料不断增加。特别是20世纪80年代以后，采用中西医结合诊断，探索出一套包括内治、外治、穴位激光照射、电针等在内的方法，使本病的治疗取得很大进展，不但能较有效地控制自觉症状，而且还可使病变组织改善或恢复正常。近几年来，在机理研究方面进展亦较快，如用电镜超微结构观察肝郁型外阴营养不良，证实舒肝解郁药物能使上皮组织超微结构恢复正常，线粒体增多，核糖体减少，使细胞无限制增生得到抑制，可使癌变倾向消除，舒肝解郁中药对预防外阴营养不良癌变有一定意义。

中医药治疗本病效果较好，远期疗效亦佳，有效率在83%~96%，复发率5%~20%，无论内服、外用，均未见毒副作用，其疗效优于单纯西药疗法。但目前还存在治疗方法繁杂、疗程过长、对有关机理尚缺乏足够认识等问题，有待于进一步研究探讨。

一、西医诊断

1.诊断依据

（1）临床表现。

此病可发生于任何年龄，在妇女的幼年期、青春期、更年期和老年期各个时期都有报道，但50岁前后的更年期者居多，病程长短不一，长者可达数十年。好发部位在阴蒂、小阴唇和大阴唇内侧沟间，有时发生于前庭、阴道及尿道口、后联合等处，常呈对称性。

外阴瘙痒是患者首先感到的突出症状，尤以夜间为重，瘙痒的程度与时间、月经、气候、食物、环境、情绪有关，瘙痒通常为间歇性发作，病人常因奇痒而搔抓不停。由于搔抓，外阴道有多处抓痕、红肿，由于长期瘙痒，结果使局部发生溃荡、皲裂、溃烂和继发性感染。所以患者常有局部灼热疼痛感，特别是阴蒂、小阴唇等处很敏感。早期阴部角化过度，浸润肥厚。外阴皮肤黏膜出现局限性或弥漫性白色增厚像皮革样、隆起有皱襞或有鳞屑、湿疹样变。外阴肤色多紫红色或淡红色，也可呈灰白色、灰蓝色，其中夹杂有界限清楚的白色角化斑块，形状及大小不一。混合型营养不良，具有萎缩型与增生型混合症状，其表现有外阴明显萎缩、阴蒂包皮肥厚、角化明显、大阴唇纹粗、色素减退，有局限性增厚溃疡。患部皮肤粗糙、呈苔藓样增厚，有抓痕，有时发生皲裂。局部色素减退，大阴唇、小阴唇普遍变白。外阴可见轻度萎缩，严重时阴蒂、大小阴唇萎缩、粘连，小阴唇部分或全部消失，后联合缩紧，阴道口狭小、弹性消失，甚至影响排尿和性生活。

(2)阶段症状。

①增生型外阴白斑病各期典型症状。

Ⅰ期增生型：主要症状是外阴瘙痒，部分患者瘙痒剧烈，晚间瘙痒加剧，常因搔抓可引起红肿和溃破，可有烧灼等不适感。

Ⅱ期增生型：在Ⅰ期症状基础上，病变区皮肤出现角化增生，外阴皮肤局部出现轻度色素减退(一般多出现在大、小阴唇内侧)，成点状或白色小丘疹样，表面呈霜样白斑。

Ⅲ期增生型：皮肤角化增生严重，角化层反复脱落，或因搔抓引起外阴红肿、水肿、皲裂、溃破糜烂，可有瘙痒伴随疼痛感觉。

②萎缩硬化型外阴白斑病各期典型症状。

Ⅰ期萎缩型：主要症状不明显，部分患者有轻度瘙痒，无白色病变出现，外阴有不容易被肉眼发现的萎缩。

Ⅱ期萎缩型：典型症状是外阴有轻度肉眼可见萎缩，一般从大、小阴唇和阴蒂开始。大、小阴唇弹性降低，表面皱褶减少或无皱褶，外阴瘙痒比较轻微。因萎缩可有外阴干燥，性生活不适等感觉。外阴皮肤局部出现色素减退，成点状多发或片状。

Ⅲ期萎缩型：症状严重。外阴大阴唇扁平，小阴唇消失，阴蒂萎缩变小或粘连。尿道口萎缩，严重时小便失禁，阴道口萎缩，性生活困难。部分患者波及肛门白斑及萎缩，引起肛周皮肤无皱褶，弹性降低，引起大便时肛裂。约50%患者外阴皮肤出现大面积色素减退。

③混合型外阴白斑病症状表现。

外阴白斑病增生型和萎缩型患者的病情发展到Ⅱ期后期至Ⅲ期，一般会出现两种类型混合症状。

(3)临床分型。

①增生型营养不良：一般发生在30~60岁的妇女。主要症状为外阴奇痒难忍，抓伤后疼痛加剧。病变范围不一，主要波及大阴唇、阴唇间沟、阴蒂包皮和后联合处，多呈对称性。病变皮肤增厚似皮革，隆起有皱襞，或有鳞屑、湿疹样改变。表面颜色多暗红或粉红，夹杂有界限清晰的白色斑块，一般无萎缩或粘连。

②硬化苔藓型营养不良：可见于任何年龄，多见于40岁左右妇女。主要症状为病变区发痒，但一般远较增生型病变为轻，晚期出现性交困难。病变累及外阴皮肤、黏膜和肛周围皮肤。除皮肤或黏膜变白、变薄、干燥易皲裂外，并失去弹性，阴蒂多萎缩，且与包皮粘连，小阴唇平坦消失。晚期皮肤菲薄皱缩似卷烟纸，阴道口挛缩狭窄，仅容指尖。幼女患此病多在小便或大便后感外阴及肛周不适，外阴及肛周区出现锁孔状珠黄色花斑样或白色病损。一般至青春期时，病变多自行消失。

③混合型营养不良：主要表现为菲薄的外阴发白区的邻近部位，或在其范围内伴有局灶性皮肤增厚或隆起。

(4)诊断。

如有上述症状、体征，亦应排除糖尿病、霉菌引起的慢性炎症。为进一步确诊，应行活组织检查。应在有皲裂、溃疡、隆起、硬结或粗糙部位取活检，亦可多点取材。为提高诊断准确率，可先用1%甲苯胺蓝(toluidine blue)涂病变区，待干干后，再用醋酸液擦洗脱色。凡不脱色区表示有裸核存在，提示在该处活检发现非典型增生或癌变的可能性大。如病变区较大，应先治疗数日，待皮损大部愈合后，再取活检。根据临床检查、实验室检查和病理检查可以确诊。

2.鉴别诊断

应与硬化性苔藓、慢性皮炎、神经性皮炎、外阴白斑、扁平苔藓、糖尿病外阴炎、外阴乳头瘤、白癜风、外阴癌等可使外阴皮肤变白的疾病鉴别。

(1)硬化性苔藓：任何年龄均可发病，亦可见于幼女。本病好发于外阴部、阴道前庭区及肛门周围，因此有时变白区外观呈"8"字形或沙漏状，表面常有扩张的毛细血管及紫癜散在发生。病变开始时为淡粉色，以后颜色逐渐变白，并伴有瘙痒，病程进展后表面皮肤萎缩、变薄，重者双侧小阴唇部分粘连，使阴道口变得窄小，甚至产生排尿及性交困难。本病亦可发生在身体的其他部位，如颈部、躯干及前臂等处。

(2)慢性皮炎：在发生慢性皮炎之前往往先有急性炎症过程，感到外阴部瘙痒、疼痛、红肿，然后转为慢性，也可能没有急性炎症过程，于不知不觉中发生。本病多见于中、老年妇女，病变多累及小阴唇、大阴唇内侧半、阴蒂及阴蒂包皮。颜色减退不甚严重，表面皮肤常呈灰白或黄白色，表皮增厚，萎缩并不严重，双侧多对称发生。如不治疗，皮肤会逐渐肥厚、粗糙，日久则呈苔藓样变。

(3)神经性皮炎：病除外阴部外，颈部、肢体等处均可发生，病变相同。发生在外阴部者其病变范围可达大阴唇外侧、阴阜及肛门周围，患者常感到阴毛内亦痒。病变多呈灰白色，表皮增生肥厚，日久则呈苔癣样变，瘙痒严重，有时表面可见到细小的落屑。双侧多不对称发生。

(4)扁平苔癣：病变由白色或淡粉色扁平丘疹融合而成，除外阴部外，身体其他部位亦可发生。发生在外阴部者多累及小阴唇、阴蒂包皮及阴道前庭区，双侧常不对称发生，变白区外形亦不规整，边界有时不甚清楚。

(5)白癜风：可发生于身体任何部位，仅发生于外阴部者易与外阴白斑混淆，病变色白，边界不规整，有时散在发生并超出外阴部界限以外，双侧不对称发生，表皮不增厚亦不萎缩，组织弹性正常，变白区周边的皮肤色素略深，变白的皮肤上面生长的阴毛亦为白色。白癜风平时无任何症状，如有继发感染则出现瘙痒，颜色亦由白变为粉色，切片后显微镜下所见，除基底层色素全部消失外，其他部分与正常皮肤完全相同，无异常所见。

(6)糖尿病外阴炎：糖尿病外阴炎的病变范围涉及全外阴部及肛门周围，质地呈粉红色，有时表面覆盖细小的白色凝乳状物质，如将凝乳状物质用角板轻轻刮下后涂片，加1滴10%氢氧化钾，镜下常可见到霉菌丝及芽孢。由于病变处奇痒，表面常可见到搔痕及破溃处，患者常有糖尿病史，经血液、尿液化验可证实有糖尿病。病变晚期局部改变与慢性皮炎相同。

3.相关检查

(1)一般检查：凡外阴皮肤发白，但无自觉症状且皮肤除白色外，与正常无异者为白斑病，伴有瘙痒者应首先排除糖尿病、霉菌引起的慢性炎症。无原因的外阴皮肤发白、增厚多为增生型营养不良，皮肤菲薄灰白提示硬化苔癣型营养不良的可能，但均有赖于局部活组织检查方能最后确诊。

(2)实验室检查：阴道分泌物检查。多点活检送病理检查，确定病变性质，排除早期癌变。活检应在有皲裂、溃疡、隆起、硬结或粗糙处进行。为做到取材适当，可先用1%甲苯胺蓝(toluidine blue)涂病变区，待白干后，再用1%醋酸液擦洗脱色。凡不脱色区表示该处有裸核存在，提示在该处活检，发现非典型增生或甚至癌变的可能性较大。如局部破损区太广，应先治疗数日，待皮损大部愈合后，再选择活检部位以提高诊断准确率。

二、中医诊断

1.诊断要点

本病以外阴部皮肤黏膜脱色变白、局部瘙痒、疼痛、干燥、灼热为主症，辅以兼证及舌脉以辨别寒热虚实及病位所在。

2.类证鉴别

参考西医鉴别诊断。

3.证候诊断

(1)肝经湿热证：阴部红肿而痒，伴皮肤色素减退或伴湿疹，带多色黄，口苦，溲黄，头痛目赤。苔黄腻，脉弦。

(2)肝郁血瘀证：外阴干燥，刺痛，夜间尤甚，或有尿频、尿急、尿痛、外阴烧灼感，或外阴起疖肿，伴胸闷不舒，易怒，喜叹息。舌质紫暗，或有瘀斑，舌苔白腻或黄腻，脉沉细或弦滑。

(3)肝肾阴虚证：外阴刺痒，局部萎缩变白或薄脆、干裂，弹力消失，伴腰膝酸软，头晕目眩，咽痛，溲赤。舌质红，脉细或细数。

(4)脾肾虚衰证：外阴干枯色白，局部瘙痒或刺痛，伴四肢不温，少腹冷痛，腰酸乏力，面色不华。舌淡光滑，脉沉细。

三、中医适宜技术

1.辨证施药

(1)肝经湿热证。治法：清肝泻火，利湿止痒。主方：萆薢渗湿汤(《疡科心得集》)加减，处方：

萆薢30g	薏苡仁30g	赤茯苓15g	黄柏15g
丹皮15g	泽泻15g	滑石30g^(包煎)	通草6g
柴胡10g	黄芩9g	生地15g	车前子10g^(包煎)
当归12g	甘草6g		

每日1剂，水煎服，每日3次。

加减：湿热重者，加龙胆草20g、栀子15g；湿热下注者，加菖蒲10g、瞿麦10g；带多色黄者，加土茯苓30g；便秘者，加大黄12g(后下)；剧痒者，加浮萍9g、白蒺藜15g。

(2)肝郁血瘀证。治法：舒肝化瘀，活血祛风，止痒。主方：逍遥散(《太平惠民和剂局方》)或舒肝散加减，处方：

当归15g	白芍15g	柴胡15g	茯苓15g
益母草25g	首乌25g	鸡血藤25g	丹参25g
白术10g	薄荷5g^(后下)	白鲜皮15g	炙甘草6g

每日1剂，水煎服，每日3次。

加减：腹胀加青陈皮各10g；气滞血瘀加三棱10g、莪术10g。

(3)肝肾阴虚证。治法：滋补肝肾，养血和营。主方：左归丸(《景岳全书》)加减，处方：

枸杞子15g	菊花15g	泽泻15g	熟地30g
菟丝子30g	山药30g	川芎12g	黄柏12g
山茱萸20g	当归20g	补骨脂20g	茯苓20g

丹皮20g　　　　川牛膝15g　　鹿角胶15g^(烊化)　　　　龟板胶15g^(烊化)

每日1剂，水煎服，每日3次。

加减：虚热，熟地改生地；口干咽燥加玄参10g、花粉30g；阴虚火旺加茵陈9g、旱莲草15g。

(4)脾肾虚寒证。治法：温补脾肾，益气止痒。主方：右归饮(《景岳全书》)加减，处方：

熟地30g　　　　山药30g　　　　菟丝子20g　　　补骨脂20g

淫羊藿20g　　　山茱萸15g　　　杜仲15g　　　　制附子6g^(先煎)

肉桂6g　　　　　炙甘草7g

每日1剂，水煎服，每日3次。

加减：气虚加黄芪30g、党参15g；外阴痒甚加白蒺藜15g、白鲜皮15g。

2.中成药治疗

(1)龙胆泻肝成方(龙胆草、柴胡、黄芩、炒栀子、泽泻、木通、盐车前子、酒当归、地黄、炙甘草)：清肝胆，利湿热。用于本病肝胆湿热证。胶囊：口服。一次1g，一日3次。软胶囊：口服。一次4粒，一日3次。片剂：口服。一次4~6片，一日2~3次。丸剂：①大蜜丸：口服。一次1~2丸，一日2次。②水丸：口服。一次3~6g，一日2次。③小蜜丸：口服。一次6~12g，一日2次。④浓缩丸：口服。一次8丸，一日2次。颗粒：开水冲服。一次1袋，一日2次。口服液：口服。一次1支，一日3次。过敏体质者、大便溏软者、妊娠期妇女、年老体弱者慎用。服药后大便次数增多且不成形者，应酌情减量。服药3d后症状未改善，或出现其他严重症状时，应停药。用药期间不宜同时服用滋补性中药。用药期间忌烟酒及辛辣食物。

(2)逍遥成方(柴胡、当归、白芍、炒白术、茯苓、薄荷、炙甘草)：疏肝健脾，养血调经。用于本病肝郁脾虚证。丸剂：①水丸：口服。一次6~9g，一日1~2次。②小蜜丸：口服。一次9g，一日2次。③大蜜丸：口服。一次1丸，一日2次。④浓缩丸：口服。规格为每3丸重1.24g(每3丸相当于饮片3g)，一次3丸，一日3次；规格为每8丸相当于饮片3g，一次8丸，一日3次。胶囊：口服。规格为每粒装0.34g，一次4粒，一日2次；规格为每粒装0.4g，一次5粒，一日2次。软胶囊：口服。一次4粒，一日3次。片剂：口服。一次4片，一日2次。颗粒：开水冲服。一次1袋，一日2次。合剂：口服。一次10~15ml，一日2次。用时摇匀。感冒患者、月经过多者不宜服用。过敏体质者慎用。服药期间忌寒凉、生冷、油腻、难消化的食物。

(3)左归丸(熟地黄、菟丝子、牛膝、龟板胶、鹿角胶、山药、山茱萸、枸杞子)：滋肾补阴。用于本病肾阴不足证。口服。一次9g，一日2次。对本药过敏者、妊娠期妇女、儿童禁服。感冒患者不宜服用。过敏体质者慎用。用药期间忌油腻食物。用药2周或用药期间症状无改善，或症状加重，或出现新的严重症状，应立即停药。

（4）右归丸(熟地黄、炮附片、肉桂、山药、酒萸肉、菟丝子、鹿角胶、枸杞子、当归、盐杜仲)：温补肾阳，填精止遗。用于本病肾阳不足证。大蜜丸：口服。一次1丸，一日3次。小蜜丸：口服。一次9g，一日3次。水蜜丸：口服。一次6g，一日3次。胶囊：口服。一次4粒，一日3次。服用本品偶可发生轻度便秘。

3.中药外洗疗法

（1）肝经湿热证外洗方。

药物：苦参、蒲公英、地肤子、蛇床子各30g，黄连、黄柏各9g。或用苦参、蛇床子、百部各30g，紫草、雄黄、蒲公英、防风各20g。加减：外阴流水加苍术15g、白鲜皮20g。

用法：煎汤趁热先熏后坐浴30~40min，每日1~2次，每日1剂。经期停洗。

（2）肝郁血瘀证外洗方。

药物：茵陈、蒲公英、地丁、地肤子、何首乌各25g，冰片1.5g。加减：外阴干涩加仙灵脾10g、地骨皮15g。

用法：煎水趁热先熏后坐浴30~40min，每日1~2次，每日1剂。经期停洗。

（3）肝肾阴虚证外洗方。

药物：淫羊藿30g，白蒺藜、川断、当归、白鲜皮各15g，硼砂9g。加减：外阴炎症皲裂或溃疡加银花20g、蒲公英30g、苍术15g、青黛9g(后入)。

用法：煎汤趁热先熏后坐浴30~40min，每日1~2次，每日1剂。经期停洗。

（4）脾肾虚寒外洗方。

药物：蚤休、陈鹤虱各30g，苦参、蛇床子、苏木、威灵仙、野菊花各15g。

用法：用清水10碗煎汁，趁热先熏后洗，严重时可临时加鲜猪胆汁1个与药汁搅匀，每日2次，1个月为1疗程。

4.自制白斑膏外敷疗法

药物：生马钱子60g，紫草、白芷、蚤休、当归各10g，蜈蚣10条。加减：①增生型白斑加雄黄6g，麝香1.5g，硇砂、硼砂各0.3g，生蒲黄10g，冰片3g；②硬化性苔藓型白斑加仙灵脾、仙茅各15g；③混合型白斑去紫草、白芷、蚤休、当归，加赤芍10g、血竭3g。

用法：用麻油和凡士林做成膏，涂于病损区，每日2~3次，不可间断，3个月为1疗程。

5.针刺加穴位注射疗法

取穴：主穴取肾俞、横骨、三阴交、蠡沟、止痒穴。萎缩加脾俞、血海；瘙痒加阴廉、坐骨点。止痒穴位置：阴阜处。

针刺操作：每次取2~3穴，背部俞穴斜向脊柱椎体，止痒穴由阴阜向大阴唇方向斜刺。以平补平泻手法为主，出现针感后留针20~30min。

穴位注射：分肾俞、阴廉组和脾俞、坐骨点组，两组交替注射，每次每穴注射丹参液1~2ml。以上每日或隔日1次，10次为1疗程，经期停治，疗程间休息7~10d。

6.电热针疗法

取穴：主穴取阿是穴。配穴取曲骨、会阴。阿是穴位置：病损处。

操作：使用电热针机，配用特制的针具，在病变局部从外向内以30°角斜刺，根据病变面积深度决定针数及斜度。每根针的电流量依每人的耐受程度而定，一般不超过90~100mA，温度保持恒定，在37℃~40℃之间，留针30min，每日1次或隔日1次，30次为1疗程。

7.艾卷灸疗法

取穴：足三里、三阴交、阿是穴。

操作：用艾条悬灸上穴10min，均双侧，局部皮肤以红润、潮湿为度，外阴局部艾卷灸20~30min，每日1次，10次为1疗程。

8.穴位激光照射疗法

取穴：主穴取横骨、会阴、神门、血海。瘙痒难忍加三阴交；周身酸困加足三里；烦躁不安加行间或太冲。

操作：用G-2型激光仪，波长6328Å，功率3~5mW，光斑直径2mm左右，照射距离2~5cm。每次选穴2~3穴，均双侧，每穴照射5min，每日或隔日1次，12次为1疗程。

四、健康教育

(1)先去哪科就诊的问题。一些患者患病后不知首先去妇科就诊还是去皮肤科就诊。一般来说，如果是阴道内的疾病，首先去妇科就诊比较合适，如果是阴道口及外阴(大、小阴唇，阴阜，会阴，肛周)的疾病，到皮肤科就诊比较合适。

(2)女性外阴变白不一定都是外阴白斑。一些其他外阴性皮肤病也可以导致外阴色素减退，如神经性皮炎、湿疹、白癜风。因此发现外阴皮肤色素减退不要就认为是外阴白斑，应该及时就诊，明确诊断。

(3)外阴白斑不是不治之症。一些患者患有外阴白斑后非常紧张，认为得了不治之症。其实该病治疗并不困难，治疗也不复杂。外阴白斑一般不会影响生育。很多患者担心该病会影响生育，其实这种担心是多余的。

(4)经常保持外阴皮肤清洁干燥，禁用肥皂及其他刺激性药物擦洗，避免用手或器械搔抓，忌食辛辣刺激性食物，忌食无鳞鱼类、醋及烟酒。不穿不透气的人造纤维的内裤，以免湿热郁积而加重病变。

(5)外阴白斑的治疗需要长期随访。虽然外阴白斑的治疗并不很困难，治疗也并不复杂，但是由于该病相对病程较长，容易复发，因此需要长期随访，以便更好地指导用药，因此需要耐心。

(6)外阴白斑继发癌变的概率很低。欧美大样本的研究发现外阴白斑发生癌变的概率为5%左右。中国尚无明确的统计资料。但是中国人外阴白斑发生癌变的概率应该低于5%。所以一些患者得了外阴白斑就以为自己的了癌症，这种认识是错误的。

(7)早期外阴白斑一般不会引起外阴皮肤萎缩。多年的外阴白斑外阴皮肤可出现一定程度的萎缩。但是病程较短的外阴白斑一般不会引起外阴皮肤萎缩。因此不需过分担心外阴萎缩的问题。

(8)外阴白斑不会传染。外阴白斑是一种免疫相关的炎症性疾病，无传染性。因此如果没有其他问题，不需要禁止性生活。

(9)患有外阴白斑后不要过度清洗。过度清洗会影响皮肤的屏障功能，会加重病情。每天清洗不超过1次，用清水或用无刺激性的浴液清洗即可。

(10)发现皮损处异常应该及时就诊。虽然外阴白斑癌变的概率很低，但是毕竟还是有继发癌变的可能。因此如果发现外阴有异常应该及时就诊，必要时进行活检。

(11)积极预防。患外阴白斑的原因与体内环境的改变，包括内分泌紊乱、肝脾肾之间的功能不协调有关，与外阴局部炎症的反复浸润有关，所以不要使自己过于劳累，保证睡眠，调整情绪，增强免疫力。外阴及阴道的炎症要及时治疗，杜绝产生病变的外在因素。如不幸患上外阴白斑，要及时到正规专科医院治疗，防止疾病发展到严重的程度，转变成癌症，危及生命。中医认为外阴白斑多因肝脾肾功能不足和肝脾肾之间的功能不协调，气血失和，经络阻滞，阴阳失调，肌肤失养所致。中草药相对于西药来讲，有着作用广泛、副作用小、适合长期服用等特点，中医药治疗外阴白斑已有上千年的历史，有着丰富的经验，是一种值得信赖的绿色疗法，只要坚持治疗，正确辨证施治，大多数患者都可达到临床治愈的效果。

第三十一章 卵巢巧克力囊肿

卵巢巧克力囊肿是子宫内膜异位症的一种病变。正常情况下，子宫内膜生长在子宫腔内，受体内女性激素的影响，每月脱落一次，形成月经。如果月经期脱落的子宫内膜碎片随经血逆流经输卵管进入盆腔，种植在卵巢表面或盆腔其他部位，形成异位囊肿，这种异位的子宫内膜也受性激素的影响，随同月经周期反复脱落出血，如病变发生在卵巢上，每次月经期局部都有出血，使卵巢增大，形成内含陈旧性积血的囊肿，这种陈旧性血呈褐色，黏稠如糊状，似巧克力，故又称"巧克力囊肿"。这种囊肿可以逐渐增大，有时会在经期或经后发生破裂，但很少发生恶变。本病属于中医"癥瘕病"范畴，由于卵巢为肝经所经过之地，其与肝脾等脏腑关系较密，而其囊肿的形成也正是肝郁气滞，痰凝血瘀所致，中医治疗宜调节气血、消瘀散结、活血止痛、通导全身、标本兼治。

一、西医诊断

1.诊断依据

参照全国高等医学院校8年制及7年制教材《妇产科学》(第2版)(丰有吉、沈铿主编，人民卫生出版社，2010年)拟订标准：

(1)症状：下腹部囊性肿块，继发性痛经进行性加重，不孕。

(2)体征：典型盆腔子宫内膜异位囊肿检查时可发现子宫一侧或双侧附件处触及囊性包块，多活动度差，亦有活动度良好者。

(3)根据影像学检查、盆腔MRI、血清CA125值。

2.鉴别诊断

(1)卵巢囊肿：卵巢囊肿属广义上的卵巢肿瘤的一种，各种年龄均可患病，但以20~50岁的女性最为多见。卵巢肿瘤是女性生殖器常见肿瘤，有各种不同的性质和形态，其中以囊性多见，恶性变的程度不高。卵巢囊肿在早期并无明显的临床表现，患者往往因体检或者其他疾病就医在行妇科检查时才被发现，以后随着肿瘤的生长，患者有所感觉，其症状与体征因肿瘤的性质、大小、发展、有无继发变性或并发症而不同。

(2)卵巢良性肿瘤：可发生于各年龄，均可无症状，若发生扭转可有突发下腹痛等急腹症表现，病程较长，查体单侧多见，光滑，活动，囊性，多无腹水，肿瘤标记物多不升高。

（3）卵巢恶性肿瘤：根据不同类型可于各年龄发病，早期无症状，可在妇科查体时发现。主要症状有腹胀、腹部包块及腹水。晚期可表现为消瘦、重度贫血等恶液质表现。查体可扪及盆腔肿物，多为双侧，实性或囊实性，表面不平，活动差，常伴腹水。可扪及浅表淋巴结肿大。B超、肿瘤标记物可有提示意义。

3.相关检查

（1）影像学检查。盆腔超声：卵巢巧克力样囊肿的图像特征多为单房囊肿，位于子宫的一侧或双侧，囊壁较厚，囊内为均匀分布的细小强光点。采用超声检查标准，96%的患者可预测良性附件肿物。如肿物囊性、单房、单侧，小于10cm且边界规则，则良性可能性大。

（2）盆腔MRI：根据MRI和T_2信号强度，评价囊肿液的密度及其铁浓度，有利于检测卵巢巧克力样囊肿的存在。

（3）血清CA125值≤200U/ml。

二、中医诊断

1.诊断要点

参照2001年版《中药新药临床研究指导原则》血瘀证诊断及《中华人民共和国国家标准·中医临床诊疗术语》证候部分、《中医妇科学》（普通高等教育"十一五"国家级规划教材）有关内容。

（1）病史：继发性、进行性痛经和不孕史；经期、产后感受外邪；长期情志不舒。

（2）症状：初起可无症状，大时妇人下腹部胞宫有肿块，或兼胀满、疼痛、月经不调或带下异常等。盆腔囊性包块，或胀，或满，或痛。

（3）妇科检查：触及子宫旁有囊性包块，活动度欠佳。

（4）辅助检查：B超、CT、宫腔镜、腹腔镜有助于确诊。

2.类证鉴别

（1）妊娠子宫：患者下腹包块位于下腹中央，有停经史，妇检见宫颈软，紫蓝色，子宫增大与停经月份相符，血β-HCG升高，B超有助于诊断。

（2）癃闭（尿潴留）：患者有排尿困难史，下腹包块部位较表浅固定，包块囊性感，边界不清。B超有助于鉴别诊断。

（3）妇科良性癥瘕病种之间的鉴别：子宫肌瘤、卵巢囊肿、盆腔炎性包块、陈旧性宫外孕包块。

3.证候诊断

（1）气滞血瘀证：腹中积块，固定不移，经前、经行下腹胀痛、拒按。前后阴坠胀欲便，经血紫黯有块，块去痛减，胸闷乳胀。舌紫黯有瘀点，脉弦涩。

（2）寒凝血瘀证：下腹结块，经前或经行小腹冷痛，喜温畏寒，疼痛拒按，得热痛减。经量少，色紫黯，或经血淋漓不净，形寒肢冷，面色苍白。舌紫黯苔薄白，脉沉紧。

(3)湿热瘀结证：下腹结块，经期腹痛加重，得热痛增。月经量多，色红或深红，质黏。平素带下量多，色黄质黏。舌质紫黯，苔黄腻，脉濡数或滑数。

(4)痰瘀互结证：下腹结块，婚久不孕，经前、经期小腹掣痛，疼痛拒按。平素形体肥胖，头晕沉重，胸闷纳呆，带下量多，色白质黏。舌黯，苔白滑或白腻，脉沉。

(5)肾虚血瘀证：下腹结块，经期或经后腹痛，痛引腰骶。不孕或易流产。月经先后无定期，经行量少，色淡黯质稀或有血块，头晕耳鸣，腰膝酸软。舌黯滞或有瘀点，苔薄白，脉沉细而涩。

三、中医适宜技术

1.辨证施药

(1)气滞血瘀证。治法：理气活血，化瘀止痛。主方：琥珀散(《医宗金鉴》)加减。处方：

三棱12g	莪术12g	丹参12g	刘寄奴15g
乌药10g	元胡10g	当归15g	生地18g
琥珀9g	肉桂7g	赤芍15g	

每日1剂，水煎服，每日3次。

(2)寒凝血瘀证。治法：温经散寒，活血祛瘀。主方：少腹逐瘀汤(《金匮要略》)加减。处方：

小茴香15g	干姜9g	肉桂9g	当归9g
川芎12g	赤芍10g	没药9g	蒲黄10g(包煎)
五灵脂10g	延胡索10g	三棱9g	莪术9g

每日1剂，水煎服，每日3次。

(3)湿热瘀结证。治法：清热利湿，活血祛瘀。主方：清热调血汤(《古今医鉴》)加减。处方：

丹皮9g	黄连9g	当归12g	川芎10g
生地15g	赤芍10g	红花9g	桃仁9g
莪术9g	香附9g	延胡索9g	黄柏9g
红藤15g	薏苡仁24g	三棱10g	

每日1剂，水煎服，每日3次。

(4)痰瘀互结证。治法：化痰散结，活血祛瘀。主方：丹溪痰湿方(《丹溪心法》)合桃红四物汤(《医宗金鉴》)加减。处方：

苍术12g	白术10g	半夏9g	茯苓15g
滑石15g	香附9g	川芎10g	当归15g

桃仁10g	红花10g	熟地15g	白芍12g
海藻12g	昆布10g	贝母10g	三棱10g
莪术10g	水蛭9g	荔枝核15g	夏枯草30g

每日1剂，水煎服，每日3次。

(5)肾虚血瘀证。治法：益肾调经、活血化瘀。主方：归肾丸(《景岳全书》)加减。处方：

熟地30g	山药30g	山茱萸15g	茯苓30g
当归15g	枸杞15g	杜仲15g	菟丝子15g
桃仁10g	红花10g	川芎10g	赤芍15g
延胡索10g	三七7g^(冲服)		

每日1剂，水煎服，每日3次。

2.中成药治疗

(1)散结镇痛胶囊(龙血竭、三七、浙贝母、薏苡仁)：软坚散结，化瘀定痛。用于痰瘀互结兼气滞所致的继发性痛经、月经不调、盆腔包块、不孕；子宫内膜异位症见上述证候者。口服。一次4粒，一日3次。月经来潮第1d开始服药，连服3个月经周期为1疗程。

(2)丹莪妇康煎膏(紫丹参、莪术、竹叶、柴胡、三七、赤芍、当归、三棱、香附、延胡索、甘草)：活血化瘀，疏肝理气，调经止痛，软坚化积。用于妇女瘀血阻滞所致月经不调，痛经，经期不适，癥瘕积聚；盆腔子宫内膜异位症见上述症状者。口服。一次10~15g，一日2次；自月经前第10~15d开始，连服10~15d为1疗程，经期可不停药。单纯痛经、月经不调者，用量和服药时间可酌减。

(3)桂枝茯苓胶囊(桂枝、茯苓、牡丹皮、白芍、桃仁)：活血，化瘀，消癥。用于妇人瘀血阻络所致癥块、经闭、痛经、产后恶露不尽；子宫肌瘤、慢性盆腔炎包块、痛经、子宫内膜异位症、卵巢囊肿见上述证候者。口服。一次3粒，一日3次。

(4)艾附暖宫丸(艾叶炭、醋制香附、制吴茱萸、肉桂、当归、川芎、酒炒白芍、地黄、蜜炙黄芪、续断)：理气补血，暖宫调经。用于血虚气滞、下焦虚寒所致的月经不调、痛经，症见行经后错、经量少、有血块、小腹疼痛、经行小腹冷痛喜热、腰膝酸痛。水蜜丸：口服。一次6g，一日2~3次。大蜜丸：口服。一次1丸，一日2~3次。小蜜丸：口服。一次9g，一日2~3次。治疗痛经，宜在经前3~5d开始服药，连服1周。用药后痛经不减轻应谨慎。治疗月经不调，服药1个月症状无缓解者，应谨慎。服药期间忌食生冷寒凉食物。

3.针刺疗法

取穴：主穴取关元、中级、三阴交(双侧)、血海(双侧)、子宫(双侧)、足三里(双侧)。气滞血瘀证加太冲、次髎；寒凝血瘀证加地机、行间、归来；湿热瘀结证加阴陵泉、下髎、太冲、曲池；痰瘀互结证加丰隆、阴陵泉；肾虚血瘀证加肾俞、太溪、肝俞。

操作：采取平补平泻法，于月经来潮前3~5d开始治疗，每日治疗1次，疼痛严重时每日治疗1~2次，月经间期可隔日治疗。寒凝者，配灸法。

4.艾灸疗法

根据病情和证型，选择应用艾灸、温盒灸、雷火灸等疗法。可应用多功能艾灸仪治疗。可在起针后，在小腹部穴位施以艾灸，至皮肤红润，或在腹部穴位施以温针灸，非月经期也可用艾炷隔姜灸，每次5~7壮。

5.中药灌肠疗法

常用三棱、莪术、丹参、刘寄奴、乌药、元胡、当归、生地、琥珀、肉桂、赤芍、甲珠等随症加减。中草药水煎取液，适宜温度，保留灌肠。可选用结肠透析机或电脑大肠灌注仪灌肠。

药物：桃仁10g，红花10g，乌药15g，鬼见羽15g，刘寄奴15g，川牛膝10g，三棱10g，莪术10g，香附10g，丹皮10g，虎杖10g。

制法：中药以400ml冷水浸泡15min后，煮沸，改文火继续煎煮约20min将药液浓缩至200ml以内，放凉至38℃，灌入输液瓶中备用。

功效：活血化瘀，行气止痛。

适应证：通过直肠黏膜吸收中药有效成分，通过直肠静脉及肠系膜静脉循环，对卵巢巧克力样囊肿病灶进行治疗。

用法：每次100ml保留灌肠，尽量保留药液2h以上。缓慢滴注药液，每分钟30~50滴，20~30min内滴完。每日1次。10次为1疗程。3个疗程后复查。

6.中药外敷疗法

外敷部位一般选下腹部或腰骶部。可选用中医辨证内服中草药药渣再水煎加热后外敷，或用内服中药方研末，纱布包好蒸热，进行穴位贴敷、脐疗等。

7.物理疗法

根据病情和证型，选择应用微波治疗仪、光子治疗仪等。

四、健康教育

(1)女性月经期一定要杜绝性生活。月经期间，禁止一切激烈体育运动及重体力劳动。

(2)要注意自身保暖，避免感寒着凉。女孩子青春期要避免受惊吓，以免导致闭经或形成溢流。

(3)月经期要做学会控制情绪，不要生闷气，否则会导致内分泌失调。随时调整自己的情绪，保持乐观开朗的心态，使机体免疫系统的功能正常。

(4)宜多吃具有抗囊肿作用的食物，如鲨、海马、龙珠茶、山楂。出血时宜吃羊血、螺蛳、淡菜、乌贼、荠菜、藕、蘑菇、马兰头、石耳、榧子、柿饼。感染者宜吃鳗鱼、文蛤、水蛇、针鱼、鲤鱼、麒麟菜、芹菜、芝麻、荞麦、油菜、香椿、赤豆、绿豆。腹痛、腹胀者宜吃猪腰、杨梅、山楂、橘饼、核桃、栗子。忌烟、酒、葱、蒜、椒等刺激性食物。忌吃肥腻、油煎、腌制食物。忌吃羊肉、狗肉、韭菜、胡椒等温热动血食物。

(5)卵巢巧克力囊肿大于7cm以上者，在月经期或月经中期一定要注意保持情绪稳定，避免过度劳累。一旦囊腔内张力突然升高时，囊壁破裂，会形成急腹症。

(6)有卵巢巧克力囊肿病史的人应当注意定期进行B超复查，以便及时发现囊肿的复发，在其较小的时候采用药物治疗。

第三十二章　　多囊卵巢综合征不孕症

多囊卵巢综合征(polycystic ovarian syndrome，PCOS)是常见的生殖内分泌代谢性疾病，严重影响患者的生命质量、生育及远期健康，临床表现呈现高度异质性，诊断和治疗仍存在争议，治疗方法的选择也不尽相同。1935年Stein和Leventhal首次对7位卵巢多囊性增大的病例进行了描述，其症状包括月经稀发或闭经、慢性无排卵性不孕、多毛、肥胖等。在之后的几十年里，对该病的认识逐渐加深，对其临床特征的报道也日趋增加。近30多年来，中医研究资料认为，PCOS主要是肾–冲任–胞宫之间生克制化关系失调，其病机与肝、肾、脾三脏功能失调及痰湿、血瘀密切相关。目前对PCOS尚无统一的诊断及辨证分型标准。主要采取脏腑辨证为主，根据其兼证不同辨证分型，分为肾虚痰实、肾虚血瘀、肾虚或肾虚兼血瘀痰阻、肾虚兼肝胆郁热、肝火旺、痰实、脾肾阳虚夹痰和脾肾阴虚兼郁等不同证型。治疗上，采用预防治疗相结合、辨证辨病相结合的方法，将中医和西医治疗作用的特点有机结合进行治疗。治疗方法主要有：①中医辨证分型治疗。以辨病与辨证结合的中医基础理论为依据进行中医辨证、中药序贯周期治疗，选方用药上以补肾调经、疏肝清热、化痰通络、活血祛瘀等为主。②中医专方专药治疗。在辨证的基础上选用经典方剂如六味地黄丸合苍附导痰丸、左归饮合二仙汤、四逆散和四物汤、启宫丸、龙胆泻肝汤、葖葵胶囊等治疗。③中医的其他疗法结合西医治疗。使用针刺促排、艾灸、耳穴压豆、中药外敷等配合治疗。

一、西医诊断

1.诊断依据

参照原卫生部医疗服务标准专业委员会制定的《多囊卵巢综合征诊断中华人民共和国卫生行业标准》[中华妇产科杂志，2012，47(1)：74-75]。

(1)排卵少或不排卵。

(2)临床或生化高雄激素表现。

(3)超声显像卵巢体积>10ml，可见≥12个直径2~9mm的卵泡。

除外先天性肾上腺皮质增殖症、库欣综合征、卵巢或肾上腺肿瘤。具备上列3项中2项即可成立。

2.鉴别诊断

（1）高雄激素血症或高雄激素症状的鉴别诊断。

①库欣综合征：是由多种病因引起的以高皮质醇血症为特征的临床综合征。约80%的患者会出现月经周期紊乱，并常出现多毛体征。根据测定血皮质醇水平的昼夜节律、24h尿游离皮质醇、小剂量地塞米松抑制试验可确诊库欣综合征。

②非经典型先天性肾上腺皮质增生（NCCAH）：占高雄激素血症女性的1%~10%。临床主要表现为血清雄激素水平和（或）17-羟孕酮、孕酮水平的升高，部分患者可出现超声下的PCOM及月经紊乱。根据血基础17α-羟孕酮水平[≥6.06nmol/L（即2ng/ml）]和ACTH刺激60min后17α-羟孕酮反应[≥30.3nmol/L（即10ng/ml）]可诊断NCCAH。以上相关检查须具备特殊的检查条件，可与内分泌科会诊以协助鉴别诊断。

③卵巢或肾上腺分泌雄激素的肿瘤：患者快速出现男性化体征，血清睾酮或DHEA水平显著升高，如血清睾酮水平高于5.21~6.94nmol/L（即150~200ng/dl）或高于检测实验室上限的2.0~2.5倍。可通过超声、MRI等影像学检查协助鉴别诊断。

④其他：药物性高雄激素血症须有服药史。特发性多毛有阳性家族史，血睾酮水平及卵巢超声检查均正常。

（2）排卵障碍的鉴别诊断。

①功能性下丘脑性闭经：通常血清FSH、LH水平低或正常、FSH水平高于LH水平，雌二醇相当于或低于早卵泡期水平，无高雄激素血症，在闭经前常有快速体质量减轻或精神心理障碍、压力大等诱因。

②甲状腺疾病：根据甲状腺功能测定和抗甲状腺抗体测定可诊断。建议疑似PCOS的患者常规检测血清促甲状腺素（TSH）水平及抗甲状腺抗体。

③高PRL血症：血清PRL水平升高较明显，而LH、FSH水平偏低，有雌激素水平下降或缺乏的表现，垂体MRI检查可能显示垂体占位性病变。

④早发性卵巢功能不全（POI）：主要表现为40岁之前出现月经异常（闭经或月经稀发）、促性腺激素水平升高（FSH>25U/L）、雌激素缺乏。

3.诊断标准

（1）育龄期及围绝经期PCOS的诊断。

根据2011年中国PCOS的诊断标准，采用以下诊断名称。

①疑似PCOS：月经稀发或闭经或不规则子宫出血是诊断的必需条件。另外再符合下列2项中的1项：高雄激素临床表现或高雄激素血症；超声下表现为PCOM。

②确诊PCOS：具备上述疑似PCOS诊断条件后还必须逐一排除其他可能引起高雄激素的疾病和引起排卵异常的疾病才能确定PCOS的诊断。

（2）青春期PCOS的诊断。

对于青春期PCOS的诊断必须同时符合以下3个指标，包括：初潮后月经稀发持续至少2年或闭经；高雄激素临床表现或高雄激素血症；超声下卵巢PCOM表现。同时应排除其他疾病。

（3）排除诊断。

排除其他类似的疾病是确诊PCOS的条件。详见以上鉴别诊断。

4.相关检查

（1）体格检查。全身体格检查：身高、体质量、腰围、臀围、血压、乳房发育、有无挤压溢乳、体毛多少与分布、有无黑棘皮征、痤疮。妇科检查：阴毛分布及阴蒂大小。

高雄激素的主要临床表现为多毛，特别是男性型黑粗毛，但需考虑种族差异，汉族人群常见于上唇、下腹部、大腿内侧等，乳晕、脐部周围可见粗毛也可诊断为多毛。相对于青春期痤疮，PCOS患者痤疮为炎症性皮损，主要累及面颊下部、颈部、前胸和上背部。

（2）盆腔超声检查。多囊卵巢（polycystic ovarian morphology，PCOM）是超声检查对卵巢形态的1种描述。PCOM超声相的定义为：1侧或双侧卵巢内直径2~9mm的卵泡数≥12个，和（或）卵巢体积≥10ml（卵巢体积按0.5×长径×横径×前后径计算）。

超声检查前应停用性激素类药物至少1个月。稀发排卵患者若有卵泡直径>10mm或有黄体出现，应在以后的月经周期进行复查。无性生活者，可选择经直肠超声检查或腹部超声检查，其他患者应选择经阴道超声检查。

PCOM并非PCOS患者所特有。正常育龄期妇女中20%~30%可有PCOM，也可见于口服避孕药后、闭经等情况时。

（3）实验室检查。

①高雄激素血症：血清总睾酮水平正常或轻度升高，通常不超过正常范围上限的2倍；可伴有雄烯二酮水平升高，脱氢表雄酮（DHEA）、硫酸脱氢表雄酮水平正常或轻度升高。

②抗菌勒管激素：PCOS患者的血清抗菌勒管激素（anti-Müllerian hormone，AMH）水平较正常明显增高。

③其他生殖内分泌激素：非肥胖PCOS患者多伴有LH/FSH比值≥2。20%~35%的PCOS患者可伴有血清催乳素（PRL）水平轻度增高。

④代谢指标的评估：口服葡萄糖耐量试验（OGTT），测定空腹血糖、服糖后2h血糖水平；空腹血脂指标测定；肝功能检查。

⑤其他内分泌激素：酌情选择甲状腺功能、胰岛素释放试验、皮质醇、肾上腺皮质激素释放激素（ACTH）、17-羟孕酮测定。

二、中医诊断

1.诊断要点

参照《中华人民共和国国家标准·中医临床诊疗术语》证候部分、《中医妇科学》（罗颂平主编，高等教育出版社，2008年)有关内容。不孕病的诊断：育龄妇女结婚1年以上，夫妇同居，配偶生殖功能正常，未避孕而未能受孕者，或曾经受孕而1年以上未避孕而未怀孕者。前者称全不产，后者称断绪。排除生殖系统先天性生理缺陷和畸形。西医明确诊断为多囊综合征导致的不孕症。

2.类证鉴别

(1)子宫内膜异位：子宫内膜异位症是子宫内膜生长在子宫腔以外的任何部位所引起的妇科疾病。如在卵巢、子宫骶骨韧带、子宫下段后壁浆膜层、子宫直肠陷窝以及乙状结肠的盆腔腹膜等处，亦可在子宫肌层发生，故临床上将子宫内膜异位症分为外在型子宫内膜异位症和内在型子宫内膜异位症。患者常主诉不孕、痛经及盆腔疼痛而就诊。国内外报道子宫内膜异位患者的不孕率达40%左右。本症和不孕的关系，已为临床所关注，认为子宫内膜异位症是不孕的主要原因之一。因此在临床上，对主诉不孕的妇女，如果输卵管通畅、基础体温双相，子宫内膜反应良好，房事后试验正常者，应考虑有子宫内膜异位症的可能。

(2)继发性不孕：育龄夫妇同居一年，有正常性生活，以前怀过孕。现在从未采取任何避孕措施，未能受孕的称为继发性不孕症。

(3)输卵管肿大：输卵管肿大一般是由于炎症导致的输卵管不通所致,是女性不孕的重要因素,输卵管炎在不孕妇女中较为常见,其病因是由于病原体感染引起,病原体主要有葡萄球菌、链球菌、大肠杆菌、淋球菌、变形杆菌、肺炎球菌、衣原体等所引起。最容易发生感染的时间是产后、流产后或月经后。分娩或流产时所造成的产道及胎盘剥离面的损伤或月经期子宫内膜剥脱的创面,都是病原体感染内生殖器的途径。有时感染是与不严格的无菌手术操作有关,如宫内节育器的安放、刮宫手术、输卵管通液、碘油造影等。性生活过频、月经期性交,也都可以引起感染而发生输卵管炎。少数病人是因邻近器官的炎症直接蔓延而来,如阑尾炎或机体其他部位的感染灶经血行传播达输卵管引起感染。

3.证候诊断

(1)脾虚痰湿证：婚久不孕，形体肥胖，经行后期，甚则闭经。带下量多，色白质黏无臭。头晕心悸，胸闷泛恶，面目虚浮或㿠白。舌淡胖有齿痕，苔白腻，脉沉滑。

(2)肾虚肝郁证：婚久不孕，月经后期量少甚至闭经，多毛，痤疮。头昏、腰酸、郁郁寡欢、带下量少或无、阴道干涩疼痛、乳房胀痛、心烦，或少量溢乳，经行腹痛。舌暗红、苔白，脉细弦。

(3)肾虚血瘀证：婚久不孕，月经稀少、渐至闭经，多毛，面部痤疮。伴腰酸腿软、头晕耳鸣、性欲淡漠、带下量少或无、阴道干涩疼痛、口干、心烦、便秘、肌肤甲错。舌质黯红或紫暗，舌边有瘀点、瘀斑，脉沉细。

(4)痰瘀互结证：婚久不孕，月经失调，肥胖、多毛、痤疮。伴带下量多色白质清晰，或胸胁满闷，或呕恶痰多，或神疲嗜睡，头晕目眩，怕冷或腹冷，伴经行小腹胀痛拒按，块下痛减，甚者经闭不行，多毛、痤疮。舌黯红、舌边有瘀点，脉弦细。

三、中医适宜技术

1.辨证施药

(1)脾虚痰湿证。治法：健脾化痰，理气调经。主方：

①常用方：苍附导痰汤(《叶氏女科》)加减。处方：

茯苓15g	香附30g	枳壳30g	苍术30g
陈皮15g	胆南星10g	仙灵脾10g	黄连6g
丹参30g	甘草10g		

每日1剂，水煎服，每日3次。

②中药调经助孕方。月经期至经后2周：毓麟珠(《景岳全书》)加减。处方：

人参60g	炒白术60g	茯苓60g	芍药60g
川芎30g	菟丝子120g	杜仲60g	当归120g
熟地120g	鹿角霜60g	川椒60g	甘草30g

每次1剂，研细末，炼蜜丸，每丸9g，每次1丸，空腹时用白汤服，或制作成小蜜丸，每次9g冲服。

排卵后或月经前2周：调肝汤(《傅青主女科》)加减。处方：

山药15g	阿胶9g(烊化)	当归9g	白芍9g
山萸肉9g	巴戟天3g	丹参9g	茯苓12g
甘草3g			

每日1剂，水煎服，每日3次。

(2)肾虚肝郁证。治法：补肾疏肝，理气调经。主方：

①常用方：百灵调肝汤(《百灵妇科》)加减。处方：

当归15g	瓜蒌9g	赤芍12g	川楝子9g
牛膝9g	通草6g	皂刺9g	青皮9g
枳实9g	王不留行9g	甘草6g	

每日1剂，水煎服，每日3次。

②中药调经助孕方。月经期至经后2周：左归丸(《景岳全书》)加减。处方：

熟地15g	山药30g	山萸肉15g	枸杞子15g
当归12g	菟丝子15g	白芍12g	甘草6g

每日1剂，水煎服，每日3次。

排卵后或月经前2周：开郁种玉汤加减(《傅青主女科》)加减。处方：

白芍30g	香附9g	当归15g	白术15g
丹皮15g	茯苓9g	天花粉6g	

每日1剂，水煎服，每日3次。

(3)肾虚血瘀证。治法：补肾活血，调经助孕。主方：

①常用方：补肾活血汤(《伤科大成》)加减。处方：

熟地黄15g　　山药15g　　山茱萸6g　　枸杞子9g

丹参9g　　红花6g　　生山楂9g　　菟丝子9g

当归12g　　杜仲9g　　肉苁蓉9g　　破故纸9g

每日1剂，水煎服，每日3次。

②中药调经助孕方。月经期至经后2周：养精种玉汤(《傅青主女科》)加减。处方：

熟地30g　　当归15g　　白芍15g　　山萸肉15g

续断15g　　阿胶12g^(烊化)

每日1剂，水煎服，每日3次。

排卵后或月经前2周：温胞饮(《傅青主女科》)加减。处方：

白术30g　　巴戟天30g　　菟丝子9　　肉桂9g

杜仲9g　　山药9g　　人参6g^(另炖)　　芡实9g

补骨脂6g　　制附片1.5g^(先煎)

每日1剂，水煎服，每日3次。

(4)痰瘀互结证。治法：化痰祛瘀，调经助孕。主方：

①常用方：芎归二陈汤(《丹溪心法》)加减。处方：

陈皮9g　　半夏9g　　茯苓15g　　川芎9g

当归9g　　巴戟天6g　　杜仲9g　　丹参9g

生山楂9g　　甘草6g

每日1剂，水煎服，每日3次。

②中药调经助孕方。月经期至经后2周：育阴汤(《百灵妇科》)加减。处方：

熟地15g　　山药15g　　续断12g　　桑寄生15g

山茱萸9g　　海螵蛸9g　　龟板9g^(先煎)　　牡蛎15g^(先煎)

白芍12g　　阿胶9g^(烊化)

每日1剂，水煎服，每日3次。

排卵后或月经前2周：开郁种玉汤(《傅青主女科》)加减。处方：

白芍30g　　香附9g　　当归15g　　白术15g

丹皮15g　　茯苓9g　　天花粉6g

每日1剂，水煎服，每日3次。

2.中成药治疗

(1)调经促孕丸(去毛鹿茸、炙淫羊藿、仙茅、续断、桑寄生、菟丝子、枸杞子、覆盆子、山药、去芯莲子、茯苓、黄芪、白芍、炒酸枣仁、钩藤、丹参、赤芍、鸡血藤)：

温肾健脾，活血调经。用于脾肾阳虚、瘀血阻滞所致的月经不调、闭经、痛经、不孕，症见月经后错、经水量少、有血块、行经小腹冷痛、经水日久不行、久不受孕、腰膝冷痛。每100丸重10g。口服。一次5g(50丸)，一日2次。自月经周期第5d起连服20d；无周期者每月连服20d，连服3个月或遵医嘱。阴虚火旺、月经量过多者不宜服用。

(2)温经丸(吴茱萸、当归、川芎、芍药、人参、桂枝、阿胶、牡丹皮、半夏、麦冬、生姜、甘草)：温经散寒，养血祛瘀。用于冲任虚寒，瘀血阻滞，月经不调，小腹冷痛。口服。一次6~9g，一日2次。

(3)调经种子丸(熟地黄、当归、川芎、白芍、丹参、黄芪、白术、砂仁、醋制香附、醋制延胡索、郁金、木香、续断、炒龟甲、酒炒黄芩、姜酒制萱草根)：活血调经。用于月经不调，经期腹痛，月经过多，久不受孕。每100丸重11g。口服。一次30丸，一日2次。

(4)吉祥安坤丸(益母草、沙棘、赤瓟子、诃子、五灵脂、红花、木香、山奈、刺柏叶、土木香、鹿茸、小白蒿、丁香、朱砂、人工牛黄、冬虫夏草、牛胆粉、硼砂)：调经活血，补气安神。用于不孕症，月经不调，心神不安，头昏头痛，腰膝无力，四肢浮肿，乳腺肿胀。每10粒重0.8g。口服。一次11~15粒，一日1~2次。

(5)暖宫孕子丸(熟地黄、醋炙香附、当归、川芎、酒炒白芍、阿胶、炒艾叶、炒杜仲、续断、黄芩)：滋阴养血，温经散寒，行气止痛。用于血虚气滞，腰酸疼痛，经水不调，赤白带下，子宫寒冷，久不受孕等症。每8丸重1.14g。口服。一次8丸，一日3次。

(6)女金丸(当归、白芍、川芎、熟地黄、党参、炒白术、茯苓、甘草、肉桂、益母草、牡丹皮、制没药、醋延胡索、藁本、白芷、黄芩、白薇、醋香附、砂仁、陈皮、煅赤石脂、鹿角霜、阿胶)：益气养血，理气活血，止痛。用于气血两虚、气滞血瘀所致的月经不调，症见月经提前、月经错后、月经量多、神疲乏力、行经腹痛、腰腿酸痛。水蜜丸：口服。一次1袋，一日2次。大蜜丸：口服。一次1丸，一日2次。小蜜丸：口服。一次9g，一日2次。

(7)大黄䗪虫丸(熟大黄、炒土鳖虫、制水蛭、炒虻虫、炒蛴螬、煅干漆、桃仁、炒苦杏仁、黄芩、地黄、白芍、甘草)：活血化瘀，通经消癥。用于瘀血内停所致的癥瘕、闭经，症见腹部肿块、肌肤甲错、面色黯黑、潮热羸瘦、经闭不行。水蜜丸：口服。一次3g，一日1~2次。水丸：口服。一次1~2袋，一日1~2次。大蜜丸：口服。一次1~2丸，一日1~2次。本药破血攻伐之力较强，易耗伤正气，体弱者慎用。本药为瘀血干结，阴血不足所致经闭癥瘕所设，若属气虚血瘀者慎用。用药后出现皮肤过敏者应停药。体质壮实者也当中病即止，不可长时间或过量使用。用药期间忌食寒凉食物。

(8)启宫丸(川芎、白术、半夏曲、香附、茯苓、神曲、橘红、甘草)：燥湿化痰，理气散郁。用于妇人体肥痰盛，子宫脂满，不能孕育者。每次10g，每日3次，白开水冲服。

3.针刺疗法

(1)脾虚痰湿证。

取穴：足三里、三阴交、丰隆、脾俞、中极。

操作：选用低频电针，于月经的第8、10、12、14、16d，每天针刺1次，留针30min，5d为1个疗程，连续6个疗程。

(2)肾虚肝郁证。

取穴：关元、三阴交、太冲、肾俞、地机。

操作：选用低频电针，于月经的第8、10、12、14、16d，每天针刺1次，留针30min，5d为1个疗程，连续6个疗程。

(3)肾虚血瘀证。

取穴：关元、中极、三阴交、太溪、血海。

操作：选用低频电针，于月经的第8、10、12、14、16d，每天针刺1次，留针30min，5d为1个疗程，连续6个疗程。

(4)痰瘀互结证。

取穴：关元、足三里、丰隆、照海、太溪。

操作：选用低频电针，于月经的第8、10、12、14、16d，每天针刺1次，留针30min，5d为1个疗程，连续6个疗程。

4.电针疗法

取穴：主穴取三阴交、中极、子宫、关元。配穴取大赫、血海、地机、足三里。

操作：每次取主穴2~3穴，配穴1~2穴。于两次月经中间连针3d，或在月经周期第12~14d开始(闭经者，在气腹造影或腹腔镜检查完毕后1个月)，亦为每日1次，连针3d。进针后，先采用平补平泻手法，用中等强度刺激半分钟，腹部穴要求针感向外生殖器放射。即通以电针仪，连续波，频率为60~120次/min；或用疏密波，频率为16~18次/min。电流强度小于5mA，或以病人感舒适为度。留针1h。以电针2~7个周期为1疗程。如效不显，再继续下一疗程。

5.体针耳针综合疗法

取穴：主穴取关元、子宫、秩边、水道。配穴取内分泌、卵巢、肾上腺、缘中、三焦(耳穴)。

操作：以主穴为主，每次选2~3穴，酌加配穴。其中耳穴采用埋针法，每周2次，每次一侧穴。在初诊时用腹部穴，二诊时用背部穴，可交替运用。体针于施手法后接通脉冲电针仪，频率为60次/min，电流强度以可耐受为度，通电时间据症情5~20min不等。开始每日1次，连续3次后，可改为每周2~3次，10~12次为1疗程，疗程间隔5~7d。

6.穴位埋植疗法

取穴：主穴取三阴交。

操作：一般于病人月经净后3~7d进行治疗，闭经患者则在确诊不排卵后开始。每次取双侧三阴交，用注线法作穴位埋植。以2cm长之0号肠线，塞入腰穿针针孔内。穴位消毒局麻后，腰穿针垂直刺入，待得气后，将羊肠线注入穴内。针眼贴以消毒敷料。埋线后，基础体温双相而显示黄体功能不足者，于下次月经后，肌肉注射绒毛膜促性腺素（HCG）1000U，每周2次。基础体温上升后，每日肌注1000U，共2d，以维持黄体功能。埋植1次无效者，可于1个月后，待穴区肠线全部吸收后，再埋植。

7.穴位激光照射疗法

取穴：主穴取气海、关元。配穴取大赫、气穴、水道、归来、子宫。

操作：主穴为主，酌加配穴。每次选4~5穴，均取患侧。以氦氖激光治疗仪照射，光纤末端输出功率为5mW·h，光斑直径2mm，每日照射5min，每日1次，于月经干净3~5d后照射，与月经同期同步，15~20d为1疗程。需治1~3个疗程。

8.微波针疗法

取穴：主穴取归来。配穴取中极、关元、子宫。

操作：主穴必取，加1~2个配穴，须能配对成双。以28号2~3寸毫针针刺得气后，套上线圈，接通微波针灸仪，电量开至25~28V，留针20min。每日或隔日1次，10~15次为1疗程，疗程间隔5d。

9.梅花针疗法

取穴：主穴取任脉(中极至上脘段)、督脉(长强至大椎段)、带脉。配穴取脾俞、胃俞、肾俞、卵巢穴、子宫穴。

操作：患者先以俯卧位，以梅花针轻刺法循督脉(长强至大椎段)及带脉背侧叩打，并叩膀胱经之脾俞、胃俞、肾俞；再取仰卧位，循经轻轻叩打任脉(中极至上脘段)、带脉腹侧，并叩卵巢穴、子宫穴、环神阙1周(以神阙穴为中心，顺时针叩其旁开1寸之圆周)。本病以虚证为主，故叩刺时手法多以轻柔为主，见局部皮肤潮红、充血为度。治疗自月经第6d开始，隔日治疗1次，每次治疗时长为10~15min，于月经第10d开始隔日行B超监测卵泡发育情况，至卵泡发育成熟，并且B超监测至出现排卵时停止。

10.中药外治疗法

(1)中药热奄包治疗：四子散外敷、吴茱萸+粗盐热敷等。

(2)中药封包贴敷疗法：金黄散外敷、双柏散外敷等。

(3)穴位贴敷：姜汁吴茱萸贴敷足三里、三阴交、脾俞、肾俞等穴位。

(4)沐足治疗：辨证内服的汤药药渣水煎沐浴。

11.运动疗法

有氧运动(慢跑、游泳、骑自行车、打太极拳等)，每次持续时间30~60min，每周5次以上。

12.饮食控制

采用低热量饮食疗法，热量的摄入每天限制在2500~5000J之间，蛋白质占25%、糖类占20%、脂肪占20%。

13.其他疗法

腹腔镜下卵巢打孔术：月经干净第3~7d接受腹腔镜手术，采用单极电凝针，单极电流为30W，穿透卵巢8~10个孔，深度3~5mm，电凝时间3~5s。术毕卵巢表面予以透明质酸钠预防粘连。

四、健康教育

(1)生活方式干预。是PCOS患者首选的基础治疗，尤其是对合并超重或肥胖的PCOS患者。生活方式干预应在药物治疗之前和(或)伴随药物治疗时进行。生活方式干预包括饮食控制、运动和行为干预。生活方式干预可有效改善超重或肥胖PCOS患者健康相关的生命质量。

①饮食控制。饮食控制包括坚持低热量饮食、调整主要的营养成分、替代饮食等。监测热量的摄入和健康食物的选择是饮食控制的主要组成部分。长期限制热量摄入，选用低糖、高纤维饮食，以不饱和脂肪酸代替饱和脂肪酸。改变不良的饮食习惯、减少精神应激、戒烟、少酒、少咖啡。医师、社会、家庭应给予患者鼓励和支持，使其能够长期坚持而不使体质量反弹。

②运动。运动可有效减轻体质量和预防体质量增加。适量规律的耗能体格锻炼(30min/d，每周至少5次)及减少久坐的行为，是减重最有效的方法。应予个体化方案，根据个人意愿和考虑到个人体力的限度而制定。

③行为干预。生活方式干预应包含加强对低热量饮食计划和增加运动的措施依从性的行为干预。行为干预包括对肥胖认知和行为两方面的调整，是在临床医师、心理医师、护士、营养学家等团队的指导和监督下，使患者逐步改变易于引起疾病的生活习惯(不运动、摄入酒精和吸烟等)和心理状态(如压力、沮丧和抑郁等)。行为干预能使传统的饮食控制或运动的措施更有效。

(2)心理疏导。由于激素紊乱、体形改变、不孕恐惧心理等多方面因素的联合作用，PCOS患者的生命质量降低，心理负担增加。心理疏导是借助言语的沟通技巧进行心理泄压和引导，从而改善个体的自我认知水平、提高其行为能力、改善自我发展的方法。在PCOS患者的临床诊疗过程中，相关的医务人员应在尊重隐私和良好沟通的基础上，评估其心理状态并积极引导，调整、消除患者的心理障碍，并在必要时结合实际情况，通过咨询指导或互助小组等形式给予患者合理的心理支持及干预，尤其是对于有暴饮暴食、自卑、有形体担忧的肥胖PCOS患者。

(3)调理好月经周期，保证月经正常。

(4)青春期女性具有特殊的社会心理特点，多毛症、痤疮及肥胖对青春期PCOS患者的心理健康产生负面影响，一些患者会出现焦虑和抑郁，应关注青春期PCOS的心理健康，必要时给予积极治疗及专科处理。

(5)青春期女性多毛症状主要造成患者巨大的心理负担，加之毛发本身生长周期的特性及药物治疗周期较长的特点(一般需要6个月以上)，患者往往更愿意采用物理治疗方法快速解决问题。主要方法有刮除、蜡除、拔除及脱毛剂，均可有效改善外观，且并不会加重多毛症状。此外，激光及电凝除毛也能有效治疗多毛症。

(6)做好远期并发症的预防与随访管理。对于PCOS患者的治疗不能仅局限于解决当前的生育或月经问题，还需要重视远期并发症的预防，应对患者建立起一套长期的健康管理策略，对一些与并发症密切相关的生理指标进行随访，例如糖尿病、代谢综合征、心血管疾病，做到疾病治疗与并发症预防相结合。在年轻、长期不排卵的PCOS患者，子宫内膜增生或子宫内膜癌的发生明显增加，应引起重视。进入围绝经期后，因无排卵导致的孕激素缺乏会增加子宫内膜病变的发生风险，而雌激素的下降则会在已有的基础上加重代谢异常。使用绝经激素治疗(MHT)时应格外注意PCOS患者。

第三十三章　输卵管炎性不孕症

输卵管炎性不孕症是指因输卵管炎症导致输卵管阻塞而不孕，占不孕症的25%～50%，主要是因为炎症造成输卵管充血、水肿、炎症浸润、积脓、积水以及肉芽性增生等病理改变，最终造成输卵管不通或通而不畅，影响卵子和精子的结合而不能受孕。本病在中医学无记载，其症状散见于"无子""断续""月经不调""癥瘕"等论述中。

一、西医诊断

1.诊断依据

参考中华医学会编著《临床诊疗指南·妇产科分册》(人民卫生出版社，2007年)。

(1)子宫输卵管造影证实输卵管不通畅、阻塞或积水。

(2)腹腔镜检查下做输卵管通液，证实输卵管不通畅或不通，并且盆腔内粘连。

以上2项中有1项符合可以诊断。

2.鉴别诊断

(1)急性阑尾炎：急性阑尾炎亦发病急骤，有发热及腹部剧痛，但腹痛多以上腹部开始或脐周痛，逐渐局限于右下腹，并伴有恶心呕吐。腹部检查：麦氏点压痛、肌紧张、反跳痛、腰大肌试验及结肠充气试验阳性。妇科检查双侧附件多无异常，而右侧高于附件区有压痛。急性阑尾炎有时亦可引起急性右侧输卵管炎，此时，应以治疗急性阑尾炎为主。

(2)异位妊娠破裂或流产、黄体破裂：输卵管妊娠破裂或流产于发病前多有闭经史，早孕反应、尿HCG阳性以及不规则阴道流血，多见寒战、高热等症状，白细胞计数一般在正常范围。而以腹痛更为剧烈或伴有休克，双合诊可触及一侧附件有触痛及包块，后穹窿饱满而有触痛，穿刺可抽出暗红色不凝血、黄体破裂时，亦以伴有休克及后穹隆穿刺抽出不凝血为特点。

(3)卵巢囊肿蒂扭转：卵巢囊肿蒂扭转多发病突然，且常与体位突然改变有关，下腹一侧绞痛，伴恶心呕吐，可有下腹部肿块病史，无发热及阴道出血。妇科检查时，一侧附件区可触及囊性肿块，表面光滑，触痛明显，同侧子宫角有压痛，合并感染，可有发热或白细胞增高。

(4)急性结肠炎：本病多有进不洁食物史，腹痛是绞窄样，并伴有呕吐、腹泻，腹痛时有排便感，便后腹痛可暂缓解，腹部检查可有触痛，但无肌紧张，粪便检查可发现脓细胞，妇科检查一般无异常所见。

(5)陈旧性宫外孕：陈旧性宫外孕易与慢性输卵管炎混淆，但前者多有停经以及急性下腹痛病史，以后自行缓解且反复发作。下腹部可触及包块，伴疼痛，可有阴道持续性少量出血，妇科检查时，可见肿块多偏于一侧，后穹隆穿刺可抽出陈旧性血液及小血块。

(6)子宫内膜异位症：子宫内膜异位症多表现为严重的痛经，并以继发性及进行性加重为特点。由于子宫内膜异位症亦多有广泛性粘连，并有不孕、月经过多、性交痛、排便痛等病史，有时与慢性输卵管炎较难鉴别，对于诊断有困难者，可通过腹腔镜检查协助诊断。

(7)卵巢囊肿：卵巢囊肿主要需与输卵管积水相鉴别，卵巢囊肿一般无炎症病史。妇科检查，肿物多呈圆形或椭圆形，囊性感、表面光滑、活动性好，位于下腹一侧；输卵管积水多为双侧，且多与周围有粘连，囊壁薄，二者在临床上常不易鉴别，多于手术时才能确诊。

3.相关检查

(1)行输卵管通气术时或通水术：输卵管不通，则在下腹部听不到气体通过输卵管进入腹腔的气泡声，且压力也不降。

(2)超声声像学造影：通过观察直肠窝内有无液体来间接推断输卵管是否通畅，且对其形态及具体堵塞部位无法确定。

(3)腹腔镜检查：可了解输卵管是否通畅和输卵管伞端梗阻状况及输卵管周围的粘连情况。

二、中医诊断

1.诊断要点

参照《中医妇科学》(罗颂平主编，高等教育出版社，2008年)。

(1)育龄妇女结婚1年，夫妇同居，配偶生殖功能正常，未避孕而未能受孕者，或曾经受孕而1年未避孕而未怀孕者？前者称全不产，后者称断续。

(2)排除生殖系统先天性生理缺陷和畸形。

2.类证鉴别

参考西医鉴别诊断。

3.证候诊断

(1)湿热瘀结证：婚后1年未避孕未孕，下腹胀痛后刺痛，痛处固定，腰骶胀痛，带下量多，色黄味臭。神疲乏力，经期腹痛加重，月经量多或伴经期延长，或见阴道不规则出血，小便黄，大便干燥或溏而不爽。舌质红或暗红，或见边尖瘀点或瘀斑，苔黄腻或白腻，脉弦滑或弦涩。

（2）寒湿凝滞证：婚后1年未避孕未孕，下腹胀痛有冷感；腰骶胀痛或冷痛不适；带下量多，色白质稀。形寒肢冷，经期腹痛加重，或见月经延后，量少，色紫暗。舌质淡暗，苔白厚或滑腻，脉沉弦或弦紧。

（3）气滞血瘀证：婚后1年未避孕未孕，下腹胀痛或刺痛，痛处固定；腰骶胀痛；经行腹痛加重。月经量多少不一，经色暗红，夹血块，胸胁或乳房胀痛，带下量多或白或黄。舌质暗红，或见瘀点或瘀斑，脉弦或弦涩。

（4）肾虚肝郁证：婚后1年未避孕未孕，下腹坠胀疼痛；腰脊酸痛；膝软乏力；白带量多。情志抑郁；胸胁胀痛或乳房胀痛；喜叹息；头晕耳鸣。舌黯，脉弦细或沉弦。

三、中医适宜技术

1.辨证施药

（1）寒湿凝滞证。治法：温经散寒，化瘀通络。主方：少腹逐瘀汤（《医林改错》）加减。处方：

小茴香3g	干姜0.6g	元胡3g	没药6g
当归9g	川芎6g	肉桂3g	赤芍6g
蒲黄9g[包煎]	五灵脂6g		

每日1剂，水煎服，每日3次。

（2）湿热瘀结证。治法：清热利湿，化瘀通络。主方：蒲丁藤酱消炎汤（《朱南孙妇科临床秘验》）加减。处方：

蒲公英15g	红藤15g	败酱草15g	地丁15g
延胡索9g	柴胡9g	生蒲黄12g[包煎]	川楝子9g
刘寄奴15g	地龙12g	制乳香6g	制没药6g
三棱12g	莪术12g		

每日1剂，水煎服，每日3次。

（3）气滞血瘀证。治法：行气活血，化瘀止痛。主方：膈下逐瘀汤（《医林改错》）加减。处方：

五灵脂6g	当归9g	川芎6g	桃仁9g
丹皮6g	赤芍6g	乌药6g	玄胡索3g
甘草9g	香附4.5g	红花9g	枳壳4.5g

每日1剂，水煎服，每日3次。

（4）肾虚肝郁证。治法：补肾活血，行气止痛。主方：调肝汤（《傅青主女科》）加减。处方：

山药15g	阿胶9g[烊化]	当归9g	白芍9g

山萸肉9g　　巴戟天3g　　甘草3g

每日1剂，水煎服，每日3次。

2.中成药治疗

(1)桂枝茯苓丸(桂枝、茯苓、牡丹皮、白芍、桃仁)：活血，化瘀，消癥。用于妇人瘀血阻络所致癥块、经闭、痛经、产后恶露不尽；子宫肌瘤、慢性盆腔炎包块、痛经、子宫内膜异位症、卵巢囊肿见上述证候者。大蜜丸：口服。一次1丸，一日1~2次。水蜜丸：口服。一次4~4.5g，一日1~2次。浓缩丸：口服。一次1.5g，一日3次。本药宜餐后服用，经期停服，疗程3个月。用药期间忌食生冷、肥腻、辛辣之品。

(2)妇科千金片(千斤拔、功劳木、单面针、穿心莲、党参、鸡血藤、当归、金樱根)：清热除湿，益气化瘀。用于湿热瘀阻所致的带下病、腹痛，症见带下量多、色黄质稠、小腹疼痛、腰骶酸痛、神疲乏力；慢性盆腔炎见有上述证候者。口服。一次6片，一日3次。

(3)花红片(一点红、地桃花、桃金娘根、白花蛇舌草、鸡血藤、白背桐、菥蓂)：清热解毒，燥湿止带，祛瘀止痛。用于湿热下注，带下黄稠，月经不调，痛经等；附件炎见上述证候者。口服。一次4~5片，一日3次，7d为1疗程。必要时可连服2~3个疗程，每疗程之间间隔3d。带下清稀者慎用。气血虚弱所致腹痛、带下者慎用。月经过多者慎用。经期、哺乳期妇女慎用。用药期间忌食辛辣、生冷、油腻食物。

(4)血府逐瘀丸(炒桃仁、红花、当归、川芎、地黄、赤芍、牛膝、柴胡、麸炒枳壳、桔梗、甘草)：活血祛瘀，行气止痛。用于本病瘀血内阻证，并有头痛、胸痛、内热瞀闷、失眠多梦、心悸怔忡、急躁善怒。水丸：口服。一次1~2袋，一日2次。空腹，用红糖水送服。水蜜丸：口服。一次6~12g，一日2次。空腹，用红糖水送服。小蜜丸：口服。一次9~18g(45~90丸)，一日2次。空腹，用红糖水送服。大蜜丸：口服。一次1~2丸，一日2次。空腹，用红糖水送服。气虚血瘀者慎用。体弱无瘀者不宜使用。在治疗期间，若心绞痛持续发作，宜加用硝酸酯类药。如出现剧烈心绞痛、心肌梗死，应及时救治。服药期间忌食生冷、油腻之品。个别患者服用本药口服液后出现胃脘不适、面部烘热潮红。

(5)妇科再造丸(酒当归、醋香附、白芍、熟地黄、阿胶、茯苓、党参、黄芪、山药、白术、酒女贞子、醋炙龟板、山茱萸、续断、盐杜仲、肉苁蓉、覆盆子、鹿角霜、川芎、丹参、牛膝、益母草、延胡索、油酥三七、醋炙艾叶、小茴香、藁木、海螵蛸、酒炙地榆、益智、泽泻、醋炙荷叶、秦艽、地骨皮、白薇、椿皮、琥珀、酒黄芩、酸枣仁、制远志、陈皮、甘草)：养血调经，补益肝肾，暖宫止痛。用于月经先后不定期，带经日久，痛经，带下。适用于本病肾虚肝郁证。每10丸重2.6g。口服。一次10丸，一日2次，1个月经周期为1疗程，经前1周开始服用。

3.直肠给药疗法

一般用红花、黄柏、败酱草、丹参、赤芍、当归、川芎、三棱、莪术、皂刺，随症加减。中草药水煎取汁，适宜温度，保留灌肠。可选用结肠透析机或电脑大肠灌注仪灌肠。推荐用通管助孕灌肠液。

药物：非积水型输卵管梗阻不孕症药用当归10g，赤芍10g，川芎10g，柴胡10g，川牛膝10g，丝瓜络10g，天仙藤10g，川断10g，红藤10g，败酱草10g。

积水型输卵管梗阻不孕症药用天仙藤15g，三棱、莪术各30g，皂角刺20g，穿山甲10g，炙乳没各15g，透骨草30g，川桂枝10g。

制法：上药共研细末，装瓶备用。或中药以300ml冷水浸泡15min后，煮沸，改文火继续煎煮约20min将药液浓缩至100~150ml，放凉至38℃，灌入输液瓶中备用。

功效：消肿散结，活血通管。

适应证：通过直肠黏膜吸收中药有效成分，通过直肠静脉及肠系膜静脉循环，对邻近的盆腔病灶进行治疗输卵管梗阻性不孕症(积水型、非积水性)、卵巢巧克力囊肿、盆腔子宫内膜异位症等。

用法：每次100ml保留灌肠，尽量保留药液2h以上。缓慢滴注药液，每分钟30~50滴，20~30min内滴完。每日1次。10次为1疗程。3个疗程后复查。

4.中药外敷疗法

药物：败酱草40g，皂刺30g，当归18g，丹参15g，元胡10g，莪术15g，川芎15g，赤芍15g，川牛膝15g，益母草30g。

用法：以上共研细末，用纱布封包，放蒸锅内蒸20min，热敷下腹部。每次30min，每日1~2次。

5.输卵管通液疗法

药物：丹参注射液、鱼腥草注射液、当归注射液。

操作：月经干净后3~7d，选择以上中药制剂等进行输卵管通液治疗。

6.理疗

根据病情和证型，选择应用中医诊疗设备如盆腔治疗仪、微波治疗仪等。

四、健康教育

(1)预防阴道感染。疾病的发生与发展都有一个过程，都有一个原因，输卵管感染性疾病，主要应在预防阴道炎、子宫内膜炎等方面下功夫，特别是阴道感染，是诸多生殖系统疾病的关键性"门户"，重视生殖系统的保护，注意性生活卫生，防止性传播疾病，是极其重要的一环。

(2)对人工流产要慎重。人工流产也是造成输卵管不通的主要原因。人工流产时由于机械或药物刺激，子宫平滑肌强直性收缩，宫腔内容物不但向宫口方向移动，同时也会进入输卵管腔，进入输卵管腔的组织很容易滞留机化，如果输卵管腔被完全阻塞则形成不孕，如果形成半阻塞状态，输卵管通而不畅则易形成宫外孕。所以未生育前应慎做流产。另外一旦发现有生殖系炎症和盆腹腔炎症应积极找专科医生进行有效治疗。有很多输卵管不通的原因是由于在诊治不孕症的过程中不当和过度的诊疗所造成的。如反复在一些小诊所进行输卵管通液和清宫治疗等。

(3)预防炎症。输卵管堵塞的主要原因是炎症，包括输卵管炎引起的输卵管管腔的堵塞和盆腔炎引起的伞端堵塞。因此注意生殖系统的清洁卫生、预防各种病原体(特别是性传播疾病)的感染是最关键的。

(4)及时确诊，尽快治疗。及时确诊的方法多种多样，输卵管通气试验、输卵管通水试验、子宫输卵管造影、子宫输卵管超声检查、内镜(腹腔镜、宫腔镜、输卵管镜)、放射性核素子宫输卵管造影等检查，如果必要，还可以进行开腹探查，总之是可以及时明确诊断的。早期明确诊断，对控制病情继续发展有一定的好处。

(5)注意在输卵管检查前一定要做好相关的妇科检查，以查明是否有炎症，主要包括阴道、宫颈的检查，以防止有妇科炎症的存在，使得女性进行输卵管检查时受到影响。如果有炎症者，经治愈后相隔数月再复查。有炎病病史者，适当应用抗生素防治感染，以防炎症发作及扩散。

(6)输卵管检查的时间最好选择在月经净后3~7d。因为检查时间太早，子宫内膜尚未完全修复，检查中的气体或油剂可能进入血窦，形成栓塞；亦可能将宫腔中残存的经血内容挤推到输卵管，再落入腹腔，以致引起感染或子宫内膜异位症。

(7)输卵管检查时，女性患者要在3d内禁止性生活，以及在输卵管检查后，还需要进行1~2周的禁止性生活，以防止性生活影响检查的进行，并且容易引起女性疼痛、出血的现象。

(8)输卵管检查时，女性患者需要进行排尿，以及清洁灌肠，以免影响输卵管通液检查或是输卵管造影检查的正常进行，主要是影响输卵管造影检查。

(9)注意在实施检查术中必须遵照无菌操作原则，防止医源性感染。检查当日体温应低于37.5℃。

(10)注意在一个月经周期内只能作一项介入性检查。

(11)均衡饮食，多吃一些易消化、粗纤维的食品，如杂粮、新鲜蔬菜和时令水果，多吃一些鸡肉、牛肉、瘦肉、鱼肉、豆类和奶类等蛋白质饮食。

(12)增强机体抵抗力和免疫力，调整好心态，坚持适当户外运动，保持积极、乐观的生活态度。

第三十四章　卵巢早衰

卵巢早衰(premature ovarian failure，POF)是指女性40岁以前出现闭经、促性腺激素水平升高(FSH>40U/L)和雌激素水平降低，并伴有不同程度的围绝经期症状，是卵巢功能不全(POI)的终末阶段。主要表现为月经异常(闭经、月经稀发或频发)、促性腺激素水平升高(FSH>25U/L)、雌激素水平波动性下降。POI的常见病因包括遗传因素、医源性因素、免疫因素、环境因素等。目前，半数以上的POI患者病因不明确，称为特发性POI。中医认为月经的产生必须在肾气盛、天癸至、任通冲盛后至，七七则任脉虚、太冲脉衰少、天癸竭而绝经。卵巢早衰的临床特点就是未至绝经年龄而过早绝经，与文献描述中的"七七"变化颇为相似。肾虚是卵巢早衰的主要病机，肾虚是以肾阴虚为主，兼肾阳气不足。

一、西医诊断

1.诊断依据

参照《妇产科学》(第7版)(乐杰主编，人民卫生出版社，2008年)及《临床诊疗指南·辅助生殖技术》(中华医学会编著，2009年)。

(1)临床症状。

①月经改变：原发性POI表现为原发性闭经。继发性POI随着卵巢功能逐渐衰退，会先后出现月经周期缩短、经量减少、周期不规律、月经稀发、闭经等。从卵巢储备功能下降至功能衰竭，可有数年的过渡时期，临床异质性很高。少数妇女可出现无明显诱因的月经突然终止。

②生育力低减或不孕：生育力显著下降；在卵巢储备降低(DOR)的初期，由于偶发排卵，仍然有5%~10%的妊娠机会，但自然流产和胎儿染色体畸变的风险增加。

③雌激素水平降低的表现：原发性POI表现为女性第二性征不发育或发育差。继发性POI可有潮热出汗、生殖道干涩灼热感、性欲减退、骨质疏松、骨痛、骨折、情绪和认知功能改变、心血管症状和心律失常等。

④其他伴随症状：其他伴随症状因病因而异，如心血管系统发育缺陷、智力障碍、性征发育异常、肾上腺和甲状腺功能低减、复发性流产等。

(2)体征。

原发性POI患者可存在性器官和第二性征发育不良、体态和身高发育异常。不同病因可导致不同受累器官的病变，出现相应的伴随体征。继发性POI患者可有乳房萎缩、阴毛腋毛脱落、外阴阴道萎缩表现。

(3)诊断标准。

年龄<40岁；月经稀发或停经至少4个月以上；至少2次血清基础FSH>25U/L(间隔>4周)。亚临床期POI：FSH水平在15~25U/L，此属高危人群。病因诊断：结合病史、家族史、既往史、染色体及其他相关检查的结果进行遗传性、免疫性、医源性、特发性等病因学诊断。

2.鉴别诊断

需与以下情况相鉴别：妊娠、生殖道发育异常、完全性雄激素不敏感综合征、Asherman综合征、多囊卵巢综合征(polycystic ovary syndrome，PCOS)、甲状腺疾病、空蝶鞍综合征、中枢神经系统肿瘤、功能性下丘脑性闭经、卵巢抵抗综合征(resistant ovary syndrome，ROS)等。ROS，又称卵巢不敏感综合征(insensitive ovary syndrome)，是指原发性或继发性闭经女性(年龄<40岁)，内源性促性腺激素水平升高(主要是FSH)，卵巢内有卵泡存在，AMH接近同龄女性的平均水平，但对外源性促性腺激素呈低反应或无反应。

3.相关检查

(1)基础内分泌：至少2次血清基础FSH>25U/L(在月经周期的第2~4d，或闭经时检测，2次检测间隔4周)；同时，血清雌二醇水平因POI早期卵泡的无序生长而升高[>183pmol/L(即50pg/ml)]，继而降低。

(2)经阴道超声检查：双侧卵巢体积较正常小；双侧卵巢直径2~10mm的AFC之和<5个。

(3)血清AMH：血清AMH≤7.85pmol/L(即1.1ng/ml)。青春期前或青春期女性AMH水平低于同龄女性2/3标准差，提示POI的风险增加。

(4)遗传、免疫相关的检查：包括染色体核型分析、甲状腺功能、肾上腺抗体等。

二、中医诊断

1.诊断要点

参照《中医妇科常见病诊疗指南》(中华中医药学会主编，中国中医药出版社，2012年)。年龄在40岁以前，月经停闭，或月经稀发，经量减少，或出现不规则子宫出血。伴有烘热汗出，情志改变、失眠等绝经过渡期症状。

2.类证鉴别

与多囊卵巢鉴别：具有月经紊乱，闭经，无排卵，多毛，肥胖，不孕合并双侧卵巢增大呈囊性改变，称为多囊卵巢综合征。患者可具备以上典型症状，也可以只有部分症状，但因排卵障碍而致不孕则是多囊卵巢综合征的主要临床表现。可通过垂体兴奋试验鉴别多囊卵巢。

3.证候诊断

(1)肝肾阴虚证：月经周期延后，量少，色红，质稠，或闭经，腰膝酸软，五心烦热，烘热汗出，烦躁易怒，阴户干涩、灼痛，头晕目眩，耳鸣健忘，失眠多梦，两目干涩，视物昏花。舌红，少苔，脉弦细数或脉细数。

(2)肾虚肝郁证：月经周期延后，量少，色暗，夹有血块或闭经，腰膝酸软，精神抑郁，烘热汗出，头晕耳鸣，胸闷叹息，胸胁胀痛，烦躁易怒。舌质黯淡，苔薄，脉弦细，尺脉无力。

(3)气血虚弱证：月经周期延后，量少，色淡，质稀或闭经，头晕眼花，心悸气短，面色萎黄，神疲肢倦。舌质淡，苔薄白，脉细弱或沉缓。

(4)脾肾阳虚证：月经周期延后，量少，色淡，质稀，或闭经，腰膝酸软，带下清冷，腹中冷痛，畏寒肢冷，面色㿠白，面浮肢肿，性欲淡漠，久泻，或五更泄泻。舌淡胖，边有齿痕，苔白滑，脉沉细迟弱或沉迟无力。

(5)肾阴阳两虚证：月经延后或停闭不行，烘热汗出，腰背冷痛，头晕耳鸣，带下清稀、量少，小便频数，阴道干涩，性欲淡漠，性交痛。舌质淡，苔白，脉沉迟缓弱。

三、中医适宜技术

1.辨证施药

(1)肝肾阴虚证。治法：滋补肝肾，养血调经。主方：左归丸(《景岳全书》)加减。处方：

熟地黄24g	山药12g	山萸肉12g	菟丝子12g
鹿角胶12g^(烊化)	枸杞12g	龟甲胶12g^(烊化)	川牛膝9g
知母6g	菊花9g		

每日1剂，水煎服，每日3次。

(2)肾虚肝郁证。治法：补肾疏肝，理气调经。主方：一贯煎(《柳州医话》)加减。处方：

北沙参9g	麦冬9g	当归9g	生地黄18~30g
川楝子4.5g	枸杞子9~18g	陈皮9g	白芍12g

每日1剂，水煎服，每日3次。

(3)气血虚弱证。治法：补气养血，和营调经。主方：人参养荣汤(《三因极一病证方论》)加减。处方：

黄芪30g	当归30g	桂心30g	甘草30g
橘皮30g	白术30g	人参30g	白芍90g
熟地黄22g	五味子22g	茯苓22g	远志15g

每次1剂，研细末，每次取药末12g，加生姜3片，大枣2枚，水煎，空腹服。

(4)脾肾阳虚证。治法：温肾健脾，暖宫调经。主方：温土毓麟汤(《傅青主女科》)加减。处方：

巴戟天30g	覆盆子30g	白术15g	人参10g^(另炖)
山药15g	神曲3g	当归9g	川芎9g
山茱肉15g			

每日1剂，水煎服，每日3次。

(5)肾阴阳两虚证。治法：肾阴阳双补。主方：二仙汤(《中医方剂临床手册》)加减。处方：

仙茅9g	仙灵脾9g	巴戟天9g	当归9g
知母6g	黄柏6g	女贞子12g	旱莲草12g

每日1剂，水煎服，每日3次。

2.中成药治疗

(1)六味地黄丸(熟地黄、山茱萸、牡丹皮、山药、茯苓、泽泻)：滋阴补肾。用于本病肝肾阴虚证。口服。一次8丸，一日3次。忌辛辣食物。不宜在服药期间服感冒药。服药期间出现食欲不振、胃脘不适、大便稀、腹痛等症状时，应去医院就诊。

(2)杞菊地黄丸(枸杞子、菊花、熟地黄、制山茱萸、牡丹皮、山药、茯苓、泽泻)：滋肾养肝。用于本病肝肾阴虚证。口服。一次6g(30丸)，一日2次。忌不易消化食物。感冒发热病人不宜服用。有高血压、心脏病、肝病、糖尿病、肾病等慢性病严重者应在医师指导下服用。

(3)坤宝丸(酒炙女贞子、墨旱莲、白芍、鸡血藤、地黄、珍珠母、黄芩、知母、菟丝子、龟甲、枸杞子、当归等23味)：滋补肝肾，镇静安神，养血通络。用于本病肝肾阴虚证。口服。一次50粒，一日2次，连续服用2个月或遵医嘱。

(4)六味地黄丸(熟地黄、山茱萸、牡丹皮、山药、茯苓、泽泻)合逍遥丸(柴胡、当归、白芍、炒白术、茯苓、炙甘草、薄荷)：六味地黄丸滋阴补肾，逍遥丸疏肝健脾，养血调经。合用于本病肾虚肝郁证。六味地黄丸：口服。一次8丸，一日3次。逍遥丸：口服。一次6~9g，一日1~2次。

(5)妇科调经片(熟地黄、当归、白芍、川芎、醋炙延胡索、赤芍、醋炙香附、麸炒白术、大枣、甘草)：养血，调经，止痛。用于本病肾虚肝郁证。口服。一次4片，一日4次。忌食寒凉、生冷食物。感冒时不宜服用本药。月经过多者不宜服用本药。平素月经正常，突然出现月经量少，或月经错后，或阴道不规则出血应去医院就诊。

(6)八珍胶囊(党参、炒白术、茯苓、甘草、当归、白芍、川芎、熟地黄)：补气益血。用于本病气血虚弱证。口服。一次3粒，一日2次。孕妇慎用。不宜和感冒类药同时服用。服本药时不宜同时服用藜芦或其制剂。本品为气血双补之药，性质较黏腻，有碍消化，故咳嗽痰多、脘腹胀痛、纳食不消、腹胀便溏者忌服。本品宜饭前服用或进食同时服。按照用法用量服用，高血压患者、年老体虚者应在医师指导下服用。服药期间出现食欲不振，恶心呕吐，腹胀便溏者应去医院就诊。对本品过敏者禁用，过敏体质者慎用。

(7)调经促孕丸(去毛鹿茸、炙淫羊藿、仙茅、续断、桑寄生、菟丝子、枸杞子、覆盆子、山药、去芯莲子、茯苓、黄芪、白芍、炒酸枣仁、钩藤、丹参、赤芍、鸡血藤)：温肾健脾，活血调经。用于本病脾肾阳虚证。口服。一次5g(50丸)，一日2次。自月经周期第5d起连服20d；无周期者每月连服20d，连服3个月或遵医嘱。阴虚火旺、月经量过多者不宜服用。

(8)滋肾育胎丸(盐水制菟丝子、砂仁、熟地黄、人参、桑寄生、阿胶珠、制何首乌、艾叶、盐巴戟天、白术、党参、鹿角霜、枸杞子、续断、杜仲)：补肾健脾，益气培元，养血安胎，强壮身体。用于本病脾肾阳虚证。口服，淡盐水或蜂蜜水送服。一次5g(约2/3瓶盖)，一日3次。感冒发热勿服。服药时忌食萝卜、薏苡仁、绿豆芽。如肝肾阴虚患者，服药后觉口干口苦者，改用蜂蜜水送服。服药时间长短不一，有的服1~2瓶见效，有的滑胎患者需服药1~3个月，以服药后临床症状消除为原则，但滑胎者一般均服至3个月后渐停药。

(9)龟鹿二仙口服液(龟甲、鹿角、党参、枸杞子)：温肾益精。用于本病肾阴阳两虚证。口服，一次10ml，一日3次。脾胃虚弱者慎用。忌食辛辣食物。不宜和感冒药同时服用。本品宜饭前服用或进食同时服。按照用法用量服用，高血压、糖尿病患者应在医师指导下服用。服药2周内症状未改善，或服药期间出现胃脘不适、食欲不振、便溏、头痛等症状时，应去医院就诊。药品性状发生改变时禁止服用。对本品过敏者禁用，过敏体质者慎用。

3.耳针疗法

取穴：主穴取子宫、卵巢、内分泌，配肾、心、肝、三焦、胃等穴。

操作：用王不留行籽或磁珠贴敷耳穴区，轻轻揉压，刺激穴位，左右耳交替使用，每周2~3次。

4.针刺疗法

取穴：主穴取足三里、关元、中极、三阴交、血海、子宫。肝肾阴虚证配肾俞、肝俞、太溪；肾虚肝郁证配肾俞、肝俞、太冲；气血虚弱证配肝俞、脾俞、气海；脾肾阳虚证配脾俞、肾俞、中脘；肾阴阳两虚证配肾俞、命门、腰阳关。

操作：每日针刺1次，平补平泻。

5.皮肤针疗法

取穴：任脉、脾经、肝经等。

操作：在下腹部任脉、脾经、肝经和腹股沟以及下肢足三阴经循行线上轻轻叩刺，以局部皮肤潮红为度。

6.艾灸疗法

取穴：双侧足三里、气海、关元、中极、三阴交、子宫。

操作：使用艾条灸法。上述闭经各证型均可使用灸法。可应用多功能艾灸仪治疗。

四、健康教育

1.心理及生活方式干预

缓解患者的心理压力，告知患者尤其是年轻患者，仍有偶然自发排卵的情况。调整生活方式，健康饮食、规律运动、戒烟，避免生殖毒性物质的接触，增加社交活动和脑力活动。保持良好的睡眠习惯。适当补充钙剂及维生素D，尤其是已出现骨密度（BMD）降低者。

2.遗传咨询

根据家族史和遗传学检测结果评估遗传风险，为制定生育计划、保存生育力、预测绝经提供指导。对有POI或者早绝经家族史的女性，可借助高通量基因检测技术筛查致病基因。对家系中携带遗传变异的年轻女性建议尽早生育，或在政策和相关措施允许的情况下进行生育力保存。

3.饮食调理

忌食辛辣、油炸、寒凉之品。避免过食寒凉，少食油炸食品，避免过多饮用咖啡、浓茶及酒类制品。宜食豆制品、奶类食物，如豆浆、豆腐；坚持喝牛奶，多吃鱼虾及新鲜的水果和蔬菜。

4.情志调摄

调节情志，避免精神焦虑紧张及过度精神刺激。

5.做好远期健康及并发症管理

注重骨骼健康，维持骨骼健康，预防骨质疏松。预防和减少可能的认知功能障碍。预防心脑血管疾病。

第三十五章　女性更年期综合征

　　更年期是指妇女从有生殖能力到无生殖能力的过渡阶段。此阶段妇女出现月经改变，如月经频发、月经量少、月经不规则以及闭经等。同时，更年期妇女因卵巢内分泌功能的改变导致内环境变化，影响到各器官系统功能性变化，进而表现出相应症状，如潮热、出汗、头痛等血管舒缩功能不稳定症状，心悸、眩晕、失眠、皮肤感觉异常等自主神经功能不稳定症状，抑郁、焦虑、多疑、自信心降低、注意力不集中、易激动、恐怖感甚至癔症发作样症状等精神、心理症状，等等，称之为更年期综合征。世界卫生组织人类特别规划委员会于1994年在日内瓦召开的绝经研究进展工作会议上建议弃用"更年期"这一术语，并推荐使用绝经前期、绝经、绝经后期、绝经过渡期和围绝经期等与绝经有关的名词。但是，由于"更年期"一词形象、生动，已沿用多年。目前，"更年期综合征"一词在实践中仍广泛使用。国内教科书中多称为"围绝经期综合征"，也有称为"绝经综合征"者。本病相当于中医妇科学的"绝经前后诸证"或"经断前后诸证"。中医药治疗，对于改善更年期综合征的症状、提高更年期综合征患者生活质量具有较好的疗效。

一、西医诊断

1.诊断依据

　　参照《临床诊疗指南·妇产科分册》(中华医学会主编，人民卫生出版社，2009年)。

　　(1)临床表现：在40岁以上妇女，月经紊乱或绝经同时出现以下三组症状：①典型的血管舒缩功能不稳定症状，如潮热、汗出、胸闷、心悸等；②精神神经症状，如抑郁、焦虑、烦躁、易激动等；③泌尿生殖道萎缩症状，如阴道干烧灼感、性交痛、尿频尿急、反复泌尿道感染等。

　　(2)化验检查：血FSH升高或正常，E2水平可升高、降低或正常。

2.鉴别诊断

　　(1)冠心病：更年期综合征由于植物神经功能紊乱使血管舒缩功能失调也会出现心前区疼痛、心悸等酷似冠心病心绞痛的症状，但根据以下方面不难鉴别：①心绞痛的特点是胸前下段或心前区突发的压榨性或窒息性疼痛，且向左臂放射，持续时间很少超过10~15min，口服硝酸甘油后1~2min内疼痛可缓解或消失。更年期综合征心前区疼痛是持续性钝痛，口服硝酸甘油后疼痛不能缓解。②心绞痛与体力活动和情绪激动有关，而更年期综合征与体力活动无关，仅与情绪、精神有关。③心电图检查，冠心病多有改变，更年期综合征无变化。

(2)高血压病：更年期综合征出现血压升高者为数不少，但与高血压病不同，其主要鉴别点在于：①高血压病血压升高呈持续性，收缩压、舒张压都超过正常水平；更年期综合征仅收缩压升高，舒张压正常，一天中波动较大，睡眠后血压往往降至正常范围。②高血压病常伴有头晕、头痛、心悸等心血管症状；而更年期综合征则伴有阵热潮红、多汗等植物神经功能紊乱的症状。③高血压病常有胆固醇升高、眼底或心电图改变；更年期综合征则有雌激素(或睾酮)水平下降，眼底血管及心电图多无变化。

(3)食管癌：有些更年期综合征的病人常常感到咽喉部有异物感，吞之不下，吐之不出，但不影响吞咽，虽经各种检查也找不到器质性病变，这种现象是由于内分泌功能紊乱，使中枢神经系统控制失调，造成植物神经功能紊乱而引起的咽部或食管上段肌肉异常收缩。此时应与食管癌相鉴别，食管癌的症状是进行性吞咽困难，病人多有进行性消瘦，食管钡餐X光检查、纤维食管镜或食管拉网检查等可发现病理改变。

(4)宫颈及子宫肿瘤：女性更年期综合征多发生于绝经前期。此时又是宫颈癌和子宫肌瘤好发年龄，因此也应注意鉴别。只要定期做妇科检查，必要时做宫颈刮片活检和子宫内膜活检不难排除。

以上是常见的容易误诊的疾病，还有许多疾病如老年性精神病、神经官能症等不一一赘述。特别应该指出的是，更年期综合征往往与上述疾病同时存在，或开始是更年期综合征，以后又罹患了器质性疾病，对这些情况要高度警惕，定期全面检查是非常必要的。

3.相关检查

(1)激素测定：包括HPO轴、肾上腺轴、甲状腺轴、胰腺功能的激素测定。

(2)血生化学检查：包括血钙磷、血糖、血脂BUN、肝肾功能、尿糖、尿蛋白。

(3)医学影像学检查：重点是确诊骨质疏松症，包括骨密度、骨皮质等。

(4)全身查体：注意有无心血管、肝肾疾病、肥胖、水肿、营养不良疾病及精神-神经系统功能状态，妇科查体应常规作宫颈细胞学检查，并注意有无性器官炎症、肿瘤；有绝经后流血者，应作分段诊刮和内膜病检；细胞学异常者，应作宫颈多点活检和颈管搔刮；卵巢增大者，应注意排除肿瘤。

二、中医诊断

1.诊断要点

参照2007年国家食品药品监督管理局《中药、天然药物治疗女性更年期综合征临床试验技术指导原则》和《中医妇科学》(罗颂平主编，高等教育出版社，2008年)。

(1)年龄：发病年龄大于40周岁。

(2)主要症状：月经紊乱或绝经时间出现烘热汗出，或情绪改变。

(3)次要症状：①腰背酸痛、头晕耳鸣；②或胁肋疼痛、乳房胀痛、头痛；③或心悸怔忡、心烦不宁、失眠多梦；④或手足心热、阴道干灼热感、性交痛，口干便秘；⑤或腰背冷痛、形寒肢冷、精神萎靡、面浮肢肿、性欲淡漠、小便清长、夜尿多等。

(4)舌淡红或偏红，苔薄白或薄黄、脉细数或沉细。

具备疾病诊断中(1)、(2)，和/或兼见次要症状中的1~2项以上，结合舌脉即可诊断。

2.类证鉴别

(1)眩晕：指头晕目眩，包括眩晕和常见的头晕眼花。可见于许多病证，临床当需认真鉴别。

(2)心悸：指患者不因惊吓，自觉心跳、心慌，悸动不安。

(3)水肿：指体内水湿停留，面目、四肢、胸腹甚至全身浮肿的一种疾患。

(4)癥瘕：是指妇女下腹部包块，伴有或胀，或痛，或满，或异常出血者，可能出现月经过多，或经断复来，或有下腹部疼痛、浮肿，或五色带下、气味臭秽，或身体突然明显消瘦等症状。

(5)月经失调应注意与妊娠性疾病相鉴别。

3.证候诊断

(1)肾虚肝郁证：绝经前后烘热汗出、伴情志异常(烦躁易怒，或易于激动，或精神紧张，或抑郁寡欢)。腰酸膝软，头晕失眠，乳房胀痛，或胁肋疼痛，口苦咽干，或月经紊乱，量少或多，经色鲜红。舌淡红，苔薄白，脉弦细。

(2)心肾不交证：绝经前后烘热汗出，心悸怔忡。腰膝酸软，头晕耳鸣，心烦不宁，失眠多梦，甚情志异常，或月经紊乱，量少，色红。舌红，苔薄白，脉细数。

(3)阴虚火旺证：绝经前后烘热汗出，心烦易怒。手足心热，面部潮红，口干便秘，懊恼不安，坐卧不宁，夜卧多梦善惊，月经先期、量少，色红质稠。舌红，少苔，脉细数。

(4)肾阴虚证：绝经前后烘热汗出，腰膝酸软。头晕耳鸣，口燥咽干，失眠多梦，或皮肤瘙痒，尿少便干，月经周期紊乱，先期量少或量多，或崩漏。舌红，少苔，脉细数。

(5)肾阳虚证：绝经前后形寒肢冷，头晕耳鸣。腰背冷痛，腰膝酸软，精神萎靡，面色晦黯，性欲淡漠，小便频数或失禁，带下量多，月经紊乱，量多或少，色淡质稀。舌淡，苔白滑，脉沉细而迟。

(6)肾阴阳俱虚证：绝经前后时而畏风怕冷，时而潮热汗出。腰酸膝软，头晕耳鸣，健忘，夜尿频数，月经紊乱，量少或多。舌红，苔薄，脉沉细。

三、中医适宜技术

1.辨证施药

(1)肾虚肝郁证。治法：补肾疏肝。主方：滋水清肝饮(《医宗己任编》)加减。处方：

熟地10g	山萸肉10g	白芍10g	山药10g
柴胡6g	郁金10g	香附9g	赤芍10g
丹皮10g	栀子10g	当归10g	泽泻10g
茯苓10g	酸枣仁10g		

每日1剂，水煎服，每日3次。

(2)心肾不交证。治法：滋肾宁心。主方：六味地黄汤(《小儿药证直诀》)合黄连阿胶汤(《伤寒论》)加减。处方：

熟地24g	山茱萸12g	山药12g	茯苓9g
丹皮9g	枸杞子12g	白芍12g	莲子心9g
炒枣仁10g	黄连6g	泽泻9g	合欢皮9g

每日1剂，水煎服，每日3次。

(3)阴虚火旺证。治法：滋阴降火。主方：知柏地黄汤(《景岳全书》)加减。处方：

生地15g	熟地15g	枸杞子12g	山茱萸12g
怀山药15g	茯苓12g	炙甘草6g	盐知母6g
盐黄柏6g	地骨皮12g	丹皮9g	

每日1剂，水煎服，每日3次。

(4)肾阴虚证。治法：滋肾养阴。主方：左归丸(《景岳全书》)加减。处方：

熟地24g	山药12g	山茱萸12g	茯苓12g
枸杞子12g	白芍12g	川牛膝9g	龟板胶12g(烊化)
鹿角胶12g(烊化)	菟丝子12g	炙甘草6g	

每日1剂，水煎服，每日3次。

(5)肾阳虚证。治法：温肾扶阳。主方：右归丸(《景岳全书》)加减。处方：

熟地24g	山药12g	菟丝子12g	山茱萸12g
枸杞子12g	杜仲12g	鹿角胶12g(烊化)	仙灵脾9g
当归12g	肉桂6g	制附片9g(先煎)	

每日1剂，水煎服，每日3次。

(6)肾阴阳俱虚证。治法：阴阳双补。主方：二仙汤(《妇产科学》)合二至丸(《摄生众妙方》)加减。处方：

仙茅9g	仙灵脾9g	巴戟天9g	旱莲草12g
女贞子12g	菟丝子12g	当归9g	何首乌12g

　　生龙骨12g^(先煎)　　　牡蛎12g^(先煎)　　　知母6g　　　黄柏6g

每日1剂，水煎服，每日3次。

2.中成药治疗

　　(1)左归丸(熟地黄、菟丝子、牛膝、龟板胶、鹿角胶、山药、山茱萸、枸杞子)合逍遥丸(柴胡、当归、白芍、炒白术、茯苓、薄荷、生姜、炙甘草)：左归丸滋肾补阴，用于真阴不足，腰酸膝软，盗汗，神疲口燥。水蜜丸：口服。一次9g，一日2次。逍遥丸疏肝健脾，养血调经。用于肝郁脾虚、肝气不舒所致月经不调，胸胁胀痛，头晕目眩，食欲减退。丸剂、大蜜丸、小蜜丸：口服。一次9g，一日2次。浓缩丸：口服。一次8丸，一日3次。微丸：口服。一次1袋，一日3次。水丸：口服。一次6~9g，一日1~2次。二者合用于本病肾虚肝郁证。

　　(2)坤泰胶囊(熟地、黄芩、黄连、白芍、阿胶、茯苓)：滋阴清热，安神除烦。用于本病心肾不交证，也用于本病阴虚火旺证。胶囊，口服。一次4粒，一日3次。本品偶见服药后腹胀、胃痛，可改为餐后服药或停药。阳虚体质者禁用。过敏体质者、高血压、心脏病、肾病患者、脾胃虚弱者慎用。用药期间感受外邪者应停药。用药期间忌食辛辣、少进油腻食物。用药2周症状无改善，应谨慎。

　　(3)坤宝丸(酒炙女贞子、覆盆子、菟丝子、枸杞子、黑豆酒炙何首乌、龟甲、地骨皮、南沙参、麦冬、炒酸枣仁、地黄、白芍、赤芍、当归、鸡血藤、珍珠母、石斛、菊花、墨旱莲、桑叶、白薇、知母、黄芩)：滋补肝肾、镇静安神、养血通络。用于本病阴虚火旺证。水蜜丸，口服。一次5g，一日2次。过敏体质者、肾阳虚症状(表现为形寒肢冷、大便溏薄、面浮肢肿等)明显者、月经紊乱者、感冒患者慎用。用药期间忌食辛辣食物，以免助热伤阴。用药期间少进油腻食物。

　　(4)五加更年片(刺五加)：补肾益脾，养血安神。用于本病肾阴虚证。口服。一次6片，一日2~3次。忌食辛辣，少进油腻。感冒时不宜服用。伴有月经紊乱或其他疾病如高血压、心脏病、肾病等患者，应在医师指导下服用。

　　(5)龙凤宝胶囊(组方暂未公开)：补肾，健脾益气，宁神益智。用于本病肾阳虚证。口服。一次2粒，一日3次。忌辛辣、生冷、油腻食物。本品宜饭前服用。凡阴虚阳亢，血分有热，胃火炽盛，肺有痰热，外感热病者慎服。高血压、心脏病、肝病、糖尿病、肾病等慢性病患者应在医师指导下服用。

　　(6)益气补肾胶囊(党参、淫羊藿、山楂、黄芪、白附片、玉竹、牡丹皮、肉苁蓉、冰片)：补肾健脾，益气宁神。用于本病脾肾两虚证。口服。一次2粒，一日3次；或遵医嘱。

　　(7)二至丸(蒸女贞子、墨旱莲)：补益肝肾，滋阴止血。用于本病肾阴阳俱虚证。浓缩丸：口服。一次20粒，一日1~2次。丸剂：口服。一次9g，一日2次。过敏体质者、感冒患者、高血压、心脏病、肝病、糖尿病、肾病等慢性病严重者、肝火上炎所致的头晕耳鸣、实热内盛所致的月经过多、色泽鲜红者、脾胃虚寒腹泻者慎用。用药期间忌食辛辣、油腻之品。用药2周或用药期间症状无改善，或症状加重，或出现新的严重症状，应立即停药。

3.体针疗法

(1)调卫健脑针法。

取穴：肾俞、内关、神门、四神聪等穴位。

操作：平刺进针，平补平泻，每次20min，每日1次，10次1疗程。适应于本病伴有失眠症状者。

(2)电针疗法。

取穴：肾俞、关元、大赫、水道、三阴交等穴位。

操作：平刺进针，平补平泻，每次20min，每日1次，10次1疗程。适应于伴有尿频、尿急以及排尿困难等症状者。

4.艾灸疗法

取穴：命门、气海、涌泉；月经过多者加断红穴。

操作：采用隔姜片艾灸命门、气海、涌泉；月经过多者灸断红穴。根据病情可选用多功能艾灸仪进行艾灸治疗。适应于伴有怕冷、四肢不温、夜尿频多等阳虚症状者。

5.耳穴贴压疗法

取穴：肾、心、肝、胆、神门、内分泌。

操作：用王不留行籽或磁珠贴压，肾、心、肝穴用弱刺激手法，胆、神门、内分泌穴用强刺激手法。适应于伴有烘热汗出、精神紧张等症状者。

6.微波辐射法疗法

取穴：神阙穴。

操作：于月经干净后第3d开始微波辐射治疗。适应于伴有怕冷、四肢不温、夜尿频多等阳虚症状者。

7.阴道纳药疗法

药物：保妇康栓。

用法：每晚用保妇康栓一粒，睡前阴道纳药。适应于伴有阴道干涩、阴痒者。

四、健康教育

(1)正确认识更年期。更年期是每位妇女的自然生理过程，不同妇女其更年期症状存在着个体差异，但多数妇女可能未经治疗能够平稳渡过这一时期。更年期除了潮热、出汗等常见的一些症状外，还是某些老年女性慢性疾病如骨质疏松、心血管疾病和老年痴呆的起始阶段。在这一时期，应该针对每个人的重点问题，给予正确的预防保健建议指导或积极治疗，为健康老年期打下良好基础。

(2)倡导健康的生活方式。舒畅情志，合理平衡饮食，拒绝吸烟与被动吸烟，禁止饮酒，适宜运动(建议每天步行6000步)，管理好体重(建议更年期妇女正常的体重指数应保持18.5~23.9kg/m²。)，保持好睡眠和适度的性生活。

(3)积极预防妇科和泌尿系统炎症。妇女进入更年期阶段后，雌激素减少、缺乏会伴随泌尿生殖道逐渐发生以萎缩改变为主的状态，造成阴道局部抵抗力降低。更年期妇女除表现泌尿生殖道萎缩性炎症，仍然有罹患生殖道感染/性传播疾病的可能，应给予重视，注意个人卫生，减少发病，患病后应及时就诊进行规范的治疗。

(4)积极预防焦虑和抑郁。对更年期妇女焦虑和抑郁障碍，争取做到早期发现、早期诊断、早期治疗、防止复发。

(5)针对更年期症状、功能性子宫出血、生殖道肿瘤、乳腺疾病、骨质疏松症、泌尿生殖系统疾病等的主要药物治疗和其他综合干预手段，改善更年期相关症状和疾病，减少更年期并发症，防止伤残和促进康复。应联合相关专业的医务人员共同进行诊治。

第三十六章　解体转换障碍

人格解体障碍，又称人格解体性神经症。其核心特点为"非真实感"，表现为对自我的关注增强，但是对自己内心情感的体验、对自己与外部的人或事物的互动过程的感知，是扭曲而不真实的。这种感受是一种以精神痛苦感为主的复合式体验，伴发焦虑、恐惧等负性情绪，部分患者会出现幻听、幻视等知觉障碍。病情持久后，会造成作息紊乱、兴趣衰减、意志减退、社会退缩等身心障碍。本病属于中医"脏躁"范畴。"脏躁"最早见于张仲景《金匮要略》，脏，是指内脏，中医学认为精神活动与心、肝、脾、肺、肾五脏都有密切关系；躁，即躁动不安。脏躁，就是由于脏腑功能失调引起精神活动的异常，出现喜怒无常、焦躁不安、或悲或笑、难以自制的一种疾病，好发于女性。

一、西医诊断

1.诊断依据

参照《ICD-10精神与行为障碍分类》和中华医学会精神科分会编《中国精神障碍分类与诊断标准》(第3版)(山东科技出版社，2001出版)。

(1)具有解体(转换)障碍中各种障碍临床特征，如分离性遗忘、分离性漫游、分离性木僵、出神与附体、分离性运动和感觉障碍、多重人格障碍、Ganser综合征、情感爆发等。

(2)不存在可以解释症状的躯体障碍的证据。

(3)有心理致病的证据，表现在时间上与应激事件、问题或紊乱的关系有明确的联系(即使患者否认这一点)。

2.鉴别诊断

临床需要与围绝经期综合征(更年期综合征)、抑郁症、狂病等进行鉴别。

3.相关检查

(1)因为本病是由情志内伤所致，导致精神忧郁、烦躁不安、无故悲泣、哭笑无常、喜怒无定等，故要特别检查患者的精神状态。

(2)进行心理人格检测以及有关脑、神经系统、内分泌、代谢系统的检查，排除有关器质性疾病。

二、中医诊断

1.诊断要点

参照《中医神志病临床诊疗指南》和《中医神志病学》。

(1)患者精神抑郁，烦躁不宁，悲伤欲哭，喜怒无常，欠伸频作。

(2)少数患者或伴有手舞足蹈，素无心肺疾患而突然喘促阵作，或突然失音，不能说话等症状。

(3)患者每次发病多为同样表现的重复。

(4)多有反复发作史或家族史，发病前常有明显的情志刺激因素。

(5)其症状可因暗示而产生，也可因暗示而改变消失。

(6)多发生于中青年女性，但男性亦有。

(7)应用西医神经系统检查方法及躯体检查，多无阳性体征。

2.类证鉴别

(1)郁证：郁证是由于情志不舒，气机郁滞所致，以心情抑郁，情绪不宁，两胁胀满，或易怒易哭，或咽喉中有异物梗阻等。

(2)百合病：本病与百合病相似，但是，脏躁以哭笑无常、悲伤欲哭为主，而百合病以沉默寡言、抑郁少欢为主。

(3)痴呆：痴呆是沉默寡言，感情淡漠，静而多喜；而脏躁是哭笑无常，悲伤欲哭。

3.证候诊断

(1)心脾两虚，神失所养证：情感淡漠，神思恍惚，目光呆滞，游走不定，胆怯善疑，失眠易惊，记忆减退或遗忘，思维贫乏，意志减退，自我认知缺失，而不能自主；或运动能力丧失，或皮肤感觉异常；或妄见、妄闻、妄想；神疲乏力，食少倦怠，大便不调。舌淡，苔白，脉细弱。

(2)肝气郁结，神志不畅证：情绪不稳，多疑善虑，烦躁易怒，语无伦次，行为紊乱，盲目游走，木僵，自我认知缺失，而不能自主；或肢体震颤抽动，或妄见妄闻妄想；胸胁胀满，时欲太息。舌质淡，苔薄腻，脉弦缓。

(3)心肝血虚，神魂不安证：神思不宁，目光呆滞，彻夜不寐，或多梦善惊，哭笑无常，记忆减退或遗忘，思维贫乏，意志减退，木僵，肢体麻木或瘫痪，或肢体震颤，筋惕肉瞤，自我认知缺失，而不能自主；心悸失眠，眩晕耳鸣，视物昏花，胸胁胀痛。舌质淡红，苔少或无苔，脉弦细。

(4)肺肾阴虚，虚火扰神证：情绪失常，或闷闷寡欢，或狂越不已，或善悲欲哭，健忘多梦，记忆减退或遗忘，思维贫乏，意志减退，自我认知缺失，而不能自主；口燥咽干，头晕目眩，耳鸣健忘，腰酸腿软，五心烦热。舌质红，少苔而干，脉细数。

(5)痰火内生，郁热扰神证：烦躁易怒，悲忧善哭，或哭笑无常，坐卧不宁，行为紊乱，自我认知缺失，而不能自主；或妄见、妄闻、妄想；胸中憋闷，心烦口苦，咯痰黄稠，小便黄，大便干。舌质红，苔黄腻，脉滑数。

三、中医适宜技术

1.辨证施药

(1)心脾两虚，神失所养证。治法：健脾益气，养心安神。主方：甘麦大枣汤(《金匮要略》)合归脾汤(《济生方》)加减。处方：

炙甘草10g	浮小麦30g	大枣10枚	人参15g^(另炖)
黄芪30g	白术30g	茯苓30g	龙眼肉30g
酸枣仁30g	柏子仁30g	甘松10g	百合30g
木香15g			

每日1剂，水煎服，每日2~3次。

(2)肝气郁结，神志不畅证。治法：疏肝解郁，健脾调神。主方：逍遥散(《太平惠民和剂局方》)加减。处方：

柴胡30g	当归30g	白芍30g	白术30g
茯苓30g	香附15g	郁金15g	甘松10g
酸枣仁20g	炙甘草30g		

每次1剂，研细末，每天取药末18g，加煨生姜3片、薄荷5g，水煎服，每日3次。

(3)心肝血虚，神魂不安证。治法：补益心肝，养血安神。主方：酸枣仁汤(《金匮要略》)加减。处方：

酸枣仁20g	茯苓12g	知母12g	川芎12g
柏子仁15g	当归10g	龙齿20g^(先煎)	珍珠母30g^(先煎)
甘草9g			

每日1剂，水煎服，每日2次。

(4)肺肾阴虚，虚火扰神证。治法：滋阴潜阳，镇心安神。主方：百合地黄汤(《金匮要略》)合六味地黄汤(《小儿药证直诀》)加减。处方：

百合30g	生地黄15g	枸杞子10g	山药12g
牛膝12g	山茱萸10g	生龙骨15g^(先煎)	远志10g
生牡蛎15g^(先煎)			

每日1剂，水煎服，每日2次。

(5)痰火内生，郁热扰神证。治法：清热化痰，宁心安神。主方：黄连温胆汤(《六因条辨》)加减。处方：

黄连9g	半夏10g	胆南星10g	瓜蒌10g
陈皮9g	茯苓12g	酸枣仁15g	枳实9g

竹茹9g　　　远志9g　　　石菖蒲12g　　　甘草6g

每日1剂，水煎服，每日2次。

2.中成药治疗

(1)归脾丸(党参、炒白术、炙黄芪、炙甘草、茯苓、制远志、炒酸枣仁、龙眼肉、当归、木香、大枣)：益气健脾，养血安神。用于心脾两虚、气短心悸、失眠多梦、头昏头晕、肢倦乏力、食欲不振。用于本病心脾两虚，神失所养证。用温开水或生姜汤送服。水蜜丸一次6g(约1瓶盖)，一日3次。有引起消化道不适及皮疹的病例报告。忌不易消化食物。感冒发热病人不宜服用。有高血压、心脏病、肝病、糖尿病、肾病等慢性病患者应在医师指导下服用。有口渴、尿黄、便秘等内热表现者不宜服用。儿童、孕妇、哺乳期妇女应在医师指导下服用。服药4周症状无缓解，或服药期间如症状加重或出现其他不适应到医院就诊。对本品过敏者禁用，过敏体质者慎用。

(2)逍遥丸(柴胡、当归、白芍、炒白术、茯苓、炙甘草、薄荷)：疏肝健脾，养血调经。用于肝郁脾虚所致的郁闷不舒、胸胁胀痛、头晕目眩、食欲减退、月经不调。用于本病肝气郁结，神志不畅证。口服。一次6~9g，一日1~2次。忌生冷及油腻难消化的食物。服药期间要保持情绪乐观，切忌生气恼怒。有高血压、心脏病、肝病、糖尿病、肾病等慢性病严重者应在医师指导下服用。平素月经正常，突然出现经量过多、经期延长，或月经过少、经期错后，或阴道不规则出血者应去医院就诊。儿童、年老体弱、孕妇、哺乳期妇女及月经量多者应在医师指导下服用。服药3d症状无缓解，应去医院就诊。对本药过敏者禁用，过敏体质者慎用。

(3)酸枣仁合剂(酸枣仁、知母、茯苓、川芎、甘草)：清热泻火，养血安神。用于虚烦不眠、心悸不宁、头目眩晕。用于本病心肝血虚，神魂不安证。口服。一次10~15ml，一日3次；用时摇匀。外感发热患者忌服。孕妇及糖尿病患者慎用。儿童、哺乳期妇女、老人应在医师指导下使用。本品宜餐后服。服用本品一周后症状未见改善或加重者，应到医院就诊。对本品过敏者禁用，过敏体质者慎用。

(4)百合更年安颗粒(百合、枸杞子、阿胶珠、南沙参、牡蛎、钩藤、莲子心、远志、浮小麦、陈皮)：滋养肝肾，宁心安神。用于更年期综合征属阴虚肝旺证，症见烘热汗出、头晕耳鸣、失眠多梦、五心烦热、腰背酸痛、大便干燥、心烦易怒、舌红少苔、脉弦细或弦细数。每袋装12g。开水冲服。一次1袋，一日3次。忌食辛辣，少进油腻。感冒发热病人不宜服用。有高血压、心脏病、肝病、糖尿病、肾病等慢性病严重者应在医师指导下服用。伴有月经紊乱者，应在医师指导下服用。眩晕症状较重者，应及时去医院就诊。服药2周症状无缓解，应去医院就诊。对本品过敏者禁用，过敏体质者慎用。

(5)六味地黄丸(熟地黄、酒萸肉、牡丹皮、山药、茯苓、泽泻)：滋阴补肾。用于肾阴亏损，头晕耳鸣，腰膝酸软，骨蒸潮热，盗汗遗精。用于本病肺肾阴虚，虚火扰神证。口服。水蜜丸一次6g(30丸)，一日2次。忌不易消化食物。感冒发热病人不宜服用。

有高血压、心脏病、肝病、糖尿病、肾病等慢性病严重者应在医师指导下服用。儿童、孕妇、哺乳期妇女应在医师指导下服用。服药4周症状无缓解,应去医院就诊。

(6)清火栀麦片(穿心莲、栀子、麦冬):清热解毒,凉血消肿。用于肺胃热盛所致的咽喉肿痛、发热、牙痛、目赤。用于本病痰火内生,郁热扰神证而见上述症状者。口服。一次2片,一日2次。忌烟、酒及辛辣食物。不宜在服药期间同时服用滋补性中药。有高血压、心脏病、肝病、糖尿病、肾病等慢性病严重者应在医师指导下服用。儿童、孕妇、哺乳期妇女、年老体弱及脾虚便溏者应在医师指导下服用。发热体温超过38.5℃的患者,应去医院就诊。服药3d症状无缓解,应去医院就诊。

(7)更年安胶囊(地黄、泽泻、麦冬、熟地黄、玄参、茯苓、仙茅、磁石、牡丹皮、珍珠母、五味子、首乌藤、制何首乌、浮小麦、钩藤):滋阴潜阳,除烦安神。用于更年期潮热汗出,眩晕耳鸣,烦躁失眠。每粒装0.3g。口服。一次3粒,一日3次。忌食辛辣、少进油腻。感冒时不宜服用。伴有月经紊乱或其他疾病如高血压、心脏病、糖尿病、肾病等患者,应在医师指导下服用。眩晕症状较重者,应去医院就诊。严格按照用法用量服用,服药2周症状无缓解,应去医院就诊。本品不宜长期服用。

3.针刺疗法

(1)辨证针刺治疗。

取穴:心脾两虚、神失所养证,取穴太冲、神门、太白、中脘、足三里等。肝气郁结、神志不畅证,取穴合谷、太冲、曲池、丰隆、三阴交等。心肝血虚、神魂不安证,取穴合谷、中脘、丰隆、足三里、内关等。肺肾阴虚、虚火扰神证,取穴太溪、三阴交、百会、肺俞、肾俞等。痰火内生、郁热扰神证,取穴内关、水沟、神门、曲池、丰隆等。

操作:毫针刺,虚证以补为主,实证以泻为主。每日1次,10次为1疗程。

(2)"调神醒脑"针刺疗法。

头部取穴操作:主取百会穴;并于印堂穴直上2.0cm向后平刺25~40mm深,目内眦直上平行于该针两旁各1穴,均向后平刺25~40mm深;配印堂穴,小幅度、轻捻转,偶伴提插,连续3~5min,每日1次。

腹部取穴操作:于剑突下0.5寸穴位处,针尖向肚脐方向刺一针,然后在其左右旁开0.5寸穴位处分别刺入两针,三针向下平刺1.5寸深,施轻度手法捻转,连续5~10min,必要时可以通电针刺激,每日1次。

4.电针疗法

取穴与操作:百会、印堂斜刺,捻转泻法进针5min。得气后,用针疗电麻仪,将导线分别连在百会、印堂穴上,频率10~40Hz,穴位局部可见针抖动,轻微肌肉抽动,以患者无不适感为度。留针20~30min,每日1次。

5.十三鬼穴刺血疗法

取穴:十三鬼穴(即:水沟、上星、承浆、颊车、风府、少商、大陵、劳宫、曲池、隐白、申脉、舌下中缝、会阴）。

操作：每次选取3~5个穴位，严格消毒后用三棱针点刺出血5~7滴，隔日1次，诸穴交替选用。

6.穴位贴敷疗法

药物：白芥子12g、夜交藤15g、合欢花10g、桂枝10g、石菖蒲10g、远志10g、郁金9g、川芎9g、当归12g。

取穴：大椎穴、腰奇穴、间使穴（双）。

操作：药物粉碎研末后，用食用油或植物油将药物调成糊状，置于专用贴敷膜上。穴位局部消毒后，取药贴贴敷相应穴位6~12h。

7.心理疗法

（1）顺情从欲疗法：即顺从脏躁患者的情志和心理需要，以释却心理病因的一种心理疗法。对于有情志不遂心理因素的患者可采用顺情从欲疗法，心理医生可根据实际情况，在许可的条件下，针对其内心被压抑的情绪、意志，顺从患者的意念、情绪，满足患者的身心需求，使患者怡悦舒畅。必要时要求家属给予配合。

（2）诱导劝说疗法：根据患者提供的病史资料和生长情况，发现其内在心理因素及错误的认知观念。运用各种诱导法使患者进入入静状态，在入静状态中采用语言疏导疗法，对患者说理开导、同情安慰、说服解释、启发诱导，强化心理效应，改变患者错误的认识和病态的心理环境。

（3）暗示疗法：包括药物暗示和言语暗示。暗示治疗的关键是患者对医生权威的信服，医生对症状的解释和暗示符合患者对症状解释的文化信念。

8.物理疗法

根据病情需要，选用以下设备：重复经颅磁刺激治疗仪、中频脉冲电治疗仪、多参数生物反馈治疗仪等。

四、健康教育

1.服药护理

鼓励患者服药，如不配合可改换剂型，如将药液浓煎，或将药物研粉装入胶囊或混合在饮料中、饭菜里，并观察服药后的反应。服药时充分做好解释工作，争取合作，做到服药到口，防止患者用各种方法逃避吃药。

2.睡眠及排便护理

本病疗效与患者的睡眠质量及大便是否通畅具有密切关系，应重视，必要时给予干预措施。

3.饮食调摄

宜清淡，易消化，避免偏食。忌食辛辣刺激以及肥甘厚味之品。忌浓茶、咖啡等食品。对于拒食的患者应找出原因，进行劝导、督促、喂食或鼻饲，以保证其营养。

4.情志调理

注意观察情绪状态，避免情志刺激。在治疗过程中，应避免医源性暗示，如避免过多的反复检查、不恰当的提问，避免多人围观和对患者的症状过分关注；同时，给患者提供一个安全、舒缓的环境，有利于其保持情志舒畅，进而有利于相应症状的消除。

第三十七章　梅　核　气

梅核气是指咽喉中有异常感觉，但不影响进食为特征的病症。如梅核塞于咽喉，咯之不出，咽之不下，时发时止为特征的咽喉疾病。相当于西医的咽部神经官能症，或称咽癔症、癔球。该病多发于壮年人，以女性居多。《金匮要略·妇人杂病脉证并治》所载述"咽中如有炙脔"，当属此病。《赤水玄珠·咽喉门》："梅核气者，喉中介介如梗状。"《古今医鉴·梅核气》："梅核气者，窒碍于咽喉之间，咯之不出，咽之不下，核之状者是也。始因喜怒太过，积热蕴隆，乃成厉痰郁结，致斯疾耳。"因情志郁结，痰气凝滞所致。治宜理气解郁化痰，用半夏厚朴汤、加味四七汤、噙化丸等方。本证多见于西医慢性咽喉炎、神经官能症等疾患。

一、西医诊断

1.诊断依据

参照"功能性胃肠病——罗马Ⅲ诊断标准"（罗马委员会发布，2006年）中癔气症的诊断标准。

(1)喉部持续或间断的无痛性团块或异物感。

(2)感觉出现在两餐之间。

(3)没有吞咽困难或吞咽痛。

(4)没有胃食管酸反流导致该症状的证据。

(5)没有以组织病理学为基础的食管运动障碍。

诊断前症状出现至少6个月，近3个月满足以上标准。

2.鉴别诊断

(1)慢性鼻咽炎：慢性鼻咽炎是一种病程发展缓慢的慢性炎症，常与邻近器官或全身性疾病并存，如鼻窦炎、腺样体残留或潴留脓肿、咽囊炎等，可能使鼻咽部长期受到刺激以致发炎。

(2)鼻窦炎：鼻窦黏膜的炎症，在各种鼻窦炎中，上颌窦炎最多见，依次为筛窦、额窦和蝶窦的炎症，鼻窦炎可以单发，亦可以多发。

(3)喉癌：是一种比较常见的恶性肿瘤，发病率占全身肿瘤的1%~5%，在耳鼻喉科领域中仅次于鼻咽癌和鼻腔鼻窦癌，居第三位。

3.相关检查

(1)在引起咽异感症的因素中，器质性病变多于精神性，咽喉部因素多于其他部位的因素，所以首先应考虑器质性因素以免误诊。

(2)仔细检查鼻、咽、口咽和喉咽。

(3)应对鼻、眼、耳及颈部和全身各处做相关检查，必要时还应进行纤维喉镜、纤维食管镜或胃镜、血常规、胸部X线透视或摄片、颈椎拍片、X线食管吞钡透视或拍片、颈部及甲状腺B超检查等。

二、中医诊断

1.诊断要点

参照中华人民共和国中医药行业标准《中医病证诊断疗效标准》(ZY/T 001.6—94)。

(1)以咽内异物感为主要症状，但不碍饮食。症状的轻重与情志的变化有关。

(2)检查咽喉各部所见均属正常，无任何有关的阳性体征。

2.类证鉴别

该病需与虚火喉痹、咽喉及食道肿物相鉴别。虚火喉痹觉有异物刺痛感，并觉咽喉干燥，常有发出"吭喀"声音的动作，症状与情志变化关系不大；检查时可见咽喉黏膜呈微暗红色，喉底有淋巴滤泡增生。咽喉及食道肿瘤，吞咽困难，有碍饮食，肉眼检查或X光钡剂透视可发现肿瘤。

3.证候诊断

(1)痰气互结证：咽中异物感，咽之不下、吐之不出，时作嗳气、呃逆、恶心、泛泛欲吐，胸脘胀满。舌苔白腻，脉弦滑。

(2)肝郁气滞证：咽中梗阻感，嗳气频频，或作呃逆，胁下胀闷，嗳气后稍舒。舌苔薄白，脉弦。

(3)心脾两虚证：咽中异物感，不思饮食，口中无味，面白神疲，少气懒言，或时时悲伤欲哭，夜寐不实，易惊醒或惶恐不安，小便清长，大便溏薄。舌淡，苔白，脉弱。

(4)肺胃阴虚证：咽部干痒，咽干，口渴喜冷饮，咽中有堵塞感，手足心热，面色潮红，可有头晕，耳鸣，口苦，小便黄。舌质红，无苔或少苔，脉细弱或细数。

三、中医适宜技术

1.辨证施药

(1)痰气互结证。治法：理气化痰，降气和胃。主方：半夏厚朴汤(《金匮要略》)加减。处方：

半夏12g	茯苓12g	厚朴9g	苏叶6g
生姜15g	香附9g	佛手9g	苍术9g

| 竹茹6g | 瓜蒌9g | | |

每日1剂，水煎服，每日3次。

(2)肝郁气滞证。治法：疏肝理气，解郁利咽。主方：逍遥散(《太平惠民和剂局方》)加减。处方：

柴胡15g	当归15g	白芍15g	薄荷6g
香附9g	茯苓15g	半夏9g	陈皮9g
郁金9g	绿萼梅30g	苏梗6g	生姜15g
乌药9g	牡丹皮9g	栀子9g	

每日1剂，水煎服，每日3次。

(3)心脾两虚证。治法：益气健脾，养血安神。主方：归脾汤(《医学六要》)合甘麦大枣汤(《金匮要略》)加减。处方：

党参8g	龙眼肉16g	炙黄芪8g	升麻9g
柴胡6g	木香6g	炙甘草4g	陈皮6g
生姜9g	大枣12枚	白术16g	浮小麦30g
木香4g	茯苓16g	远志16g	酸枣仁8g

每日1剂，水煎服，每日3次。

(4)肺胃阴虚证。治法：滋阴降火，理气利咽。主方：沙参麦门冬汤(《温病条辨》)加减。处方：

北沙参15g	玉竹9g	麦冬9g	天花粉9g
扁豆15g	桑叶9g	生甘草6g	女贞子15g
墨旱莲15g	百合15g	枸杞15g	

每日1剂，水煎服，每日3次。

2.中成药治疗

(1)橘红化痰丸(橘红、锦灯笼、川贝母、炒苦杏仁、罂粟壳、五味子、白矾、甘草)：滋阴清热，敛肺止咳，化痰平喘。用于肺肾阴虚，咳嗽，气促喘急，咽干舌红，胸膈满闷。水丸：每27粒重1g，每袋装4.5g。口服。一次1袋(4.5g)，一日2次。小蜜丸：每100丸重20g。口服。一次9g(45丸)，一日2次。

(2)舒肝丸(川楝子、醋延胡索、酒炒白芍、片姜黄、木香、沉香、豆蔻仁、砂仁、姜厚朴、陈皮、炒枳壳、茯苓、朱砂)：舒肝和胃，理气止痛。用于肝郁气滞，胸肋胀满，胃脘疼痛，嘈杂呕吐，嗳气泛酸。每100丸重20g。口服。一次4g，一日2~3次。

(3)十五味沉香丸(沉香、藏木香、檀香、紫檀香、红花、肉豆蔻、高山辣根菜、悬钩子茎、宽筋藤、干姜、石灰华、广枣、诃子、毛诃子、余甘子)：调和气血，止咳，安神。用于气血郁滞，胸痛，干咳气短，失眠。每丸重0.5g。研碎后开水送服。一次3~4丸，一日2次。

（4）越鞠成方（醋制香附、炒苍术、川芎、炒六神曲、炒栀子）：理气解郁，宽中除满。用于胸脘痞闷，腹中胀满，饮食停滞，嗳气吞酸。片剂：口服。一次5~6片，一日2次。胶囊：口服。一次3粒，一日2次。丸剂：口服。一次6~9g，一日2次。

（5）归脾成方（党参、蜜炙黄芪、炒白术、茯苓、龙眼肉、制远志、炒酸枣仁、当归、木香、蜜炙甘草、大枣）：益气健脾，养血安神。用于心脾两虚，气短心悸，失眠多梦，头昏头晕，肢倦乏力，食欲缺乏。大蜜丸：口服。一次1丸，一日3次。用温开水或生姜汤送服。小蜜丸：口服。一次9g，一日3次。用温开水或生姜汤送服。水蜜丸：口服。一次6g，一日3次。用温开水或生姜汤送服。浓缩丸：口服。一次8~10丸，一日3次。颗粒：冲服。一次1袋，一日3次。胶囊：口服。一次4粒，一日3次，28d为1疗程。膏剂：口服。一次9~15g，一日2次。口服液：口服。一次10ml，一日2~3次。

（6）参苓白术成方（人参、茯苓、炒白术、山药、炒白扁豆、莲子、炒薏苡仁、砂仁、桔梗、甘草）：补脾胃，益肺气。用于脾胃虚弱，食少便溏，气短咳嗽，肢倦乏力。散剂：口服。一次6~9g，一日2~3次。水丸：口服。一次6g，一日3次。片剂：口服。一次6~12片，一日2次，小儿酌减。咀嚼片：口服。一次1片，一日2~3次。颗粒：冲服。一次1袋，一日3次。胶囊：口服。一次3粒，一日3次。口服液：口服。一次1支，一日2~3次。

（7）越鞠保和丸（醋制香附、苍术、川芎、麸炒六神曲、姜制栀子、槟榔、木香）：舒肝解郁，开胃消食。用于气郁停滞，倒饱嘈杂，胸腹胀痛，消化不良。口服。一次6g，一日1~2次。脾胃阴虚者，湿热中阻、肝胃火郁、胃痛痞满者，小儿，年老体弱者，孕妇，哺乳期妇女等慎用。服药期间忌食生冷、油腻、不易消化食物。

（8）养阴清肺成方（地黄、玄参、麦冬、川贝母、牡丹皮、白芍、薄荷、甘草）：养阴润肺，清热利咽。用于咽喉干燥疼痛，干咳、少痰或无痰。养阴清肺糖浆：120ml。口服。一次20ml，一日2次。养阴清肺口服液：10ml。口服。一次10ml，一日2~3次。养阴清肺合剂：100ml。口服。一次30ml，一日3次。养阴清肺膏：100ml。口服。一次10~20ml，一日2~3次。养阴清肺颗粒：①6g（无糖型）。②15g（含糖型）。口服。一次1袋，一日2次。养阴清肺丸：每100粒重10g。口服。一次6g，一日2次。养阴清肺大蜜丸：每丸重9g。口服。一次1丸，一日2次。养阴清肺小蜜丸：每100丸重20g。口服。一次9g，一日2次。

（9）养胃舒成方（党参、陈皮、蒸黄精、山药、干姜、菟丝子、炒白术、玄参、乌梅、山楂、北沙参）：扶正固体，滋阴养胃，调理中焦，行气消导。用于慢性萎缩性胃炎、慢性胃炎所致胃脘热胀痛，手足心热，口干，口苦，纳差，消瘦等症。用于本病之肺胃阴虚证。养胃舒片：0.4g/0.45g（薄膜衣片）。口服。一次3片，一日2次。养胃舒颗粒：10g。开水冲服。一次1~2袋，一日2次。养胃舒胶囊：0.4g。口服。一次3粒，一日2次。养胃舒软胶囊：0.5g。口服。一次3粒，一日2次。

(10)柴胡舒肝小蜜丸(柴胡、醋制香附、炒青皮、黄芩、酒炒白芍、炒枳壳、陈皮、姜制厚朴、炒槟榔、酒炒大黄、姜制半夏、六炒神曲、茯苓、豆蔻、甘草、桔梗、炒山楂、防风、薄荷、紫苏梗、木香、醋制三棱、当归、乌药、制莪术)：疏肝理气，消胀止痛。用于气郁不舒，脘胁胀闷，不思饮食，呕吐酸水。每100丸重20g。口服。一次10g，一日2次。

3.针灸疗法

取穴：主穴取内关、神门、太冲、水沟。痰气郁结者加丰隆、阴陵泉、天突；肝郁气滞者加膻中、期门；气郁化火者加行间、侠溪、外关；兼血瘀者，加内关、期门、膈俞；心脾两虚者加心俞、脾俞、足三里、三阴交；肺胃阴虚者，加肺俞、尺泽、太溪、中脘、三阴交、廉泉、梅核气穴。

操作：内关，太冲用泻法；水沟可用雀啄泻法；神门用平补平泻法；配穴按虚补实泻法操作，留针15~20min。

4.推拿疗法

取穴：巨阙、天突穴。

操作：患者取仰卧位，术者左手中指置于天突穴，右手中指按于巨阙穴；左手向下按揉天突，则右手随之抬起，使气下行，右手向上振按巨阙穴，左手向上抬起，使气上行，两手协调，反复操作，调顺胸中之气。

5.耳穴贴敷疗法

取穴：咽喉、食道、神门、枕、心、胃、脾、交感、肝、脑。

操作：每次取3~4穴，放置王不留行籽耳穴贴压，3~5d换1次，每日稍加力按摩3次，每次10min，每3次轮换穴位1次，双耳交替使用。

6.穴位注射疗法

药物：本法主要适用于梅核气虚证患者，应根据患者证型酌情使用。心脾两虚证型患者，采用当归注射液合黄芪注射液，当归注射液每穴0.3~0.5ml，黄芪注射液每穴0.5~1ml；肺胃阴虚证型患者，采用生脉注射液，每穴1~2ml。

操作：取患者双侧足三里穴，局部皮肤常规消毒后，用无痛快速进针法将针刺入皮下组织，然后缓慢推进或上下提插，探得酸胀等"得气"感应后，回抽一下，如无回血，即可将药物推入。以上操作皆隔日1次，3次1疗程，实施1~2个疗程。

7.音乐疗法

采用感受式治疗为主，参与式治疗为辅，隔日1次，每次2h，10次为1个疗程。感受式治疗是指患者佩戴可调式立体声耳机聆听乐曲，根据患者证型选择相应的乐曲；参与式治疗包括跳舞、做操、太极拳、唱歌等。

8.情志疗法

嘱患者调整情绪，保持心情舒畅。若患者自行调节效果不显，可在治疗期间请心理科专业人员进行指导，心理科医师每周定期与患者进行2次沟通交流，探讨相关问题，使医生逐步掌握患者的情绪，并及时找到调节的方法，并建立有效的应对策略。

四、健康教育

(1)平衡饮食，食饮有节，饮食宜清淡，忌肥甘厚腻、辛辣温热之品。

(2)起居有常，劳逸结合。

(3)保持心情舒畅，避免一切诱发因素，学会自我调节情绪，保持情绪稳定，多进行户外活动和社交活动以分散注意力、减少忧思，注意修身养性，陶冶情操，培养乐观主义精神。

第三十八章　黄　褐　斑

　　黄褐斑是指妇女面部出现淡褐色至深褐色、界限清楚的斑片之病变，通常对称性分布，无炎症表现及鳞屑，无明显自觉症状。主要发生在青春期后。病情可有季节性，常夏重冬轻。诊断时要排除其他疾病(如颧部褐青色痣、Riehl黑变病及色素性光化性扁平苔藓等)引起的色素沉着。临床表现为面部皮损为黑斑，平于皮肤，色如尘垢，淡褐或淡黑，无痒痛。常发生在额、眉、颊、鼻背、唇等颜面部。起病有慢性过程。组织病理检查示表皮中色素过度沉着，真皮中嗜黑素细胞也有较多的色素，可在血管和毛囊周围有少数淋巴细胞浸润。中医属于黧黑斑病范畴，中医对本病病因病机的认识目前比较一致，即脏腑辨证与肝、肾、脾有关，气血辨证则与气滞、血瘀相关。治疗常以疏肝理气、滋补肝肾、健脾益气为法。根据无瘀不成斑、有斑必有瘀、治斑不离血、久病必瘀，活血化瘀法贯穿始终，治疗疗程较长，一般3~6个月。

一、西医诊断

1.诊断依据

　　参照《临床诊疗指南·皮肤病与性病分册》(中华医学会编著，人民卫生出版社，2006年)和《黄褐斑的临床诊断和疗效标准》(中国中西医结合学会皮肤性病专业委员会色素病学组2003年修订稿，《中华皮肤科杂志》2004年7月第37卷第7期)。

　　(1)面部淡褐色至深褐色、界限清楚的斑片，通常对称性分布，无炎症表现及鳞屑。

　　(2)无明显自觉症状。

　　(3)女性多发，主要发生在青春期后。

　　(4)病情可有季节性，常夏重冬轻。

　　(5)排除其他疾病(如颧部褐青色痣、Riehl黑变病及色素性光化性扁平苔藓、雀斑、咖啡斑、Albrifht综合征；炎症后色素沉着；色痣；太田痣等)引起的色素沉着。

2.临床分型

　　(1)按皮损发生部位分为4型。

　　蝶形型：皮损主要分布在两侧面颊部，呈蝶形对称性分布。

　　面上部型：皮损主要分布在前额、颞部、鼻部和颊部。

　　面下部型：皮损主要分布在颊下部、口周。

泛发型：皮损泛发在面部大部区域。

(2)按病因分二型。

特发型：无明显诱因者。

继发型：因妊娠、绝经、口服避孕药、日光等原因引起者。

3.鉴别诊断

临床要与颧部褐青色痣、Riehl黑变病及色素性光化性扁平苔藓、雀斑、咖啡斑、Albrifht综合征；炎症后色素沉着；色痣；太田痣等疾病引起的色素沉着相鉴别。

(1)瑞尔黑变病：好发于前额、颧部、颈及耳后，也可累及躯干及四肢，呈灰褐或蓝灰色损害，有时略呈网状，境界不清，色素斑上带有粉状鳞屑，可伴皮肤轻度发红及瘙痒。

(2)阿狄森氏病：色素沉着呈全身弥漫性分布，青铜色至黑褐色斑片，除面部外还可见于乳晕、外生殖器等处，有全身症状如体重减轻、乏力、血压降低等。

(3)Civatte皮肤异色病：皮损对称分布于面、颈和上胸部，为红棕色网状色素沉着伴有毛细血管扩张和萎缩。

4.相关检查

(1)扫描反射比分光光度仪检测：可在治疗前后不同时期，对色斑进行测定，确定CIE-L*a*b*值[L*:皮肤的黑白亮度(黑素);a*:皮肤的红绿平衡(血红蛋白);b*:皮肤的黄蓝平衡(脂色素)]。

(2)皮肤测试仪等可定量测定治疗前后的皮肤黑素和血红蛋白变化情况。

(3)VISIA图像分析系统：采用标准、紫外、正交偏振等不同的光源把不同层次的皮肤状态给予量化。黄褐斑患者一般主要通过表面色斑、紫外线色斑、棕色色斑来判断色素的多少、分布范围、面积大小、色素深浅及毛细血管情况，治疗前后对比，可以评价色素及血管改善情况。

(4)皮肤共聚焦显微镜和皮肤镜观察色素、血管和呈树枝状增殖的黑素细胞数量及形态改变情况。

二、中医诊断

1.诊断要点

参照中华人民共和国中医药行业标准《中医病证诊断疗效标准》(ZY/T 001.8—94)。面部皮损为色素沉着斑，平于皮肤，色如尘垢，淡褐或淡黑，无痒痛。常发生于额、眉、颊、鼻背、唇等颜面部。多见于女子，起病有慢性过程。组织病理检查示表皮中色素过度沉着，真皮中噬黑素细胞也有较多的色素；在血管和毛囊周围有少数淋巴细胞浸润。

2.类证鉴别

(1)雀斑：生在脸部，但也有可能生在身体或四肢，皮损的形状是点滴状，碎石样不规则的斑点，有点像雀卵，所以名为雀斑。

（2）老年斑：生于脸部或身体任何部位，表面深褐，略突出于皮肤表面，摸上去会有粗糙的感觉。

（3）黑皮症：黑皮症是因粗劣的化妆品，特别是胭脂、粉底等含红色颜料对皮肤刺激，经常化妆的人，一旦使用了与皮肤不合的化妆品或香水，虽然每日洗脸，仍免不了色素沉淀，再加上按摩刺激与日晒，容易导致黑皮症。

3.证候诊断

（1）肝郁血瘀证：面部青褐色斑片，或浅或深，边界清楚，对称分布于两颧周围。胁胀胸痞，性情急躁，易怒；女子月经先后不定期，或经前斑色加深，乳房作胀或疼痛。舌质红或有紫斑；脉弦。

（2）脾虚湿蕴证：面部黄褐色斑片如尘土，或灰褐色，边界不清，分布于鼻翼、前额及口周。神疲纳少，脘腹胀闷；或月经量少，带下清稀。舌质淡微胖，苔薄微腻，脉濡细。

（3）肾阴不足证：面部斑片呈黑褐色，以鼻为中心，对称分布于颜面，状如蝴蝶。腰膝酸软无力；失眠多梦，五心烦热；月经不调。舌红，苔干或少苔，脉沉细。

三、中医适宜技术

1.辨证施药

（1）肝郁血瘀证。治法：疏肝活血。主方：逍遥散（《太平惠民和剂局方》）加减。处方：

柴胡15g	当归15g	白芍15g	白术15g
茯苓15g	青皮9g	陈皮9g	丹参15g
红花6g	香附9g	生地黄9g	栀子9g
薄荷6g	生姜15g	炙甘草6g	

每日1剂，水煎服，每日3次。

加减：胁胀胸痞，烦躁易怒加枳壳9g、郁金9g；月经不调加益母草30g；乳房胀痛加郁金9g、延胡索9g、川楝子12g。

（2）脾虚湿蕴证。治法：健脾化湿。主方：参苓白术散（《太平惠民和剂局方》）加减。处方：

党参15g	白术15g	茯苓15g	淮山药15g
薏苡仁12g	扁豆12g	砂仁6g	生地黄9g
红花6g	炙甘草9g		

每日1剂，水煎服，每日3次。

加减：脘腹闷胀者加苍术12g、厚朴9g；月经不调加当归15g、益母草24g；斑色深褐加莪术9g、凌霄花9g。

(3)肾阴不足证。治法：滋补肾阴。主方：六味地黄丸(《小儿药证直诀》)加减。处方：

生地黄24g	玄参15g	天花粉15g	知母9g
山萸肉15g	茯苓12g	淮山药15g	丹皮9g
菟丝子15g	丹参12g	炙甘草6g	

每日1剂，水煎服，每日3次。

加减：腰膝酸软无力加枸杞子15g；失眠多梦、五心烦热者加生牡蛎24g(先煎)、柏子仁12g、栀子9g、黄柏6g；月经不调加益母草30g、鸡血藤24g。

2.中成药治疗

(1)逍遥成方(柴胡、当归、白芍、炒白术、茯苓、薄荷、生姜、炙甘草)：疏肝健脾，养血调经。用于肝郁脾虚、肝气不舒所致月经不调，胸胁胀痛，头晕目眩，食欲减退。用于本病肝郁血瘀证。逍遥丸：每36丸重9g。口服。一次9g，一日2次。逍遥浓缩丸：每8丸相当于原药材3g。口服。一次8丸，一日3次。逍遥大蜜丸：每丸重9g。口服。一次9g，一日2次。逍遥微丸：每袋装1.4g。口服。一次1袋，一日3次。逍遥小蜜丸：每100丸重20g。口服。一次9g，一日2次。逍遥水丸：每10丸重1g；每100丸重6g；每100丸重20g。口服。一次6~9g，一日1~2次。逍遥胶囊：0.34g。口服。一次4粒，一日2次。逍遥软胶囊：0.76g。口服。一次4粒，一日3次。逍遥片：0.35g。口服。一次4片，一日2次。逍遥颗粒：4g(无糖型)；5g(无糖型)；6g；15g。开水冲服。一次1袋，一日2次。逍遥口服液：10ml。口服。一次10ml，一日2次。逍遥合剂：口服。一次10~15ml，一日2次。用时摇匀。有连续服用逍遥丸后出现头昏、身倦、嗜睡、恶心、呕吐、心慌、大汗淋漓、血压升高等的报道，其中还有引起药物性肝损害的个案。另有常规服用逍遥丸后引起白带过多的个案报道。临床应用时应注意。

(2)参苓白术成方(人参、茯苓、炒白术、山药、炒白扁豆、莲子、炒薏苡仁、砂仁、桔梗、甘草)：补脾胃，益肺气。用于脾胃虚弱，食少便溏，气短咳嗽，肢倦乏力。用于本病脾虚湿蕴证。参苓白术散：口服。一次6~9g，一日2~3次。参苓白术水丸：每100粒重6g。口服。一次6g，一日3次。参苓白术片：口服。一次6~12片，一日2次，小儿酌减。参苓白术咀嚼片：1.2g。口服。一次1片，一日2~3次。参苓白术颗粒：3g；6g。冲服。一次1袋，一日3次。参苓白术胶囊：0.5g。口服。一次3粒，一日3次。参苓白术口服液：10ml。口服。一次1支，一日2~3次。本药宜餐前或进食时服用。本药不宜与藜芦、五灵脂、皂荚或其制剂同时服用。本药不宜和感冒类药同时服用。用药期间不宜饮茶和进食萝卜，以免影响药效。用药期间忌食荤腥油腻、不易消化食物。

(3)六味地黄成方(熟地黄、制山茱萸、山药、牡丹皮、茯苓、泽泻)：滋阴补肾。用于头晕耳鸣，腰膝酸软，遗精盗汗。用于本病肾阴不足证。浓缩丸：口服。一次8丸，一日3

次。水丸：口服。一次5g，一日2次。水蜜丸：口服。一次6g，一日2次。小蜜丸：口服。一次9g，一日2次。大蜜丸：口服。一次1丸，一日2次。滴丸：口服。一次30丸，一日2次。片剂：口服。一次8片，一日2次。胶囊：口服。一次2粒，一日2次。软胶囊：口服。一次3粒，一日2次。颗粒：冲服。一次5g，一日2次。口服溶液：口服。一次10ml，一日2次。合剂：口服。一次10ml，一日2次。膏剂：冲服。一次10~15g，一日2次。本药药性滋腻，有碍消化，凡脾虚、气滞、食少纳呆者慎服。儿童、孕妇、哺乳期妇女慎用。本药宜餐前服用。用药期间忌食辛辣、油腻、不易消化食物。

（4）血府逐瘀成方(炒桃仁、红花、当归、川芎、地黄、赤芍、牛膝、柴胡、麸炒枳壳、桔梗、甘草)：活血祛瘀，行气止痛。用于瘀血内阻、头痛、胸痛、内热瞀闷、失眠多梦、心悸怔忡、急躁善怒。用于本病血瘀证。血府逐瘀胶囊：0.4g。口服。一次6粒，一日2次。血府逐瘀片：0.4g；0.42g；0.45g。口服。一次6片，一日2次。血府逐瘀泡腾片：2.2g。口服。一次2片，一日3次。用温开水溶解后服用。血府逐瘀颗粒：5g；6g。口服。一次1袋，一日3次。血府逐瘀口服液：10ml。口服。一次20ml，一日3次。空腹服。血府逐瘀水丸：每67丸约重1g(每袋装4g)。口服。一次1~2袋，一日2次。空腹，用红糖水送服。血府逐瘀水蜜丸：每60丸重6g；每丸重0.2g。口服。一次6~12g，一日2次。空腹，用红糖水送服。血府逐瘀小蜜丸：每100丸重20g。口服。一次9~18g(45~90丸)，一日2次。空腹，用红糖水送服。血府逐瘀大蜜丸：每丸重9g。口服。一次1~2丸，一日2次。空腹，用红糖水送服。本药含活血行气之品，孕妇忌用。气虚血瘀者慎用。体弱无瘀者不宜使用。在治疗期间，若心绞痛持续发作，宜加用硝酸酯类药。如出现剧烈心绞痛、心肌梗死，应及时救治。服药期间忌食生冷、油腻之品。

3.针刺疗法

（1）肝郁血瘀证。

取穴：主穴选三阴交、足三里、太冲，备穴为阴陵泉、肝俞、行间。

操作：平补平泻法。每日1次，连续7d 1疗程。

（2）脾虚湿蕴证。

取穴：主穴选中脘、足三里、三阴交，备穴为脾俞、上脘、下脘。

操作：用补法。每日1次，连续7d 1疗程。

（3）肾阴不足证。

取穴：主穴选太溪、三阴交，备穴为肾俞、阴陵泉。

操作：用补法。每日1次，连续7d 1疗程。

4.耳针疗法

取穴：内分泌、面颊、皮质下、心、肝、脾、肾、子宫。

操作：用耳穴压丸治疗，用王不留行压穴，胶布固定，每次选穴1~2个，2~3d换穴1次。

5.艾灸疗法

取穴：足三里、气海、关元等。

操作：用艾条温和灸治疗，每次每穴灸5min，10次1疗程。

6.刺络拔罐疗法

取穴：大椎、肺俞、膈俞、肝俞、脾俞、胃俞、肾俞等。

操作：穴位常规消毒后用一次性采血针点刺出血，然后用闪罐法拔罐，留罐5~10min，隔日治疗1次，10次为1疗程。

7.倒模面膜术疗法

(1)患者平卧，用毛巾将理顺的头发包裹好，以利操作。

(2)使用清洁剂或洗面奶清洁面部皮肤。

(3)使用增白霜或中药按摩霜，增白霜可自选，或用丝白祛斑软膏，利用其治疗和润滑作用，做各种按摩手法治疗。

(4)按摩手法。

双颊螺旋式按摩：四指指腹在双颊由内向外作螺旋形按摩。

额肌弹拨：四指并拢，弹按上额部肌肉。

鼻旁推抹：由鼻根两旁至鼻唇沟转向两颊有节奏地推抹。

额部外抹：双手拇指指腹，由鼻根向上沿额至发际向两侧太阳穴外抹。

消除鱼尾纹：用双手小鱼际，轻贴眼外角皮肤，由内向外弧形揉摩。

眼轮匝肌圆形揉摩：用中指、食指指腹沿眼眶周围分别作顺时针、逆时针方向环形揉摩。

口轮匝肌圆形揉摩：一手托住下巴，另一手作口周围圆形揉摩，然后两手交替。

下颏弹拨：双手指腹由下向上有节奏地弹拨下颏，如弹琴样。

双颊部颤抖：双手小鱼际从下颌骨向上颤抖双颊。

拍打双颊送气：双手指并拢，手心微凹有节奏地轻轻拍打双颊。

额部切叩：双手五指并拢，以尺侧有节奏地叩打额角。

按摩穴位：颊车用双手食指点按。迎香用双手食指点按。攒竹用双手拇指点按。太阳用双手拇指点按。

上述12组手法，每组按摩30次左右，手法要求弱力、柔和、轻快、短时，时间约15min，再薄涂一层增白霜。

(5)用脱脂药棉将眼、眉、口及发际作保护性遮盖。

(6)取250~350g医用成型粉(煅石膏)加42℃~46℃的清水，调成糊状，迅速而均匀地倒于面部(鼻孔除外)而后盖以面罩。

(7)待面部模型冷却后掀起已凝固面膜脱模，再清洁面部。

(8)中药倒模面膜术每周实施1次，12次为1疗程。

8.中药外治疗法

可根据病情选择外用中药祛斑霜剂如丝白祛斑软膏等、糊剂外搽、中药熏洗等。

(1)丝白祛斑软膏。

药物：市售中成药(血竭、三七、珍珠粉、苦杏仁、桃仁、牵牛子、白芷、制白附子、丝瓜络、当归、薏苡仁、僵蚕、白蔹、黄芩、川芎。辅料为硬脂酸、单硬脂酸甘油酯、十六~十八醇、羊毛脂、液体石钠、月桂氮䓬酮、对羟基苯甲酸甲酯、甲基葡萄糖式硬酸酯、甘油、丙二醇、α-甲基紫罗兰酮)。

功效：活血化瘀，祛风消斑。

适应证：适用于气血瘀滞，肌肤失养所致的黄褐斑。

用法：每支装20g。涂于面部及患处，一日2次，配合按摩3~5min。孕妇禁用。本品为外用药，禁止内服。忌忧思恼怒，保证充足睡眠，避免日光暴晒。涂用期间不宜同时使用化妆品和其他外用药。伴有妇科、内科等疾病者，应去医院就诊。青春期少女、更年期妇女应在医师指导下使用。用药2周症状无缓解，应去医院就诊。对本品过敏者禁用，过敏体质者慎用。儿童必须在成人监护下使用。药品性状发生改变时禁止使用。请将此药品放在儿童不能接触的地方。如正在使用其他药品，使用本品前请咨询医师或药师。

(2)七白散面膜外敷。

采用古方"七白散"制作中草药面膜，外敷治疗黄褐斑，有"以白美白"的效果，有清热解毒、解毒燥湿、凉血活血、祛瘀生新功效，不仅有抗炎、解毒、增强机体免疫机能的作用，而且有促进组织修复及再生作用，而达美白养颜预防黄褐斑之功效。

七白散制备：药用白芍、白芷、白茯苓、白菊花、白及、白僵蚕、白鲜皮、丹参、牡丹皮。上药等量共同粉碎过100目筛，装入干燥瓶中贮存备用。

物品准备：治疗盘、敷料(或其他合适材料)、纱布、治疗巾，必要时备屏风等。

操作方法：取上述药粉30g，加入珍珠粉10g，加适量蜂蜜和白醋，调成糊状，涂于患处，保留20~30min，清水洗去，每日1~2次，20d为1疗程。

注意事项：对本品过敏者禁用。治疗过程中观察局部皮肤反应，如出现水疱、痒痛或破溃等过敏症状时，立即停止治疗，报告医师，及时对症处理。外敷面膜应现配现用，注意药膜温度。涂药前需清洁局部皮肤，涂药不宜过厚以防毛孔闭塞。注意保护患者隐私并保暖。

9.激光/强脉冲光疗法

激光和强脉冲光(IPL)治疗黄褐斑的关键在于对皮损炎症反应程度的控制，无论选择激光还是IPL，参数设定都要比较温和。Q开关的大光斑低能量或点阵模式以及点阵激光具有一定临床疗效，且复发程度较轻，可在临床应用，但是目前不推荐作为临床长期维持治疗的手段。具体如下：①调Q和点阵激光：可供选择的波长：694、1064、1450、1540、1550、1927nm等，建议2~4周1次，治疗6~10次。临床实践表明，大光斑低能量或点阵模式的调Q 1064nm YAG激光效果相对较好，不过连续治疗次数不宜超过15次；②IPL：对于某些黄褐斑有一定的效果，一般每3~4周治疗1次，治疗不超过5次。

四、健康教育

1.避免诱发因素，调整生活方式

避免服用引起糖皮质激素水平变化的药物；避免服用光敏性药物；劳逸结合，保证睡眠充足；调整心境，缓解紧张焦虑；规律而适宜的饮食，注意饮食营养，以水果、蔬菜等清淡食物为主，少食油腻、辛辣等刺激性食物。对于敏感性皮肤患者，化妆品的正确选择和使用十分重要。患者年龄越大或病程越长，治疗难度越大，建议及早治疗。

2.防晒

日光照射是黄褐斑发生的主要因素，防晒是所有黄褐斑的基础治疗，也是其他治疗必须配合的重要措施。建议使用SPF≥30，PA+++的广谱(UAB+UBA)防晒剂，需要每日使用，每隔3~4h涂搽1次，每次2mg/cm²，以减少由日光照射所引起的皮肤屏障受损及黑素细胞活性增加。

3.修复皮肤屏障

研究显示，黄褐斑皮损屏障异常，对日光暴露部位的皮肤色斑在使用脱色剂的同时还应注意皮肤保湿和屏障功能修复。建议在医生指导下使用具有抗敏、保湿作用的医学护肤品，增强皮肤耐受性，促进皮肤屏障修复。合理选用化妆品，勿使用过敏、有毒副作用的产品，亦勿盲目应用一些虚假广告宣传的脱色剂。

4.治疗相关疾病

积极治疗可能诱发或者加重黄褐斑的相关慢性疾病如肝脏疾病以及某些妇科疾病。

5.保持心情舒畅

避免过分忧虑，勿过于疲劳，要有足够的睡眠，并配合适当的体育锻炼。

第三十九章　宫　颈　癌

　　宫颈癌是最常见的妇科恶性肿瘤。原位癌高发年龄为30~35岁，浸润癌为45~55岁，近年来其发病有年轻化的趋势。近几十年宫颈细胞学筛查的普遍应用，使宫颈癌和癌前病变得以早期发现和治疗，宫颈癌的发病率和死亡率已有明显下降。宫颈癌在中医学称谓不一，属于"癥瘕""五色带""阴疮""虚损"之范畴。早在2000年以前中医经典医籍《黄帝内经》中已有"任脉为病，女子带下瘕聚"的记载。唐代孙思邈所著《千金方》中所曰："妇人崩中漏下，赤白青黑，腐臭不可近，令人面黑无颜色，皮骨相连，月经失度，往来无常，少腹弦急或苦绞痛……令人气急乏力，腰背痛连胁……"等有关描述，与现代临床上所见宫颈癌的晚期症状颇为相似。中医学认为本病多由以下三点原因导致。一是湿毒外侵：一般多由经行、产后，损伤冲任，血室正开，胞脉空虚，风寒湿毒乘虚而入，瘀阻于胞宫；二是气郁湿困：经曰妇女以肝为先天，由于妇女生理特点等因素，故妇女的情志比较脆弱，容易引起情绪波动，当所顾不遂或长期忧思忿怒，内伤七情，肝气郁结，疏泄失利，横逆克土，脾虚湿困，湿蕴久生热，气滞、瘀血、湿毒互相胶结，流注于下焦而致；三是下元虚寒：女子年近七七，天癸将竭，冲任脉虚，阴阳失调或房事不节，多产多育，损伤肾气，肾阳不足，命门火衰，温煦无能，以致胞脉气血运行受阻，瘀毒内结，血败内腐，终成恶症。在传统医学理论指导下，历代医家对本病的治疗积累了丰富的经验，除药物内服外，尚有药物外治、民间单验方、针灸及食疗等方法，充分发挥了传统医学其疗效稳定、不良反应小，在改善患者体质、提高生命质量所具有的优势。

一、西医诊断

1.诊断依据

参照原卫生部2011年7月制定发布的《子宫颈癌诊断》。

（1）病史：应详细询问病史，尤其是有无子宫颈细胞学结果异常或子宫颈上皮内瘤变治疗史。高危因素包括多个性伴侣、性传播性疾病史、长期应用免疫抑制药物或患有免疫抑制性疾病史、长期吸烟史、长期口服避孕药史和多年未行子宫颈癌筛查史等。

（2）临床表现：子宫颈上皮内瘤变或早期子宫颈癌可以无任何症状。患者多有阴道出血或阴道分泌物增多。阴道出血可表现为性交后或妇科检查后接触性出血，非经期不规则阴道流血或绝经后阴道流血。阴道分泌物稀薄似水样或米泔水样，有腥味，可因癌组织坏死感染而呈恶臭味。晚期患者可出现盆腔疼痛、尿频、尿急、血尿、肛门坠胀、便血、下肢水肿和疼痛。终末期患者可出现发热、贫血、消瘦等恶病质表现。

(3)实验室和相关检查可以确诊。

(4)临床分以下4型。①糜烂型：环绕宫颈外口表面有粗糙的颗粒状糜烂区，或有不规则的溃破面，触及易出血。②外生型：又称增生型或菜花型。由息肉样或乳头状隆起，继而发展向阴道内突出的大小不等的菜花状赘生物，质脆易出血。③内生型：又称浸润型。癌组织宫颈深部组织浸润、宫颈肥大而硬、但表面仍光滑或仅有浅表溃疡。④溃疡型：不论外生型或内生型进一步发展后，癌组织坏死脱落，形成溃疡，甚至整个子宫颈为一大空洞所替代，因常有继发性感染，故有恶臭的分泌物排出。子宫颈癌尤其是腺癌也可向颈管内生长，使子宫颈成桶状增大，这也是内生型的一种。

2.鉴别诊断

(1)子宫肌瘤：月经过多及月经期间出血，特别是发生黏膜下子宫肿瘤。疼痛，一般的疼痛只是隐隐约约的痛，除非子宫本身要排出黏膜下子宫肌瘤，而造成子宫收缩。压迫症状，子宫肌瘤可以压迫到膀胱、输尿管、血管、神经及肠道而产生各种影响这些器官的操作。子宫肌瘤可以影响到子宫腔的结构和子宫内膜的操作，使着床不易，但也有子宫肌瘤的病人，一样可以正常的受孕、正常的生产。

(2)子宫体癌：阴道出血，绝经后出现阴道持续性或不规则出血；尚未绝经者可有月经过多或不规则出血。阴道排液，少数病人在病变早期有水样或血性排液增加，晚期并发坏死感染时，可出现恶臭脓血分泌物。疼痛，一般仅发生在晚期，当子宫颈管被癌肿组织堵塞导致宫腔积血或积脓时，可出现下腹胀痛或癌瘤刺激宫缩而引起疼痛，晚期癌浸润盆壁时，可出现腰腿痛。

(3)子宫颈糜烂：可有月经间期出血，或接触性出血，阴道分泌物增多，检查时宫颈外口周围有鲜红色小颗粒，拭擦后也可以出血，故难以与早期宫颈癌鉴别。可作阴道脱落细胞学检查或活体组织检查以明确诊断。

(4)子宫颈外翻：外翻的黏膜过度增生，表现也可呈现高低不平，容易出血。但外翻的宫颈黏膜弹性好，边缘较整齐。阴道脱落细胞学检查或活检可鉴别。

(5)宫颈湿疣：现为宫颈赘生物，表面多凹凸不平，有时融合成菜花状，可进行活检以鉴别。

(6)子宫内膜癌：有阴道不规则出血，阴道分泌物增多。子宫内膜癌累及宫颈时，检查时颈管内可见到有癌组织堵塞，确诊须作分段刮宫送病理检查。

(7)子宫黏膜下骨瘤或内膜息肉：多表现月经过多或经期延长，或出血同时可伴有阴道排液或血性分泌物，通过探宫腔、分段刮宫、子宫碘油造影，或宫腔镜检查可做出鉴别诊断。

(8)原发性输卵管癌：阴道排液、阴道流血和下腹痛，阴道涂片可能找到癌细胞。而输卵管癌宫内膜活检阴性，宫旁可扪及肿物。如包块小而触诊不表者，可通过腹腔镜检查确诊。

（9）老年性子宫内膜炎合并宫腔积脓：常表现阴道排液增多，浆液性、脓性或脓血性。子宫正常大或增大变软，扩张宫颈管及诊刮即可明确诊断。扩张宫颈管后即见脓液流出，刮出物见炎性细胞，无癌细胞。病理检查即能证实。但也要注意两者并存的可能。

（10）功能失调性子宫出血：更年期常发生月经紊乱，尤其子宫出血较频发者，不论子宫大小是否正常，必须首先做诊刮，明确性质后再进行治疗。

（11）其他宫颈良性病变：子宫颈结核、阿米巴性宫颈炎等，可借助活检与宫颈癌鉴别。

3.相关检查

（1）妇科检查。

①外阴检查：应观察有无新生物。

②阴道和子宫颈检查：应用窥阴器观察子宫颈及新生物大小、部位、形态，阴道穹隆和阴道壁是否受侵犯及浸润范围。子宫颈上皮内瘤变和早期子宫颈癌可无明显病灶，子宫颈呈光滑或糜烂状。外生型可见宫颈息肉状或菜花状新生物，质脆易出血。内生型可见宫颈增粗，质硬，呈桶状。

③双合诊及三合诊检查：应先行双合诊检查阴道壁和子宫颈，注意病灶部位、大小、质地、有无接触性出血。然后检查子宫体，再检查子宫双侧附件和宫旁组织，注意有无增厚和质地。最后行三合诊检查，主要注意检查盆腔后部及盆壁情况，了解子宫颈主、骶韧带和宫旁组织厚度、弹性、有无结节形成、病灶是否已累及盆壁以及直肠壁、是否受到浸润等。

（2）全身检查：除常规检查外，应注意全身浅表淋巴结有无肿大。特别是腹股沟区和锁骨上淋巴结。应注意脊肋角肾脏区有无压痛或包块。

（3）辅助检查：对子宫颈上皮内瘤变和子宫颈癌的早期诊断应采用子宫颈细胞学检查、阴道镜检查、组织病理学检查的"三阶梯"程序。子宫颈病灶明显时可直接行活组织病理学检查。

①子宫颈细胞学检查：对有性生活史3年以上的女性应行子宫颈细胞学筛查，宜采用液基细胞学方法，亦可采用传统的巴氏涂片，无论何种方法均宜采用TBS报告系统。取材部位应选择子宫颈鳞柱转化区和子宫颈管两处。

②高危型HPV-DNA检测：对30岁以上女性的高危型HPV-DNA检测，可用于子宫颈癌筛查、意义未明的不典型鳞状细胞分流和宫颈病变治疗后的随访检查。

③阴道镜检查：对肉眼观子宫颈无明显病灶，但子宫颈细胞学检查异常；或意义未明的不典型鳞状细胞伴有高危型HPV-DNA检查阳性；或妇科检查怀疑子宫颈病变，应行阴道镜检查。

④子宫颈活检:除肉眼可见的明显病灶可以直接取材外,其余可疑病变均应在阴道镜指导下取材。无条件时可采用肉眼醋酸白试验或肉眼卢格氏碘试验染色帮助取材。阴道镜检查未发现病变时,依据细胞学结果可在子宫颈鳞柱交界区多点取材。所取活组织应有一定深度,应包括上皮及间质组织。

⑤子宫颈管内膜刮取术:对细胞学异常或临床可疑而阴道镜检查阴性或不满意或镜下活检阴性、细胞学检查为不典型腺上皮细胞或怀疑腺癌,应行子宫颈管内膜刮取术。从前后左右四壁刮取。

⑥子宫颈锥切术:对细胞学检查结果多次异常或细胞学结果高度鳞状上皮内病变,但阴道镜检查阴性或不满意或镜下活检阴性或子宫颈管内膜刮取术阴性、活检组织病理学子宫颈上皮内瘤变2、子宫颈上皮内瘤变3、可疑微小浸润癌、原位腺癌、子宫颈管内膜刮取术可疑者均应行诊断性锥切术,可采用环形电切术锥切或冷刀锥切术。

(4)其他辅助检查:确诊后应行胸部X线检查、血尿常规检查、肝肾功能检查,必要时进行静脉肾盂造影、膀胱镜检查、直肠镜检查,有条件时可选择CT、MRI、PET等检查。

二、中医诊断

1.诊断要点

(1)临床表现:早期宫颈癌一般无明显症状。性接触后出血或白带量增多或带有血丝常为宫颈癌的早期症状。由于早期多无任何痛苦,故往往容易被忽略。病至晚期常见带下量多,色黄或青,有异臭味。阴道不规则出血,下腹或腰部疼痛,且随病情进展而加重,同时伴见尿频、尿急、尿痛等泌尿系统感染等症状。

(2)根据西医学临床实验室检查以进一步确诊。

2.类证鉴别

参考西医鉴别诊断。

3.证候诊断

(1)肝郁气滞证:白带量增多,偶带血丝,小腹胀痛,月经失调,平常情志郁闷,心烦易怒,胸胁胀闷不适。舌苔薄白,脉弦或弦细。此型以结节型患者为多见。

(2)湿热瘀毒证:白带量多,色如米泔或浊黄,气味腥臭,下腹、腰骶酸胀疼痛。伴见口干口苦,大便秘结,小便黄赤。舌质红,苔黄或腻,脉滑数。此型多见糜烂、菜花型。

(3)肝肾阴虚证:白带量多,色黄或杂色,有腥臭味,阴道时呈不规则出血,头晕耳鸣,手足心热,颧红盗汗,腰背酸痛,下肢酸软乏力,大便秘结,小便涩痛。舌质红绛,苔少,脉来细数。此型多见于早期糜烂型者。

(4)脾肾阳虚证:白带量多,迁延难已,带下伴有腥臭味,崩中漏下,反复发作,精神疲惫，面色㿠白，颜目浮肿，腰酸背痛，四肢不温，纳少乏味，大便溏薄或五更泻泄，小便清长。舌淡肥胖，苔薄白，脉沉细无力。此型多见于宫颈癌晚期菜花型、空洞型者。

三、中医适宜技术

1.辨证施药

(1)肝郁气滞证。治法：疏肝解郁，解毒抗癌。主方：逍遥散(《和剂局方》)加减。处方：

柴胡10g	当归9g	白术15g	白芍12g
茯苓15g	薄荷6g	煨生姜9g	甘草6g

每日1剂，水煎服，每日3次。

加减：气郁甚者加香附9g、佛手10g、郁金12g；肝郁化火、潮热颧红，加丹皮10g、山栀9g；血虚甚者加地黄15g、首乌10g；另可酌加土茯苓30g以抗瘤。

(2)湿热瘀毒证。治法：清热解毒，活血化瘀。主方：八正散(《太平惠民和剂局方》)加减。处方：

木通9g	瞿麦9g	萹蓄9g	车前子9g^(先煎)
大黄6g	山栀9g	生甘草6g	灯芯5g

每日1剂，水煎服，每日3次。

加减：热毒甚者加蒲公英30g、蚤休12g；口渴思饮加天花粉24g、石斛12g；入夜心烦难寐加黄连9g、茯神15g；腰酸痛者加桑寄生15g、杜仲12g；小腹痛甚者加赤芍10g、台乌药10g。

(3)肝肾阴虚证。治法：滋养肝肾，解毒抗瘤。主方：知柏地黄丸(《医宗金鉴》)加减。处方：

知母6g	黄柏6g	熟地24g	山茱萸12g
淮山药15g	泽泻9g	茯苓12g	丹皮9g

每日1剂，水煎服，每日3次。

加减：下焦热毒甚者酌加土茯苓20g、白花蛇舌草30g；出血量多加白茅根30g、茜草10g、仙鹤草30g；阴虚目糊干涩者酌加枸杞子15g、杭菊花10g；大便干秘者加火麻仁12g、郁李仁12g。

(4)脾肾阳虚证。治法：温肾健脾，祛湿抗瘤。主方：参苓白术散(《和剂局方》)合肾气丸(《金匮要略》)加减。处方：

党参15g	茯苓12g	淮山药15g	薏苡仁15g
白扁豆15g	白术12g	莲子肉10g	桔梗10g
砂仁6g	生甘草6g	山茱萸12g	泽泻10g

丹皮10g

每日1剂，水煎服，每日3次。

加减：崩漏不止者加血余炭15g、大小蓟各10g；肾虚夜尿次数增多者酌加补骨脂12g、益智仁10g；泻泄不止加诃子9g、肉豆蔻9g；湿毒甚者加土茯苓20g、七叶一枝花12g；大汗淋漓，似有阳脱之势，急加人参12g回阳固脱。

2.中成药治疗

(1)逍遥丸(柴胡、当归、白芍、炒白术、茯苓、炙甘草、薄荷、生姜)：疏肝健脾，养血调经。用于肝郁脾虚所致的郁闷不舒、胸胁胀痛、头晕目眩、食欲减退、月经不调。口服。一次6~9g，一日1~2次。

(2)桂枝茯苓丸(桂枝、茯苓、牡丹皮、赤芍、桃仁)：活血、化瘀、消癥。用于妇人宿有癥块，或血瘀经闭，行经腹痛，产后恶露不尽。用于治疗子宫内膜炎、附件炎、月经不调、痛经、流产后阴道出血、子宫肌瘤、宫外孕、卵巢肿瘤、不孕症。口服。一次1丸，一日1~2次。

(3)知柏地黄丸(知母、熟地黄、黄柏、制山茱萸、山药、牡丹皮、茯苓、泽泻)：滋阴清热。用于阴虚火旺，潮热盗汗，口干咽痛，耳鸣遗精，小便短赤。口服。一次8丸，一日3次。

(4)金匮肾气丸(地黄、山药、酒炙山茱萸、茯苓、牡丹皮、泽泻、桂枝、制附子、牛膝、盐炙车前子)：温补肾阳，化气行水。用于肾虚水肿，腰膝酸软，小便不利，畏寒肢冷。口服。一次20~25粒(4~5g)，一日2次。

(5)参苓白术散(白扁豆、白术、茯苓、甘草、桔梗、莲子、人参、砂仁、山药、薏苡仁)：补脾胃，益肺气。用于脾胃虚弱，食少便溏，气短咳嗽，肢倦乏力。口服。一次6~9g，一日2~3次。

(6)抗癌乙片/丸(黄药子、蚤休、山豆根、夏枯草、白鲜皮、败酱草)：适用于宫颈癌。每片0.5g，每次5片，每日3次。

(7)参茸丸(人参、鹿茸)：适用于宫颈癌属肾阳虚者。每次服1丸，每日2次，早晚温开水或淡盐水送服。

(8)安康欣胶囊(黄芪、人参、丹参、灵芝、山豆根、鸡血藤、半枝莲、淫羊藿、穿破石、党参、白术、石上柏)：活血化瘀，软坚散结，清热解毒，扶正固本，主治肺癌、胃癌、肝癌、宫颈癌等。每次5粒，每日3次，口服，30d为1疗程。

(9)莪术制剂(莪术)：莪术油注射液，每次10~20ml，以5%或10%葡萄糖液稀释10倍后，肿瘤局部注射或动脉插管注射，每日或隔日1次；莪术醇注射液，每支10ml(内含莪术醇30mg)，每次10ml，肿瘤局部注射，每日1次；复方莪术注射液，每支2ml或5ml，每次2~5ml，肌肉注射，每日2次，或每次100~300ml，静脉注射，每日1次。

(10)复方斑蝥胶囊(斑蝥、人参、黄芪、刺五加、三棱、半枝莲、莪术、山茱萸、女贞子、熊胆粉、甘草）：破血消瘀，攻毒蚀疮。用于原发性肝癌，肺癌，直肠癌，恶性淋巴瘤，妇科恶性肿瘤等。每次2粒，每日3次，口服，30d为1疗程。

(11)鸦胆子油（鸦胆子）：抗癌药。用于消化道肿瘤及宫颈癌，也可用于肺癌。5%或10%鸦胆子油，每次4~8ml。每周2次，肿瘤局部注射。

3.针灸疗法

(1)方一。

取穴：主穴取承浆、中极、曲骨、子宫、气冲、天枢、曲泉、上髎、中髎、下髎。配穴：食欲不振配中脘、中三里、阴陵泉；体质虚弱配太溪、气海、关元。

操作：平补平泻，每日1次，连续10d，休息5d，1月1疗程。

(2)方二。

取穴：主穴取石门、中极、关元、带脉、天枢、地机、三阴交、足三里。崩漏者配加灸中极、关元、地机；赤白带下加次髎；大便不通配大肠俞、合谷；小便不通配水道、曲骨、曲泉；腰酸配肾俞；少腹瘕块攻痛配归来；血崩不止配隐白、血海；阴道刺痛配大敦。

操作：平补平泻，每日1次，连续10d，休息5d，1月1疗程。

4.外治法疗法

(1)"三品"饼、杆敷插。

药物：白砒45g，明矾60g，雄黄7.2g，没药3.6g。

主证：①宫颈重度非典型增生；②宫颈鳞状上皮原位癌（包括累及腺体）；③宫颈鳞癌I期（早期间质浸润癌，浸润深度3mm以内）。

用法：将白砒及明矾分别研成粗粉，混合后置煎药瓦罐中，用黄泥封固罐盖，罐嘴，嘴中留一小孔通气，然后置于炭火中煅烧2~3h，住火，放置一宿，次日取出砒矾煅烧物，要求煅成白色疏松块状物，重量为36g左右，三氧化二砷含量在6%左右最合适。使用时取上述煅制品研细（细度60~80目），加飞雄黄及制没药粉，混合均匀加水少许，制成饼型、杆型制剂，阴干，用紫外线消毒后备用。"三品"饼、杆放入宫颈管或敷贴于宫颈后，药物或以均匀地渗入宫颈组织，使局部凝固坏死，自行脱落，形成圆锥形筒状缺损，称为中药药物锥切。

操作：患者卧床上，用窥器暴露宫颈，上药时，先用呋喃西林棉球清洗宫颈、阴道，而后以双氧水、乙醇分别擦洗宫颈管、宫颈阴道部，后敷一个"三品饼"（约一分硬币大小，厚2mm，重0.2g）。第二次上药时，在宫颈管内插一个"三品杆"（长20~25mm，直径3mm，重0.25g），以后每隔7~9d酌情选用饼或杆。用"三品"制剂时，须用凡士林纱布保护阴道穹隆，再用双紫粉（紫草30g，紫花地丁30g，草河车30g，黄柏30g，旱莲草30g，冰片3g，共为细末，高压消毒后备用），棉球压紧，以固定、消炎，防止阴道壁正常组织受药物腐蚀，一般用药24h后，检查药物位置。48h后，重换纱布和双紫粉，72h后取出凡士林纱布。如药物已溶解，单用双紫粉，每日换双紫粉棉球1次，每次用"三品"饼或杆后，2~3d完成溶解，绝大部分渗入癌组织，造成凝固坏死，5~8d与正常组织分离后自行剥脱。在坏死组织脱落或自溶后1~2d，再用"三品"饼或杆。每例患者根据宫颈体积用药5~12d，直至宫颈在阴道的部分消失，平穹隆，宫颈管形成圆锥筒状缺损为度。

（2）催脱钉插入法。

药物：催脱钉。

方一：山慈姑18g，炙砒9g，雄黄12g，蛇床子3g，硼砂3g，麝香0.9g，枯矾18g，冰片3g。

方二：山慈姑18g，砒霜9g，枯矾18g，麝香0.9g。

主证：方一主证以宫颈癌早期（0、Ⅰ、Ⅱ、Ⅲ早期）为主，以及宫颈鳞状上皮细胞非典型增生。方二主证为早、中期宫颈癌。

制备与用法：方一将药物混合研碎成粉末，加适量江米粉（每料大约用9g），分别制成长1cm左右，一头尖，一头粗（直径0.2cm左右）的类似钉子状的栓剂，置阴凉处风干，备用。

治疗前应先作全身体格检查，以了解患者整个肌体情况，并定期检查，以观察有无药物不良影响。用药前先用1:1500苯扎溴铵溶液灌洗阴道。对宫颈鳞状上皮细胞非典型增生、原位癌或局部肿瘤不突出的浸润癌病例，采取宫颈管内插"钉"，每次1~2枚，对局部肿瘤明显突出的菜花型宫颈癌患者，采取瘤体插"钉"。"钉"与"钉"间隔1cm左右，根据肿瘤大小酌情决定插"钉"后，均已撒有适量（1g左右蜈蚣粉（轻粉6g，冰片1.5g，麝香0.3g，去头足蜈蚣4条，黄柏30g，雄黄3g，共研末）的带线小棉垫塞于宫颈表面，24h后由患者自己取出。每周局部上药3次，连续治疗1个月为1疗程。上药后宫颈局部坏死，分泌物堆积，局部境界不清楚，故于停药1周后复查，包括全身情况、妇科检查、宫颈刮片、细胞学检验、宫颈活体组织、病理学检验等。因取宫颈活体组织后，立即继续"插钉"治疗，容易促进局部出血，所以在一周后再继续用药。用药、复查3个疗程之后进行小结，如有效则继续治疗，无效则改选其他方药治疗。

方二将药物共研细末，加入适量江米粉，用水调匀，制成"T"字形或圆钉形的栓型，每枚药钉长1~1.5cm，直径为0.2cm，晾干备用。采用宫颈管及瘤体插钉法，即向宫颈管内或瘤体上直接插入"催脱钉"，每次1~3枚，一般3~5d上药1次，连续上药3~4次，待瘤体组织凝固坏死，自行脱落后，改用玉红膏（当归身60g，白芷90g，紫草90g，甘草30g，将上药制成油膏剂，有祛腐生肌的作用），每日1次，以促进新生上皮细胞增生，如宫颈癌合并局部感染时，可先用11号粉（漳丹15g，儿茶15g，蛤粉30g，乳香9g，没药3g，冰片1.8g，雄黄15g，硼砂0.9g，将上药制成粉剂，有清热解毒作用），待感染控制后再用"催脱钉"治疗。

（3）拔毒钉埋植法。

药物：拔毒钉。水银、牙硝、青矾各60g，明矾4.5g，食盐45g。

主证：宫颈癌、宫颈瘤体局部，对原位癌及I期外生型患者、部分化疗后的患者。

用法：将药物研碎后混合，如传统炼制"炼丹"法，将上述药物放入砂罐内，置火上烧至冒黄烟，然后将砂罐倒扣在一瓷碗上，罐连空隙用棉纸数层浸湿填紧，再以生石膏和食盐调成的糊状物密封。以此扣有砂罐底部用炭火烧炼4h，冷却后，取开砂罐，即可见瓷碗内壁附有白色针状或颗粒状结晶。取此结晶10份加入1份研碎的蟾酥，充分混合，以米饭为赋形剂，如棉签大小的棱型药钉（长1.5~2cm），干后即可应用。

治疗时从窥阴器暴露宫颈局部清洗后，于宫颈肿瘤或基底部埋入药钉，一般深0.8~1cm，如不易插入，可选用尖刀片在所选择部位戳一小孔，再将药钉埋入组织，不能外露，更不能植入宫颈以外的组织，检查无断碎的药钉遗留在阴道内，清洗阴道后，操作即结束。药钉埋植后，逐渐溶解吸收，表层肿瘤组织坏死脱落后，可再重上，直至肿瘤组织坏死部脱落。两次药钉埋植的时间，一般须间隔7~10d，每次药量不超过400mg，因肿瘤大小及药物纯度不一，所须投药次数亦有所差异，一般需3~7次。

四、健康教育

（1）在宫颈癌综合防控项目中，健康教育必须贯穿始终。

（2）健康教育的目标人群为青少年女孩和适龄妇女、与子宫颈癌防控相关的专业技术人员、社区领导和社区人员、政策制定者、卫生管理人员、非政府组织、社会团体和媒体人等。

（3）健康教育的具体目标包括提高大众对疾病的认知、正确认识预防性HPV疫苗接种、子宫颈癌定期筛查的重要性、癌前病变治疗的目的意义以及提高医护人员子宫颈癌防控的基本知识和技能等。

（4）普及防癌知识，开展性卫生教育，提倡晚婚少育。重视高危因素及高危人群，有异常症状者及时就医。

（5）早期发现及诊治宫颈上皮内瘤变，阻断宫颈浸润癌发生。

（6）健全及发挥妇女防癌保健网的作用，开展宫颈癌筛查，做到早发现、早诊断、早治疗。

附录：宫颈癌放疗后的中医治疗

宫颈癌的放射治疗主要针对ⅡA期晚至Ⅲ期的宫颈癌患者而设，对癌细胞有较强的杀灭能力，疗效显著。但放疗对正常组织亦有破坏作用，热毒不仅耗伤人体津液，使白细胞降低，机体抵抗力减弱，并且损害宫颈附近的器官如直肠、膀胱等而引起一系列临床症状。中医对此采用辨证与辨病相结合、标本兼顾的治疗原则，取得较为满意的治疗效果。

1.直肠反应

主证：频频便意，里急后重，日解十余次，甚则数十次，便下黏胨或夹鲜血，有时便如稀水，舌质红边有红刺，苔黄腻或白腻，脉细数。

治法：清热解毒，健脾化湿。

方药：白头翁汤（《伤寒论》）。白头翁15g，黄柏12g，黄连4g，秦皮12g。加减：小腹胀痛加广木香、白芍；口干苦加芦根、花粉；热毒甚者加马齿苋、败酱草；小便赤涩痛者加川木通、泽泻。

分析：此症为热毒重灼肠脂膜，化腐为脓，积滞于肠中所致。方中白头翁清解血分热毒为主药，黄连苦寒清中焦湿热，黄柏苦寒泻下焦湿热，两药共辅白头翁加强清热凉血之功，秦皮性寒味苦，具有收涩止痢之效，诸药配合，使热清毒解，症状得以缓解。

2.晚期直肠反应

主证：便血甚多，色暗红或暗淡，里急后重，肛门坠胀感，头昏眼花，面色苍白，不思饮食，大便溏薄，舌质淡胖，苔薄，脉细小。

治法：补中益气，清肠摄血。

方药：补中益气汤（《脾胃论》）。黄芪30g，党参20g，当归12g，陈皮6g，升麻3g，柴胡3g，白术12g，甘草3g。加减：腰酸、五更泄泻加补骨脂、五味子；兼阳虚者加制附子；出血量多酌加地榆炭、侧柏炭；小腹疼痛者加广木香、小青皮；热毒未清者加马齿苋、蒲公英、七叶一枝花。

分析：病至晚期，正气已虚，脾气升举无力致大气下陷，故选用补中益气为主方，黄芪益气升陷为君药；党参、白术、炙草健脾益气为臣，共收补中益气之功，再配陈皮理气，当归补血，为佐药；升麻、柴胡升举大陷清阳，为方中使药。全方既能补气健脾治其本，亦能升举下陷之阳气，以求升清降浊、阴阳调和。

3.膀胱反应

主证：放疗后期，常见尿频、尿涩、尿急、尿痛，有时伴见血尿，少腹作胀，口渴咽干，舌质红，苔黄，脉细数。

治法：滋阴清热，解毒利尿。

方药：导赤散（《小儿药证直诀》）。生地20g，川木通12g，淡竹叶6g，甘草梢3g。加减：尿黄赤加车前子；血尿量多酌加白茅根，生地改生地炭；热毒甚者加焦山栀；口干渴加天冬、麦冬；小腹胀痛加佛手；大便秘结可酌加生大黄。

分析：本方用生地凉血滋阴以制虚火，木通清热利尿引热外出，甘草梢既能清热解毒，又能直达茎中通淋止痛，淡竹叶除烦热，四药合力，以达到清利膀胱之目的。

第四十章　卵　巢　癌

卵巢癌是发生在女性生殖系统的恶性肿瘤，发病率位于全球第8位，死亡率为第7位。我国每年新增卵巢癌病例5.2万，死亡人数2.3万。卵巢癌起病隐匿，缺乏有效地筛查手段，确诊时70%已至晚期。经过一线治疗后，约70%会复发。卵巢癌病因可能与生育有关，也可能与遗传因素有关。卵巢癌最大的困难是难发现、难诊断、难治疗，所以其生存率提高较难。近年来，中西医结合诊断治疗手段的应用，给本病带来了新的曙光和希望。

一、西医诊断

1.诊断依据

参照《乳腺癌和卵巢癌临床实践指南》(2019年，第3版)，《美国国家综合癌症网络(NCCN)》(发布时间：2019年1月)拟定卵巢癌诊断标准。

(1)临床表现。

①症状。下腹部不适：卵巢癌患者早期症状隐蔽，晚期可出现下腹部不适、坠胀或疼痛。月经不调：可见月经周期紊乱及经血量异常，晚期见不规则性子宫出血及绝经后出血。腹水：卵巢癌晚期出现腹盆腔种殖转移时可产生腹水。二便困难：如肿瘤增长迅速，压迫周围脏器，可出现二便困难，严重者可出现肠梗阻。其他症状：晚期患者可出现进行性消瘦、贫血、发热等恶病质表现。

②体征。早期卵巢癌只有在体积超出盆腔时才能偶然被发现，或在妇科检查时发现盆腔肿块；并发腹水的患者腹部可叩到移动性浊音；恶性腹水多为血性；有时可在锁骨上、腹股沟处扪及肿大淋巴结。

(2)根据相关检查确诊。影像学以单侧或双侧盆腔附件区出现实性密度不均匀包块为典型表现。B超、CT、MRI、PET-CT等检查有助于早期诊断。病理学检查方法主要包括阴道后穹窿吸痰涂片检查、子宫直肠窝穿刺吸液或冲洗液检查、腹水脱落细胞学检查、B超或CT引导下肿瘤组织细针穿刺活检术、腹腔镜检查及剖腹探查术活检诊断，病理诊断是必备条件。生物标志物检测主要包括CA125、HE4、CEA、CA199、AFP等。

2.鉴别诊断

(1)盆腔子宫内膜异位症：此病所形成的粘连性卵巢包块及子宫直肠陷凹结节与卵

巢癌的症状十分相似，但此病常为生育期年龄病人，有进行性痛经，随月经周期加重及不孕等特征进行鉴别。必要时行腹腔或剖腹探查确诊。

(2)附件结核或腹膜结核：常有结核病史，其临床表现也不一样，附件结核有消瘦、低热、盗汗、面色潮红、月经后错稀发、闭经等症状。腹膜结核腹水时出现粘连性肿块，特点是位置高，B超、X线胃肠造影等可帮助确诊，利于鉴别。

(3)盆腔炎性包块：炎症可形成实质性、不整齐的固定包块，或宫旁结缔组织炎呈炎性浸润达盆壁与卵巢癌症状相似。盆腔炎性包块病人往往有人工流产术、上环、取环、产后感染等病史。盆腔炎主要表现为发热、下腹痛、病程长等临床表现，双合诊检查触痛明显，应用抗感染治疗包块缩小。在必要时要进行包块细胞学检查。

(4)肝硬化腹水：根据肝硬化症状的表现、肝功能检查结果、盆腔检查有无包块、腹水的性状等不难鉴别，必要时做B超、CT等辅助检查。

(5)卵巢良性肿瘤：良性肿瘤病程相对来说比较长，肿块逐渐增大，常发生于单侧，活动度较好，质地软，表面平整光滑，包膜完整无缺损，这种肿瘤比较常见，病人一般状况较好。相反，卵巢恶性肿瘤病程短，肿块生长比较快，活动度差，质地坚硬，表面不光滑，经三合诊检查，可触知肿瘤有结节，并常常伴有全身或下肢浮肿、恶病质、腹水等表现。必要的情况下可作腹腔镜及剖腹探查，以进一步明确诊断。

3.相关检查

(1)详细的病史采集(强调家族遗传史询问)。

(2)全面的体格检查(包括妇科检查)。

(3)影像学检查：计算机断层扫描(CT)/磁共振成像(MRI)/超声(US)，必要时正电子发射计算机断层显像(PET/CT)检查。

(4)胸部X线或CT检查，若有胸腔积液需穿刺抽水做细胞学检查。

(5)肿瘤标志物检测：包括癌抗原125(CA125)、人附睾蛋白4(HE4)、CA153、CA199、甲胎蛋白(AFP)、β-人绒毛膜促性腺激素(β-HCG)、雌二醇(E2)、孕酮(P)、鳞状上皮细胞癌抗原(SCC)、神经元特异性烯醇化酶(NSE)、癌胚抗原(CEA)等；基于CA125和HE4检测的卵巢癌风险预测值(risk of ovarian malignancy algorithm, ROMA)对鉴别盆腔肿物的良恶性有帮助。

(6)注意排除胃肠道原发肿瘤，当盆腔肿物为实性时，胃肠道检查(胃镜、肠镜)尤为必要。

(7)注意乳腺检查，特别是有肿瘤家族史时，应考虑行乳腺超声和(或)钼靶检查。

(8)根据情况可选择的检查：胃肠钡餐、钡灌肠、静脉肾盂造影、盆腹X线等检查。酌情进行腹腔镜、膀胱镜等检查。

(9)对接受保留生育功能手术的患者，如果卵巢肿瘤的病理类型为子宫内膜样癌，需行诊断性刮宫或宫腔镜检查。

(10)确诊需病理组织学检查。对不能直接行减瘤手术患者，应进行肿物穿刺活检或腹腔镜探查取活检(囊性肿瘤不宜穿刺)。不建议以腹水细胞学检查结果作为确诊依据。

二、中医诊断

1.诊断要点

参照《恶性肿瘤中医诊疗指南》(林洪生主编，人民卫生出版社，2014年)。月经周期紊乱及经血量异常，或见不规则性子宫出血及绝经后出血，下腹部不适、坠胀或疼痛，卵巢癌晚期出现腹盆腔种殖转移时可产生腹水，如肿瘤增长迅速，压迫周围脏器，可出现二便困难，严重者可出现肠梗阻，晚期患者可出现进行性消瘦、贫血、发热等恶病质表现。

2.类证鉴别

临床上发现盆腔包块时，需与以下疾病相鉴别。

(1)子宫内膜异位症：此病也可形成盆腔包块伴血清CA125升高。但此病常见于生育期年龄女性，可有继发性、渐进性痛经、不孕等，血CA125多为轻中度升高，查体可伴有盆底、骶韧带触痛性结节。

(2)盆腔炎性包块：盆腔炎症也可形成囊实性或实性包块，与卵巢癌相似，多伴有血CA125上升。盆腔炎性包块患者往往有人工流产术、上环、取环、产后感染或盆腔炎等病史。临床主要表现为发热、下腹痛等，双合诊检查触痛明显，抗感染治疗有效后包块缩小，CA125下降。

(3)卵巢良性肿瘤：良性肿瘤常发生于单侧，活动度较好，表面光滑，包膜完整。患者一般状况较好，CA125正常或仅轻度升高。影像学多表现为壁光滑的囊性或实性包块，一般无明显腹盆腔积液。

(4)盆腹腔结核：患者常有结核病史和不孕病史，可有消瘦、低热、盗汗等症状。腹膜结核合并腹水时，可合并CA125升高。有时临床难以鉴别，腹水细胞学检查未能查到恶性肿瘤细胞，难以明确诊断时，可考虑腹腔镜探查明确诊断。

(5)卵巢转移性癌：消化道、乳腺原发肿瘤等可转移至卵巢。卵巢转移性肿瘤常表现为双侧实性或囊实性包块。胃癌卵巢转移瘤也称为库肯勃瘤。鉴别诊断主要是通过临床病史、影像学、病理及免疫组织化学染色来鉴别。

3.证候诊断

(1)肝胃不和证：呕吐嗳气，脘腹满闷不舒，厌食，反酸嘈杂。舌边红，苔薄腻，脉弦。

(2)阳虚水盛证：腹大胀满，形似蛙腹，朝宽暮急，面色苍黄，脘闷纳呆，神倦怯寒，肢冷浮肿，小便短少不利。舌体胖，质紫，苔淡白，脉沉细无力。

(3)气滞血瘀证：腰膝酸软，耳鸣，五心烦热，颧红盗汗，口干咽燥，失眠多梦。

舌红苔少，脉细数。

(4)痰湿蕴结证：少腹部胀满疼痛，痛而不解，或可触及质硬包块，胸脘痞闷，面浮懒言，带下量多质黏色黄。舌淡胖或红，舌苔白腻，脉滑或滑数。

(5)肝肾阴虚证：下腹疼痛，绵绵不绝，或可触及包块，头晕目眩，腰膝酸软，四肢无力，形体消瘦小，五心烦热，月经不调。舌红少津，脉细弦数。

(6)气血两虚证：腹痛绵绵，或有少腹包块，伴消瘦，倦怠乏力，面色苍白，惊悸气短，动则汗出，食少无味，口干不多饮。舌质淡红，脉沉细弱。

三、中医适宜技术

1.辨证施药

(1)肝胃不和证。治法：疏肝理气，和胃降逆。主方：四逆散(《伤寒论》)合半夏厚朴汤(《金匮要略》)加减。处方：

柴胡10g	白芍10g	枳壳9g	厚朴9g
法半夏9g	茯苓12g	苏梗6g	生姜6g
甘草6g			

每日1剂，水煎服，每日3次。

(2)阳虚水盛证。治法：温补脾肾，化气利水。主方：附子理中汤(《三因极一病证方论》)或济生肾气丸(《严氏济生方》)加减。处方：

附子6g(先煎)	干姜6g	人参6g(另炖)	白术6g
鹿角片15g	葫芦巴9g	茯苓9g	泽泻9g
车前子9g(包)	炙甘草3g		

每日1剂，水煎服，每日3次。

(3)气滞血瘀证。治法：行气活血，祛瘀消癥。主方：少腹逐瘀汤(《医林改错》)合桂枝茯苓丸(《金匮要略》)加减。处方：

小茴香6g	干姜9g	延胡索9g	没药9g
当归9g	川芎6g	肉桂3g	赤芍6g
蒲黄9g(包煎)	五灵脂6g	桂枝9g	茯苓9g
牡丹皮9g	白芍9g	桃仁9g	炙甘草9g

每日1剂，水煎服，每日3次。

(4)痰湿蕴结证。治法：燥湿化痰，软坚散结。主方：开郁二陈汤(《万氏女科》)加减。处方：

半夏9g	陈皮6g	茯苓12g	香附6g
木香6g	青皮6g	川芎9g	莪术9g
夏枯草12g	山慈姑10g	苦参9g	露蜂房9g

焦山楂9g　　　焦神曲9g　　　甘草6g

每日1剂，水煎服，每日3次。

（5）肝肾阴虚证。治法：滋补肝肾。主方：知柏地黄汤（《医宗金鉴》）加减。处方：

知母24g　　　黄柏24g　　　熟地黄24g　　　山药12g

山萸肉12g　　牡丹皮9g　　　茯苓9g　　　　泽泻9g

每日1剂，水煎服，每日2次。

（6）气血两虚证。治法：益气养血，滋补肝肾。主方：人参养荣汤（《太平惠民和剂局方》）加减。处方：

白芍30g　　　当归15g　　　陈皮15g　　　黄芪15g

肉桂心15g　　人参15g（另炖）　白术15g　　　熟地黄7g

远志7g　　　 五味子7g　　　茯苓7g　　　　甘草7g

大枣2枚　　　鲜生姜3片

每日1剂，水煎服，每日3次。

2.中成药治疗

（1）附子理中丸（制附子、党参、炒白术、干姜、甘草）：温中健脾。用于脾胃虚寒，脘腹冷痛，呕吐泄泻，手足不温。用于本病阳虚水盛证。大蜜丸每丸重9g。口服。一次1丸，一日2~3次。忌不易消化食物。感冒发热病人不宜服用。有高血压、心脏病、肝病、糖尿病、肾病等慢性病严重者应在医师指导下服用。孕妇慎用，哺乳期妇女、儿童应在医师指导下服用。吐泻严重者应及时去医院就诊。本药含附子有毒，严格按用法用量服用，本品不宜长期服用。服药2周症状无缓解，应去医院就诊。

（2）济生肾气丸（熟地黄、制山茱萸、牡丹皮、山药、茯苓、泽泻、肉桂、制附子、牛膝、车前子）：温肾化气，利水消肿。用于肾阳不足、水湿内停所致的肾虚水肿、腰膝酸重、小便不利、痰饮咳喘。用于本病阳虚水盛证。口服。一次6g，一日2~3次。

（3）少腹逐瘀丸（当归、蒲黄、醋炒五灵脂、赤芍、盐炒小茴香、醋制延胡索、炒没药、川芎、肉桂、炮姜）：温经活血，散寒止痛。用于寒凝血瘀所致的月经后期、痛经，症见行经后错、行经小腹冷痛、经血紫暗、有血块。每丸重9g。温黄酒或温开水送服。一次1丸，一日2~3次。忌生冷食物，不宜洗凉水澡。服药期间不宜同时服用人参或其制剂。感冒发热病人不宜服用。有高血压、心脏病、肝病、糖尿病、肾病等慢性病严重者应在医师指导下服用。青春期少女及更年期妇女应在医师指导下服用。月经过多者，应及时去医院就诊。平素月经正常，突然出现月经过少，或经期错后，或阴道不规则出血者应去医院就诊。治疗痛经，宜在经前3~5d开始服药，连服1周。如有生育要求应在医师指导下服用。服药后痛经不减轻，或重度痛经者，应去医院就诊。治疗月经不调，服药1个月症状无缓解，应去医院就诊。对本品过敏者禁用，过敏体质者慎用。

（4）桂枝茯苓丸（桂枝、茯苓、牡丹皮、赤芍、桃仁）：活血，化瘀，消癥。用于妇人宿有癥块，或血瘀经闭，行经腹痛，产后恶露不尽。每丸重6g。口服。一次1丸，一日1~2次。孕妇忌用，或遵医嘱；经期停服，或遵医嘱；偶见药后胃脘不适、隐痛，停药后可自行消失。

(5)二陈丸(陈皮、制半夏、茯苓、甘草、生姜)：燥湿化痰，理气和胃。用于痰湿停滞导致的咳嗽痰多，胸脘胀闷，恶心呕吐。用于本病痰湿蕴结证。每100粒重6g。口服。一次9~15g，一日2次。忌烟、酒及辛辣、生冷、油腻食物。不宜在服药期间同时服用滋补性中药。肺阴虚所致的燥咳不适用。支气管扩张、肺脓疡、肺心病、肺结核患者出现咳嗽时应去医院就诊。有高血压、心脏病、肝病、糖尿病、肾病等慢性病严重者应在医师指导下服用。儿童、孕妇、哺乳期妇女、年老体弱者应在医师指导下服用。服药期间，若患者发热体温超过38.5℃，或出现喘促气急者，或咳嗽加重、痰量明显增多者应去医院就诊。服药7d症状无缓解，应去医院就诊。

(6)知柏地黄丸(知母、黄柏、熟地黄、制山茱萸、牡丹皮、山药、茯苓、泽泻)：滋阴降火。用于阴虚火旺，潮热盗汗，口干咽痛，耳鸣遗精，小便短赤。用于本病肝肾阴虚证。大蜜丸每丸重9g。口服。一次1丸，一日2次。忌不易消化食物。感冒发热病人不宜服用。有高血压、心脏病、肝病、糖尿病、肾病等慢性病严重者应在医师指导下服用。儿童、孕妇、哺乳期妇女应在医师指导下服用。服药4周症状无缓解，应去医院就诊。

(7)人参养荣丸(人参、土白术、茯苓、炙甘草、当归、熟地黄、麸炒白芍、炙黄芪、陈皮、制远志、肉桂、酒蒸五味子、生姜、大枣)：温补气血。用于心脾不足，气血两亏，形瘦神疲，食少便溏，病后虚弱。用于本病气血两虚证。大蜜丸每丸重9g。口服。一次1丸，一日1~2次。忌不易消化食物。感冒发热病人不宜服用。有高血压、心脏病、肝病、糖尿病、肾病等慢性病严重者应在医师指导下服用。儿童、孕妇、哺乳期妇女应在医师指导下服用。服药4周症状无缓解，应去医院就诊。

3.针灸疗法

取穴：取足厥阴肝经、足阳明经、任脉经穴为主。主穴取关元、气海、中极、天枢、三阴交、太冲。腹痛者，加中脘、大横、足三里、次髎；腹水者，加阴陵泉、内庭；胸水者，加期门、章门、京门、归来；腹部肿块者，加中脘、足三里、膻中；食欲不振者，加足三里、内关、公孙、中脘、下脘、冲脉；肠梗阻者，加足三里、大肠俞、长强。

操作：毫针针刺，补泻兼施。每日1次，每次留针30min，10次为1个疗程。虚证可加灸。电针用疏密波，频率为2~15Hz，持续刺激20~30min。

4.中药外敷(涂)疗法

将药物敷贴或涂擦于体表某部，透过药物透皮吸收、穴位刺激发挥作用，从而达到调节免疫、控制病灶、康复保健等目的。

（1）腹痛外治方。

物药：乳香15g，没药15g，冰片3g，红花10g。

用法：将上药放入90%乙醇溶液500ml中浸泡3d后，取少量澄清液备用。用棉签蘸适量药水搽于痛处，每日可反复使用，疗程不限。有活血止痛作用。

（2）腹水外治方。

药物：黄芪90g，牵牛子30g，猪苓24g，桃仁12g，薏米50g，冰片5g。

用法：将上方煎制成膏状，取膏约15g，均匀纳于大小约9cm×12cm的无纺膏药布内，厚度约5mm。将上述无纺膏药布贴于恶性积液患侧在体表的投射区域，轻压边缘，使其与患者皮肤充分贴紧，增加皮肤的水合程度，促进药物吸收。根据腹腔积液的分度标准，少量腹腔积液贴1贴即可，中量或者大量腹腔积液贴2贴。具有益气活血、渗湿利水的作用。

（3）胸水外治方。

药物：生黄芪60g，桂枝30g，莪术30g，老鹳草60g，牵牛子30g，冰片6g。

用法：将上方煎制成膏状，均匀纳于大小约9cm×12cm的无纺膏药布内，厚度约为5mm。将上述无纺膏药布贴于恶性积液患侧在体表的投射区域，轻压边缘，使其与患者皮肤充分贴紧，增加皮肤的水合程度，促进药物吸收。根据胸腔积液的分度标准，少量胸腔积液贴1贴即可，中量或者大量胸腔积液贴2贴。具有益气消饮、温阳化瘀的作用。

（4）肿块外治方。

药物：大黄45g，芒硝90g，冰片9g。

用法：将以上药物研细末混匀装入外敷袋，外敷患处，每天外敷至少8h以上。具有消肿散结的作用。

5.其他疗法

可根据病情选择，如耳穴埋豆法治疗恶心呕吐，拔罐缓解局部胀痛等，也可根据病情酌情选用适当的中医诊疗设备以提高疗效。

四、健康教育

（1）宜食低盐、低脂、清淡、易消化等食物，少食多餐；对腹水、胸水或双下肢水肿者，限制水和钠盐的摄入；忌辛辣、醇酒之品。

（2）对腹痛及腹部肿块者，注意勿使腹部受挤压，检查时动作要轻柔。

（3）注意外阴部清洁，经期及性生活注意卫生。

（4）重视情志护理，避免情志刺激。

（5）加强疾病常识宣教，正确认识疾病，学会心理的自我调节，避免焦虑、紧张、抑郁、恐惧等不良情绪，保持心情舒畅。

主要参考文献

1.丁传鑫.实用妇科内分泌学.2版.上海：复旦大学出版社，2004.

2.乐杰.妇产科学.7版.北京：人民卫生出版社，2008.

3.中华医学会.临床诊疗指南：妇产科学分册.北京：人民卫生出版社，2011.

4.中华中医药学会.中医妇科常见病诊疗指南.北京：中国中医药出版社，2011.

5.丁曼琳.妇科疾病诊断与鉴别诊断.2版.北京：人民卫生出版社，1989.

6.张玉珍.中医妇科学.北京：中国中医药出版社，2007.

7.卫生部发布.中药新药临床研究指导原则.北京：2002.

8.中华医学会.临床诊疗指南：妇产科学分册.北京：人民卫生出版社，2009.

9.肖承悰.中医妇科临床研究.北京：人民卫生出版社，2009.

10.丰有吉，沈铿.妇产科学.北京：人民卫生出版社，2006.

11.罗颂平.中医妇科学.北京：高等教育出版社，2008.

12.谢幸，苟文丽.妇产科学.北京：人民卫生出版社，2013.

13.王承德，沈丕安，胡荫奇.实用中医风湿病学.北京：人民卫生出版社，2009.

14.吴孟超，吴在德.黄家驷外科学.7版.北京：人民卫生出版社，2008.

15.David C. Sabiston主编.王德炳译.克氏外科学.中文版第15版.北京：人民卫生出版社，2002.

16.国家中医药管理局.中华人民共和国中医药行业标准(ZY/T001.1~001.9—94)//中医病证诊断疗效标准.南京：南京大学出版社，1994.

17.中华预防医学会妇女保健分会乳腺保健与乳腺疾病防治学组.非哺乳期乳腺炎诊治专家共识.2016.

18.中华中医药学会标准.中医外科常见病诊疗指南.2012.

19.中华医学会外科分会.临床诊疗指南：乳腺增生病诊断标准.2006年发布.

20.中华人民共和国卫生部医政司制定.乳腺癌诊疗规范.卫办医政发〔2011〕78号.

21.中国抗癌协会乳腺癌专业委员会.中国抗癌协会乳腺癌诊治指南与规范.2017.

22.丰有吉，沈铿.妇产科学.2版.北京：人民卫生出版社，2010.

23.卫生部医疗服务标准专业委员会.多囊卵巢综合征诊断中华人民共和国卫生行业标准.中华妇产科杂志，2012，47(1)：74-75.

24.中华医学会精神科分会.中国精神障碍分类与诊断标准.3版.济南：山东科技出版社，2001.

25.罗马委员会.功能性胃肠病——罗马Ⅲ诊断标准.2006.

26.中华医学会.临床诊疗指南：皮肤病与性病分册.北京：人民卫生出版社，2006.

27.中国中西医结合学会皮肤性病专业委员会色素病学组.黄褐斑的临床诊断和疗效标准(2003年修订稿).中华皮肤科杂志，2004,37(7):440-442.

28.中华人民共和国卫生部.子宫颈癌诊断.2011.

29.美国国家综合癌症网络发布(NCCN).乳腺癌和卵巢癌临床实践指南.3版.2019.

30.林洪生.恶性肿瘤中医诊疗指南.北京：人民卫生出版，2014.